中华烹饪古籍经典藏书

饮膳正要

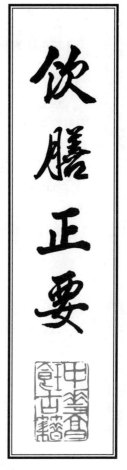

[元] 忽思慧 撰

中国商业出版社

图书在版编目（CIP）数据

饮膳正要 /（元）忽思慧撰 . —北京：中国商业出版社，2021. 6

ISBN 978-7-5208-1315-0

Ⅰ . ①饮… Ⅱ . ①忽… Ⅲ . ①食物疗法—中国—元代 Ⅳ . ① R247.1

中国版本图书馆 CIP 数据核字（2020）第 208919 号

责任编辑：刘洪涛

中国商业出版社出版发行

010-63180647 www.c-cbook.com

（100053 北京广安门内报国寺 1 号）

新华书店经销

唐山嘉德印刷有限公司印刷

*

710 毫米 ×1000 毫米　16 开　22 印张　200 千字

2021 年 6 月第 1 版　2021 年 6 月第 1 次印刷

定价：95.00 元

****

（如有印装质量问题可更换）

委 员

林百浚	闫 囡	张可心	尹亲林	彭正康	兰明路
胡 洁	孟连军	马震建	熊望斌	王云璋	梁永军
唐 松	于德江	陈 明	张陆占	张 文	王少刚
杨朝辉	赵家旺	史国旗	向正林	王国政	陈 光
邓振鸿	贺红亮	邸春生	谭学文	王 程	李 宇
李金辉	范玖炘	于 忠	高 明	刘 龙	吕振宁
孔德龙	吴 疆	张 虎	牛楚轩	寇卫华	刘彧彧
王 位	吴 超	侯 涛	赵海军	刘晓燕	孟凡字
佟 彤	皮玉明	高 岩	杨志权	任 刚	林 清
刘忠丽	刘洪生	赵 林	曹 勇	田张鹏	阴 彬
马东宏	张富岩	王利民	寇卫忠	王月强	俞晓华
张 慧	刘清海	李欣新	赵 鑫	渠永涛	蔡元斌
刘业福	杨英勋	王德朋	王中伟	王延龙	孙家涛
张万忠	种 俊	仲 强	金成稳		

《中国烹饪古籍丛刊》出版说明

国务院一九八一年十二月十日发出的《关于恢复古籍整理出版规划小组的通知》中指出：古籍整理出版工作"对中华民族文化的继承和发扬，对青年进行传统文化教育，有极大的重要性"。根据这一精神，我们着手整理出版这部丛刊。

我国的烹饪技术，是一份至为珍贵的文化遗产。历代古籍中有大量饮食烹饪方面的著述，春秋战国以来，有名的食单、食谱、食经、食疗经方、饮食史录、饮食掌故等著述不下百种；散见于各种丛书、类书及名家诗文集的材料，更加不胜枚举。为此，发掘、整理、取其精华，运用现代科学加以总结提高，使之更好地为人民生活服务，是很有意义的。

为了方便读者阅读，我们对原书加了一些注释，并把部分文言文译成现代汉语。这些古籍难免杂有不符合现代科学的东西，但是为尽量保持其原貌原意，译注时基本上未加改动；有的地方作了必要的说明。希望读者本着"取其精华，去其糟粕"的精神用以参考。编者水平有限，错误之处，请读者随时指正，以便修订。

中国商业出版社

1982 年 3 月

出 版 说 明

20世纪80年代初，我社根据国务院《关于恢复古籍整理出版规划小组的通知》精神，组织了当时全国优秀的专家学者，整理出版了《中国烹饪古籍丛刊》。这一丛刊出版工作陆续进行了12年，先后整理、出版了36册，包括一本《中国烹饪文献提要》。这一丛刊奠定了我社中华烹饪古籍出版工作的基础，为烹饪古籍出版解决了工作思路、选题范围、内容标准等一系列根本问题。但是囿于当时条件所限，从纸张、版式、体例上都有很大的改善余地。

党的十九大明确提出："要坚定文化自信，推动社会主义文化繁荣兴盛。推动文化事业和文化产业发展。"中华烹饪文化作为中华优秀传统文化的重要组成部分必须大力加以弘扬和发展。我社作为文化的传播者，就应当坚决响应国家的号召，就应当以传播中华烹饪传统文化为己任。高举起文化自信的大旗。因此，我社经过慎重研究，准备重新系统、全面地梳理中华烹饪古籍，将已经发现的150余种烹饪古籍分40册予以出版，即《中华烹饪古籍经典藏书》。

此套书有所创新，在体例上符合各类读者阅读，除根据前版重新完善了标点、注释之外，增添了白话翻译，增加了厨界大师、名师点评，增设了"烹坛新语林"，附录各类中国烹饪文化爱好者的心得、见解。对古籍中与烹饪文化关系不十分紧密或可作为另一专业研究的内容，例如制酒、饮茶、药方等进行了调整。古籍由于年代久远，难免有一些不符合现代饮食科学的内容，但是，为最大限度地保持原貌，我们未做改动，希望读者在阅读过程中能够"取其精华、去其糟粕"，加以辨别、区分。

　　我国的烹饪技术，是一份至为珍贵的文化遗产。历代古籍中留下大量有关饮食、烹饪方面的著述，春秋战国以来，有名的食单、食谱、食经、食疗经方、饮食史录、饮食掌故等著述屡不绝书，散见于诗文之中的材料更是不胜枚举。由于编者水平所限，书中难免有错讹之处，欢迎大家批评、指正，以便我们在今后的出版工作中加以修订。

中国商业出版社

2019 年 9 月

本书简介

　　作者忽思慧，有关他的资料传世甚少。据《进书表》，知其在元朝仁宗延祐年间（公元1314—1321年）就被选任掌管皇帝营养、卫生工作的"饮膳太医"了，并在此期间内撰写了《饮膳正要》，进书时间是天历三年（公元1330年）。关于他的姓名和祖籍，众说不一：有把他的名字译为"和斯辉""和斯浑"的；有说他是蒙古族人的，也有说他是色目人或回族人的。但均无确证。

　　忽思慧以《黄帝内经》和各家《本草》为理论依据，广采中外医家、烹饪家及儒、道和民间在养生防病、饮食疗法、药物功用、食物利弊等方面的论述、处方，把它们分门别类地写入《饮膳正要》。此书共分三卷，就其实用范围来讲，从孕妇"胎教"、初生婴儿防病至老年人摄食养生、防病治病，均有所论；从皇帝所用的珍馐异馔至民间的日常蔬食淡饭，亦有所述。虽然这本书由于时代的局限，有不少不符合现代科学甚至迷信的内容，但仍不失为我国较早的一部关于饮食营养及食物疗法的重要专著。本书正文及注释使用了大量中医学词语，这些词语如何用现代科学语言确切地表述，仍是有待逐步解决的问题。

这个注释本以涵芬楼1934年影印的明景泰本为底本。此次编印时，将景泰七年《御制饮膳正要序》、虞集的《奉敕序》和张元济的《跋》移附卷尾，供研究者参考。删去《三皇圣纪》与《进书表》后之类似"书序"一文。本书注译是在陆宗达先生和伍钰盛先生指导下完成的，也得到巫德华、王仁兴、阿思根等同志的帮助。译注稿曾经由原北京师范学院宋玉珂副教授、中医研究院郭效宗教授审校。

中国商业出版社

2021年3月

目 录

进书表

进书表

伏睹^①国朝奄有四海，遐迩罔不宾贡^②。珍味奇品咸萃^③内府，或风土有所未宜，或燥湿不能相济；傥^④司庖厨者不能察其性味，而概于进献，则食之恐不免于致疾。

钦惟^⑤世祖皇帝圣明：按《周礼·天官》有师医^⑥、食医^⑦、疾医^⑧、疡医^⑨分职而治。行依典故^⑩，设掌饮膳太医四人，于《本草》内选无毒、无相反、可久食、补益药味，与饮食相宜，调和五味及每日所造珍品。御膳必须精制：所职何人；所用何物；进酒之时必用沉香木、沙金、水晶等盏，斟酌适中^⑪；执事务合称职；每日所用，标注于历^⑫，以验后效。至于汤煎，琼玉、黄精、天门冬、苍术等膏，牛髓、枸杞等

---

① 伏睹：我见到。旧时下对上时，常用的敬辞。

② 遐（xiá）迩（ěr）罔不宾贡：远近各处没有不归服进贡的。遐迩，远处和近处。罔，没。宾，宾服、归服。贡，向皇帝进物品。

③ 咸：都、皆。萃：聚集。

④ 傥（tǎng）：倘或，或者。

⑤ 钦惟：钦，对皇帝所做的事的敬称。惟，想、考虑。

⑥ 师医：应为"医师"，为众医之长。

⑦ 食医：掌管皇帝饮食营养卫生的医生。

⑧ 疾医：内科医生。

⑨ 疡（yáng）医：外科肿瘤医生。

⑩ 典故：典制和掌故，也就是老规矩。

⑪ 斟酌适中：指进酒要适当。斟酌，往酒杯内倒酒。

⑫ 历：日历。史书名。记载皇帝每天的起居。

煎，诸珍异馔，咸得其宜。以此，世祖皇帝圣寿延永，无疾。

　　恭惟①皇帝陛下自登宝位，国事繁重，万机之暇②，遵依祖宗定制，如补养调护之术，饮食百味之宜，进加日新，则圣躬万安矣。臣思慧自延祐年间③选充饮膳之职，于兹有年，久叨④天禄，退思无以补报，敢不竭尽忠诚以答洪恩之万一。是以日有余闲，与赵国公臣普兰奚将累朝亲侍进用奇珍异馔、汤膏煎造及诸家《本草》名医方术，并日所必用谷、肉、果、菜，取其性味补益者集成一书，名曰《饮膳正要》，分为三卷。《本草》有未收者，今即采摭⑤附写。伏望陛下恕其狂妄，察其愚忠，以燕闲之际⑥，鉴先圣之保摄，顺当时之气候，弃虚取实，期以获安，则圣寿跻于无疆，而四海咸蒙其德泽矣。

　　谨献所述《饮膳正要》一集以闻，伏乞圣览。下情不胜战栗、激切、屏营之至⑦。

　　天历三年三月三日，饮膳太医臣忽思慧进上。

　　中奉大夫太医院使臣耿允谦　校正

　　奎章阁都主管上事资政大夫都留守内宰隆祥总管提调织

① 恭惟：亦作"恭维"旧时的敬辞。

② 万机之暇：于政务繁忙中抽出的空闲时间。暇，空闲。

③ 延祐年间：公元1314—1320年之间。延祐，是（元）仁宗爱育黎拔力八达的年号。

④ 叨（tāo）：沾光。天禄：皇帝给的俸禄、好处。

⑤ 采摭（zhí）：摘取。

⑥ 燕闲之际：安闲的时候。

⑦ 不胜战栗、激切、屏营之至：臣下心情非常恐惶、激动迫切、发抖。这是封建时代臣下向皇帝上书、表或奏章时常用的套语。

染杂造人匠都总管附事臣张金界奴　校正

　资德大夫中政院使储政院使臣拜住　校正

　集贤大学士银青荣禄大夫赵国公臣常普兰奚　编集

【译】我看到元朝的疆土包有四海，远近各处都来归顺、进贡。珍贵的美味、奇异的物品都汇聚到皇宫里。这些物品有的因产地风土不同而不相适宜，有的因燥湿性质不能互相调和补益。假如管饮膳的人不能认真体察这些物品的性质和味道，一齐献给皇上，那么吃了之后，恐怕会得病的。

　　皇上要考虑世祖皇帝的圣明：他按照《周礼·天官》规定了管医生的医师，管饮膳的食医，管看内科病的疾医，管看外科病的疡医，分别管理。依照这些老规矩，设置了掌管饮膳的太医四个人。从《本草》中选取没有毒、药性不相反、可以常吃而有益于人的补药，跟饮食相适宜，来调和各种滋味及每天所做的精美菜馔。供皇上吃的饮食一定要精心制作：任职的厨师是谁；用的是什么东西；给皇上进酒必须用沉香木、沙金、水晶等酒杯，饮酒要适当；管事的人一定要称职；每天所用的东西，都要记在日历上，以检验使用后的效果。至于烹调精美饭菜；琼玉、黄精、天门冬、苍术等膏子；用牛骨髓、枸杞子等做的汤煎；各种珍贵奇异的饮食都能发挥它们对人身的好作用。因此，世祖皇帝长寿没病。

　　我想皇上您从登上宝位，国事繁重，在日理万机的空闲时，遵循祖宗定的老规矩，例如：补养、调理、保护身心的方法；对各种饮食的恰当使用；都做到一天比一天好。那么皇上的身体就会很安康了。臣忽思慧自从延祐年间就被选任管理皇帝饮膳卫生的职务，长期受皇上的俸禄。回想起自己没的可以补报，怎敢不竭尽忠诚来报答皇上大恩于万分之一呢！所以每有空闲时，就与赵国公常普兰奚一起对历朝亲侍人员进上的珍贵奇异食品、汤饮、膏子、各种煎制的食物，以及各家写的《本草》，著名医生的处方、医术，和每天必须食用的粮食、肉类、果品、菜蔬等进行研究，选取其中性味对人有补益的，汇集在一起写成一部书，名叫《饮膳正要》，分为三卷。凡是《本草》中没有收录的，现在就采摘来附录在本书中。希望皇上您宽恕我的狂妄无知，体察臣下的憨实愚忠。在您安闲的时候，借鉴先圣的养生之法，顺应当时的天地气候；弃其虚华，取其实际；务求从此得到身心安康，使皇上万寿无疆。从而使全国百姓都受到皇恩的德泽。

恭敬郑重地向您进献我所著述的《饮膳正要》一部，乞求皇上看阅。臣下心情非常激切、惶恐、发抖。

天历三年三月三日，饮膳太医臣忽思慧进上。

中奉大夫太医院使臣耿允谦　校正

奎章阁都主管上事资政大夫都留守内宰隆祥总管提调织染杂造人匠都总管附事臣张金界奴　校正

资德大夫中政院使储政院使臣拜住　校正

集贤大学士银青荣禄大夫赵国公臣常普兰奚　编集

第一卷

养生避忌①

夫上古之人，其知道②者，法于阴阳③，和于术数④；食饮有节，起居有常，不妄作劳⑤；故能而寿。今时之人不然也；起居无常；饮食不知忌避，亦不慎节，多嗜欲，厚滋味；不能守中，不知持满⑥；故半百衰者多矣！夫安乐之道，在乎保养，保养之道，莫若守中，守中，则无"过"与"不及"之病。春秋冬夏四时阴阳生，病起于"过"与盖不适其性而强。故养生者既无过耗之弊，又能保守真元⑦，何患乎外邪所中也⑧！故善服药者，不若善保养；不善保养，不若善服药。世有不善保养又不能善服药，仓促病生，而归咎于神天乎？善摄生者，薄滋味，省思虑，节嗜欲，戒喜

① 养生避忌：指人保养身心所应禁忌的事项。本章主要是说古人以"饮食起居有度，节欲慎行"来养生，以顺应自然气候变化等来防病保健。这些，至今仍有参考价值。但由于作者受历史条件的限制，所述内容不完全符合现代科学。

② 知：懂得；明白，道：原指道路。引申为指某门学术、道理、规律等。在此是指人修身养性和保养身心健康的道理、规律。

③ 法于阴阳：就是顺应四季气候的变化规律。法，合也。阴阳，原指日光的向背，引申指气候的寒暖。这里指天地气候寒凉温热的变化。

④ 和于术数：就是按照养生的方法和道理去做。术数，方法和规律。

⑤ 不妄作劳：不随便妄动而劳累人的身心。

⑥ 不知持满：不知道保持精气充满。持，保持。满，在这里指人的精力充沛、旺盛。

⑦ 真元：中医学名词。亦称"真阳""真火""元阳"。指生命的本元。

⑧ 何患乎外邪所中（zhōng）也：还忧虑什么被外来邪气所伤及呢？患，怕，忧虑。外邪，中医指六淫（风、寒、暑、湿、燥、火）和疫疠之气等从外侵入人体的致病因素。中，伤及也。

怒，惜元气，简言语，轻得失，破忧阻，除妄想，远好恶，收视听，勤内固①，不劳神，不劳形，神形既安，病患何由而致也？故善养性者，先饿而食，食勿令饱；先渴而欲，饮勿令过。食欲数而少②，不欲顿而多；盖饱中饥，饥中饱。饱则伤肺，饥则伤气。若食饱，不得便卧，即生百病。

凡热食有汗，勿当风③，发痉病④、头痛目涩多睡。

夜不可多食。

卧不可有邪风⑤。

凡食讫⑥，温水漱口，令人无齿疾、口臭。

汗出时，不可扇，生偏枯⑦。

勿向西北大小便。

勿忍大小便，令人成膝劳⑧、冷痹⑨痛。

---

① 勤内固：经常注意使自己的内脏安定、健康。内，指人的内脏固，本为"坚固"之意，此处引申为安定、健康的意思。

② 食欲数（shuò）而少：每天吃饭要次数多数，每次不可吃得量太多。数，屡次，频数。在此是"次数多一些"之意。

③ 勿当风：不要临风，靠近风口。

④ 痉（jìng）病：又称"痓"，即痉挛，以项背强急、口噤、四肢抽搐、角弓反张为主症。

⑤ 邪风：泛指使人致病的风邪之气。

⑥ 讫（qì）：完毕；终了。

⑦ 偏枯：中医学病名。即"半身不遂"，又称"偏瘫""偏风""偏废不仁"。

⑧ 膝劳：膝关节疼痛，指鹤顶风、膝关节结核等病。

⑨ 冷痹（bì）：肢体冷疼的病症。痹，闭阻不通之意。泛指邪气闭阻躯体或内脏的经络而引起的病。通常指由风、寒、湿等引起的肢体疼痛或麻木的病症。

勿向星辰、日月、神堂、庙宇大小便。

夜行勿歌唱、大叫。

一日之忌，暮勿饱食。

一月之忌，晦①勿大醉。

一岁之忌，暮勿远行。

终身之忌，勿燃灯房事②。

服药千朝，不若独眠一宿。

如本命日，及父母本命日，不食本命所属肉。

凡人坐，必要端坐，使正其心。

凡人立，必要正立，使直其身。

立不可久，立伤骨。

坐不可久，坐伤血。

行不可久，行伤筋。

卧不可久，卧伤气③。

视不可久，视伤神④。

食饱勿洗头，生风疾⑤。

---

① 晦（huì）：指"晦日"，即农历每月最末一天。

② 房事：指男女性交。

③ 气：指人体内流动的富有营养的精微物质，如"营气""卫气"。或指脏腑的功能。

④ 神：人志、知觉、运行等生命活动现象的主宰。

⑤ 风疾：因受风邪所侵而生的疾病。

如患目赤病①，切忌房事；不然，令人生内障②。

沐浴勿当风，腠理③百窍皆开，切忌邪风易入。

不可登高履崄④，奔走车马，气乱神惊，魂魄飞散。

大风、大雨、大寒、大热，不可出入妄为。

口勿吹灯火，损气。

凡日光射，勿凝视，损人目。

勿望远极目观，损眼力。

坐卧勿当风湿地。

夜勿燃灯睡，魂魄不守⑤。

昼勿睡，损元气⑥。

食勿言，寝勿语，恐伤气。

凡遇神堂、庙宇，勿得辄⑦入。

凡遇风雨雷电，必须闭门端坐、焚香，恐有诸神过。

怒不可暴，怒生气疾、恶疮。

远唾⑧不如近唾，近唾不如不唾。

---

① 目赤病：红眼病，或泛指一切眼球发红赤的病症。

② 内障：眼病。白内障和青光眼的统称。

③ 腠（còu）理：中医指人的皮肤的纹理和皮下肌肉之间的空隙为"腠理"。

④ 履：踩踏。崄：危险的山路。

⑤ 魂魄不守：魂魄不过护人的身体了。

⑥ 元气：中医学认为元气是体中生化动力的源泉。

⑦ 辄（zhé）：就。

⑧ 唾：吐唾沫。古人认为"唾为肾液"，故应尽量不唾之。

虎、豹皮不可近肉铺，损人目。

避色如避箭；避风如避仇；莫吃空心茶，少食申①后粥。

古人有云："入广者②，朝不可虚，暮不可实。"然不独广，凡早皆忌空腹。

古人云："烂煮面，软煮肉，入饮酒，独自宿。"

古人平时起居而摄养；今人待老而保生，盖无益。

凡夜卧，两手摩令热，揉眼，永无眼疾。

凡卧，两手摩令热，摩面，不生疮黯③。

一呵十搓，一搓十摩，久而行之，皱少颜多④。

凡清旦⑤，以热水洗目，平日无眼疾。

凡清旦刷牙，不如夜刷牙，齿疾不生。

凡清旦盐刷牙，平日无齿疾。

凡夜卧，被发梳百通⑥，平日头风少。

凡夜卧，濯足足而卧，四肢无冷疾。

盛热来，不可冷水洗面，生目疾。

凡枯木、大树下、久阴湿地，不可久坐，恐阴气触入。

---

① 申：指"申时"，古代用十二地支纪时，申时相当于 15～17 时。

② 入广者：指到荒野远方去的人。广，通"旷"。

③ 黯（gǎn）：病也。脸色有黑气。《集韵》："黯，面黑气也。"

④ 皱少颜多：皱纹少，健康的气色多。

⑤ 清旦：清晨。旦，天亮。

⑥ 被发梳百通（tòng）：散开头发，梳理百次。被，通"披"，打开，散开。通，量词，用于动作，一次曰一通。

立秋日不可澡浴，令人皮肤麄①燥，因生白屑。

常默，元气不伤。

少思，慧烛内光②。

不怒，百神安畅。

不恼，心地清凉。

乐不可极，欲不可纵。

【译】上古时候的人，懂得保养生命的道理，适应四季的阴阳变化规律，调养身心。他们对饮食有节制，作息有规律，劳逸适度，所以能养身保命而寿命长。现在的人就不是这样了：作息没有规律；在饮食方面不知道应该禁忌什么；生活起居上也不知道慎重和有所节制；嗜好和贪欲多，爱吃厚滋味，不能在生活中保持适中，不知道如何保持精气盛满的情势，所以，五十岁左右就衰老的人很多。达到长寿和幸福的途径，关键在保养；保养之道，没有比保持人身心与生活环境相平衡更重要的了。能保持这种平衡，就没有"太过度"或"达不到（人体需求）"的害处。天地间春秋冬夏四季中有阴阳变化，人生活在天地间，所以得病的原因在于"太过度"和不能适应天地阴阳变化而强行妄动的结果。所以，懂得养生的人既无过度消耗之弊，又能保护己身的元阴与元理；还忧虑什么外来邪气的侵害啊！因此，善于吃药，

---

① 麄（cū）：粗糙。

② 慧烛内光：智慧内照，不考虑外物。慧烛，佛家语，即智慧之烛。光，照也。

不如善于保养；不善于保养，则不如善于吃药。世上有既不善于保养又不善于吃药，忽然得了病，而把这种过错推给神佛和上天的道理吗？善于养生的人，饮食方面不吃厚重的滋味，节省思虑，节制嗜欲，防止狂喜和愤怒，珍惜元气，少说话，不患得患失，破除内心的忧困，清除非分的念头，远离不良的偏好和所憎恶的事物，收藏目力、耳力，尽量使内脏安定，不疲劳精神，不劳乏形体。精神和身心既然安定，病患从什么地方来呢？所以善于保养生命的人，要不等到极饿时才吃东西，吃东西也不吃得过于饱；不等到极渴时才喝水，喝水也不喝得过量。吃饭要次数多些，又要少吃，不要一顿吃得过多；要使饱中有饥，饥中有饱。吃得过于饱，就伤肺；太饿了就伤气。如果吃饱了时，不可以马上就躺着，不然的话，就要生各种病。

　　凡是吃热饮食之后出了汗，不要靠近风口处待着，容易发生痉病，头疼，眼睛目涩，爱睡觉的病症。

　　夜晚时，不可以多吃东西。

　　躺卧睡觉的地方，不要有邪风。

　　凡是吃完东西时，用温水漱口，使人没有牙病、口无臭气。

　　出了汗，不要扇风，容易得半身不遂。

　　不要朝西北方向大小便。

　　不要强憋着大小便，以免得膝关节疼、肢体冷疼的病。

不要向着星星、太阳、月亮、神堂、庙宇大小便。

夜间走路，不要唱歌，不要大声喊叫。

一日的禁忌是晚间不可吃得太饱。

一月的禁忌是月末的日子不要饮酒大醉。

一年的禁忌是年末时不要出远门。

一生的禁忌是不要燃着灯男女性交。

吃药千日，不如一个独自睡一夜。

遇到和自己属相相合的日子与父母属相相合的日子，不吃跟这些属相相合的动物肉。

人坐着时，必须要端正，以使其心正。

人站立时，必须要立得正，以使身形正直。

站立不要时间过长，因为站立久了能伤人的骨骼。

坐不要时间过长，因为坐久了伤人的血。

行走的时间不可过长，因为久行能伤人的筋。

躺卧不要时间过长，因为久卧能伤人身之气。

用眼看东西，不要看得时间过长，因用眼力过度，能伤人的精神。

吃饱了时，不要洗头，容易受风邪而生风疾。

如果得了"目赤"病，千万禁忌男女性交，不然的话，使人得白内障、青光眼等病。

洗澡时，不可近风，这时候全身大小孔穴都张开了，最忌风邪很容易侵入人体内。

不要攀登危险的高山，走险路和乘车马狂奔，能使人气乱神惊，因而魂魄飞离了人身。

遇到刮大风、下大雨、严寒、酷热的天气，不要随意出入做不适宜做的事情。

不要用口去吹灯火，能损伤人的元气。

太阳光照射时，不要用眼注视阳光，伤人的眼力。

不要用眼尽量地往远处观看，损人的眼力。

坐着或躺着时，都不要临近风口或阴湿之地。

夜里不要点着灯睡觉，因为怕魂魄不安守人身。

白天不要睡觉，容易损伤人的元气。

吃饭和睡觉的时候，都不要说话，为了怕伤气。

凡遇到神堂、庙宇，不可随即进去。

凡遇风雨雷电大作时，必须闭门正坐，烧香，因恐怕有各路神仙经过。

不要暴怒，"怒"能使人得气疾，恶疮。用力往远处吐唾沫，不如省力往近处吐，往近处吐也不如不吐为好。

老虎皮和豹皮，不可以贴近人的肉体来铺用，因为它能损害人的眼力。

躲避女色，要像躲避箭矢；躲避风邪，要像躲避仇敌。不要空着肚子吃茶，少在申时以后吃粥。

古人说过："到旷野地方去的人，早晨不可以空着肚子，晚上也不可以吃得太多。"可是不仅这样的人应如此，凡人在早晨都不可以空肚不吃东西。

古人说，要用旺火把面食煮熟烂，用文火把肉炖软，使之熟透；少喝酒；独身睡。

古人从日常生活中就讲求保养生命。现在的人到老年时才保养生命，大概已没有多大效益了。

凡在夜晚躺下睡觉前，用两手摩擦生热后，用手掌去揉摩双眼，永不生眼病。

凡在夜晚躺下睡觉前，用两手掌摩擦生热后，用手掌摩擦脸部，使脸部不生疮，不生黑暗之气。

向手心呵一口气后，双掌互搓十次，每一次后，向脸部摩擦十次。长期这样做，使脸上的皱纹少，好气色多。

凡是在清晨用热水洗眼睛，平日就没有眼病。

凡是在清晨刷牙的，不如在晚上睡觉之前刷牙，能使牙齿不生病。

凡是清晨用食盐刷牙的，平日无牙病。

凡在夜晚睡觉前，披散开头发，梳理多次，平日头风就少。

凡在晚上，洗过脚再睡觉，四肢没有冷疼的病。

暑热的季节到来后，不可用冷水洗脸，容易生眼病。

凡是枯木、大树下和长期阴冷潮湿的地方，都不可以长时间地坐着，恐怕有阴气触犯人身而得病。

立秋日，不可以洗澡，否则人的皮肤会粗糙，因而生白碎末状的皮屑。

经常静默不语，人的元气不受损伤。

减少思虑，人的智慧之光常照耀在自己的心中。

不发怒，就能使主持人身的各种神经平安畅达。

不烦恼，人的内心自然就清静、凉爽。

高兴作乐不可使之乐到极点；各种贪欲不可纵任其滋长。

妊娠食忌①

上古圣人胎教②之法；古者妇人妊子，寝不侧，坐不边，立不跸③，不食邪味，割不正不食，席不正不坐，目不视邪色，耳不听淫声，夜则令瞽④育诗，道正事。如此，则生子形容端正，才过人矣。故太任⑤生文王⑥，聪明圣哲、闻一而知百。皆胎教之能也。圣人多感生，妊娠故忌见丧孝、

---

① 妊娠（rèn shēn）：人或动物母体内有胚胎发育成长。这里指女人怀孕。本篇提出孕妇应注意行动的安全、注意饮食的营养卫生（如孕妇不可食冰浆），都是有道理的。特别是关于"胎教"，现在国内外学者们还在提倡和研究，只是应当除去本章中那些不符合科学道理的玄虚之说。特别是"妊娠所忌"中，大部分的"食忌"是没有道理的。

② 胎教：古人认为胎儿在母体中能够受母亲言行的感应，所以孕妇的言行必须守礼仪，崇善美，从而给胎儿以良好的影响，这叫作"胎教"。

③ 立不跸（bì）：不用一只脚立着。语出《列女传·周室三母》："立不跸。"

④ 瞽（gǔ）：盲人、瞎子。

⑤ 太任：周文王之母。《列女传》说她"端壹诚在，维德及行，及其有身，目不视恶色，耳不听淫声，口不出傲言，能以胎教子，而生文王。"

⑥ 文王：周文王。

破体、残疾、贫穷之人；宜见贤良、喜庆、美丽之事。欲子多智，观看鲤鱼、孔雀；欲子美丽，观看珍珠、美玉；欲子雄壮，观看飞膺、走犬。如此善恶犹感，况饮食不知避忌乎！

妊娠所忌：

食兔肉，令子无声、缺唇。

食山羊肉，令子多疾。

食鸡子、干鱼，令子多疮。

食桑椹、鸭子，令子倒生。

食雀肉、饮酒，令子心淫情乱，不顾差耻。

食鸡肉、糯米，令子生寸白虫①。

食雀肉、豆酱，令子面生黯黶。

食鳖肉，令子项短。

食驴肉，令子延月②。

食冰浆，绝产。

食骡肉，令子难产。

【译】上古时圣贤人对胎儿有胎教的方法：古时候孕妇睡觉不侧着身子，不偏歪地坐着，不用一只脚站着，不吃邪味食物，不是好部位的肉不吃，坐具不正不坐，眼不看不好的颜色，耳不听淫邪的声音，夜晚听盲人朗诵诗歌，谈论

---

① 寸白虫：绦（táo）虫。

② 延月：指延长怀孕的月数。

正经有益的事情。这样，生下的孩子模样儿端正，才智超过一般的人，因此，太任所生的文王聪明过人，听到"一"就能知道"百"。这全是胎教的力量。圣贤人大都受胎教的感应而生，所以孕妇忌避见发丧穿孝、身受破伤、有残疾或贫穷的人；应该看贤德善良、喜庆美好的事情。如果希望所生的孩子智慧多，要观看鲤鱼、孔雀；如果希望所生的孩子漂亮，要观看珍珠、美玉；如果希望所生的孩子雄壮有力，要观看飞鹰，跑狗。像这样的善与恶尚且能给胎儿以胎教感应，何况孕妇的饮食是直接能影响胎儿的，怎能不讲究有所避忌呢！

妇女怀孕所应知的避忌：

吃兔肉，使所生的孩子不会说话，成"豁嘴儿"。

吃山羊肉，使孩子爱生疮。

吃桑葚、鸭子使孩子倒着生下来。

吃雀肉、喝酒，使所生的孩子心好淫，性情邪乱，不知道羞耻。

吃鸡肉、江米，使生下的孩子长绦虫。

吃雀肉、豆酱，使生下的孩子脸面上生暗黑之色。

吃王八肉，使生下的孩子脖子短。

吃驴肉，使孩子不能如期降生，延长孕胎时间。

吃冰浆之类的过凉物，能使妇人绝产（不生育）。

吃骡子肉，使孩子难生下来，造成"难产"。

乳母食忌

凡生子择于诸母，必求其年壮、无疾病、慈善、性质宽裕、温良、详雅、寡言者，使为乳母。子在于母资①乳以养，亦大人之饮食也，善恶相习②，况乳食不遂母性，若子有病无病亦在乳母之慎口③，如饮食不知避忌，倘不慎行，贪爽口④而忘身适性致病，使子受患。是母令子生病矣。

乳母杂忌：

夏勿热暑乳，则子偏阳⑤而多呕逆⑥。

冬勿寒冷乳，则子偏阴⑦而多咳、痢。

母不欲多怒，怒则气逆⑧，乳之，令子颠狂⑨。

母不欲醉，醉则发阳⑩，乳之，令子身热腹满。

母若吐时则中虚⑪，乳之，令子虚羸⑫。

---

① 资：供给。

② 习：谓熟于其事或常见之物。引申为影响。

③ 慎口：对饮食要谨慎、有选择。

④ 贪爽口：贪图适合口味、好吃。

⑤ 偏阳：中医学认为，夏属阳；胃也属阳。因此，奶母如果在夏天受暑热后给小孩吃奶，就使小孩身体的营养失去了与阴阳四时的相应平衡，就叫"偏阳"。

⑥ 呕逆：气逆上冲，使喉呃呃作声连续不断的病状。

⑦ 偏阴：冬属阴，再冷乳，使小孩偏阴。

⑧ 气逆：中医指气上逆而不顺的病理。

⑨ 颠狂：由精神受刺激引起的言语或行动异常。颠，同"癫"。

⑩ 发阳：激发人体内的阳气。

⑪ 中虚：中指中焦（脾胃），虚指虚弱。

⑫ 虚羸（léi）：虚弱瘦瘠。

母有积热，盖赤黄为热①，乳之，令子变黄、不食。

新房事劳伤，乳之，令子瘦瘵、交胫不能行②。

母勿太饱乳之。

母勿太饥乳之。

母勿太寒乳之。

母勿太热乳之。

子有泻痢、腹痛、夜啼疾③，乳母忌食寒凉发病之物。

子有积热、惊风④、疮疡⑤，乳母忌食湿热动风之物。

子有疥癣⑥疮疾，乳母忌食鱼、虾、鸡、马肉、发疮之物。

子有癖⑦、疳⑧、瘦疾⑨，乳母忌食生茄、黄瓜等物。

---

① 赤黄为热：身上、眼睛出现红和黄的颜色是体内脾胃有积热。

② 新房事劳伤，乳之，令子瘦瘵（yáng）、交胫（jìng）不能行：奶母性交劳伤之后便奶小孩，会使小孩病瘦、小腿软弱相交不能走路。房事，男女性交。瘵，病也。交胫，两条小腿相交，不能行走的病。

③ 夜啼疾：小孩夜间睡梦中哭啼不已的病症。

④ 惊风：凡因风而出现惊厥抽搐症状的在儿科统称为惊风。惊，惊厥。风，抽风。

⑤ 疮疡：皮肤上肿烂溃疡的病。

⑥ 疥（jiè）癣（xiǎn）：奇痒的皮肤病。有传染性，初起多生于腕、指缝之间。渐渐蔓延全身。

⑦ 癖（pǐ）：通"痞"。慢性脾脏肿大的病。腹内生硬块。"痞块"。

⑧ 疳（gān）：疳积。中医儿科病症名，多因瓷食肥甘，郁积化热，损伤脾胃或因虫积所致。

⑨ 瘦疾：泛指病瘦之症。

【译】凡是生下小孩后选择奶母的，一定要选那壮年、没病、慈爱善良、性格宽厚、温柔贤良、安详文雅、沉静少言的人，用为奶母。小孩靠奶母供给乳汁来活着，如同大人的饮食一样，是"好"是"坏"常受其影响。况且小儿吃的乳汁已不能因循他生母之性，这孩子有病没病也在于奶母吃东西的谨慎与否。如果饮食不知道该避忌什么，不慎重行事，只贪图口味好吃而忘了保养身体地去适应性趣就能招致得病，使吃她奶的孩子也因而受病，这就是奶母使孩子生病了。

奶母对各项杂事的忌避：

夏季，奶母不要受了暑热后给孩子吃奶，吃了，就使孩子体性偏阳，气逆上冲，嗓子不断地"呃呃"作声。

冬季，奶母不要着了凉给孩子吃奶，吃了，就使孩子体性偏阴，多出现咳嗽、拉痢疾。

奶母不要多发怒，发怒就使气上逆不顺，奶了孩子，使孩子精神受刺激而引起言语或行动异常。

奶母不要醉酒，吃醉了就激发人的阳气，奶了小孩，使孩子身发热，肚胀。

奶母呕吐时，就会脾胃虚弱，如奶孩子，会使孩子瘦弱。

奶母脾胃有积热（身上、眼睛出现红和黄的气色，是有热），奶了孩子，使孩子身上、眼睛变病黄色，不吃东西。

奶母才性交之后，有了劳伤，奶了孩子，使孩子得瘦病两小腿交错不能走路。

奶母不要吃得太饱了奶孩子。

奶母不要太饿了奶孩子。

奶母不要身体太冷时奶孩子。

奶母不要身体太热时奶孩子。

孩子有泻肚、拉痢疾、肚子痛、夜啼等病时，奶母忌吃寒凉性质的、犯病的食物。

孩子脾胃内有积热、惊风、长毒疮的时候，奶母忌吃性质湿热、发动风气的食物。

孩子长疥癣疮病时，奶母忌吃鱼、虾、鸡、马肉等发疮病的食物。

孩子患有痞病、疳病的时候，奶母忌吃生茄子、生黄瓜等食物。

凡初生儿时[①]

凡初生儿时，以未啼之前，用黄连浸汁调朱砂少许[②]，微抹口内，去胎热、邪气，令疮疹[③]稀少。

---

① 凡初生儿时：此节正文在《乳母食忌》与《饮酒避忌》之间，无类可归，原目中缺，此目为注释者补。

② 用黄连浸汁调朱砂少许：用中药黄连泡出的汁液调进一点中药朱砂。黄连，植物类中草药，性寒味苦。功用泻心火、化湿热。主治热病、心烦、痞闷、呕吐、湿热泻痢、目赤、口疮、痈疽、疔毒等症。据现代医学研究，黄连有抑菌作用，对医治细菌性痢疾有效。浸，用水泡。朱砂，又称"辰砂"，矿物名。中医学上用为安神、定惊药，性微寒，味甘，主治心悸失眠、惊悸颠狂等症。

③ 疹（zhěn）：皮肤病变。疹子，即出现在皮肤上的斑疹、丘疹的统称。

凡初生儿时，用荆芥①、黄连熬水入野牙猪胆汁②少许，洗儿，在后虽生斑疹③、恶疮、终当稀少。

凡小儿末生疮、疹时，用腊月兔头并毛、骨同水煎汤，洗儿，除热去毒，能令斑疹诸疮不生，虽有，亦稀少。

凡小儿未生斑疹时，以黑子母驴乳令乳之，及长不生疮、疹诸毒；如生者，亦稀少；仍治小儿心热、风痫④。

【译】凡是在刚生下的小孩未啼哭之前，用浸泡黄连汁调些朱砂，向小孩口内微抹一点，能去掉孩子的胎热和邪气，使孩子少生疮和疹子。

凡是在小孩刚生下来时，用荆芥、黄连熬水（对入一点野猪的苦胆汁）来洗小孩，能使小孩日后少生斑疹、恶疮。

凡是小孩在未生疮、疹时，用腊月的兔子脑袋（带毛、骨）一同用水煎成汤，来洗小孩，能除热去毒，使小孩不生疮、疹，或者少生。

凡是小孩未生疮、疹时，用生黑小驴的母驴的乳汁给小孩喝，小孩长大后不生疮、疹和各种毒肿，如果生时也是很少的。饮这种驴奶，还能治小儿的心热风痫。

---

① 荆（jīng）芥（jiè）：中药，细叶荆芥的干燥茎、叶和花穗；性温味辛，功用发表祛风。主治外感发热、头痛等症。

② 野牙猪胆汁：野猪的苦胆汁液。

③ 斑疹：一种皮肤损害，局限性的一种皮肤变色，即不凸起，凹下于皮面。常见的有红（红斑）、白（白斑）、褐（雀斑）等各种颜色。

④ 风痫（xián）：由外感风邪而发生的痫病。实即"小儿惊风"。

饮酒避忌

酒味苦、甘、辛、大热，有毒；主行药势[①]，杀百邪，去恶气，通血脉，厚肠胃，润肌肤，消忧愁。少饮尤佳。多饮伤神、损寿、易人本性；其毒甚也——醉饮过度，丧生之源。

饮酒不欲使多，知其过多，速吐之为佳，不尔，成痰疾[②]。

醉勿酩酊[③]，大醉即终身百病不除。

酒不可久饮，恐腐烂肠胃，渍[④]髓蒸[⑤]筋[⑥]。

醉不可当风卧，生风疾[⑦]。

醉不可向阳卧，令人发狂。

醉不可令人扇，生偏枯。

醉不可露卧，生冷痹。

醉而出汗当风为漏风[⑧]。

---

① 主行药势：酒性主"行"，能使药性发散，发挥作用。

② 痰疾：中医学病症名。指由津变化而生痰，由痰而生的各种病症。

③ 酩（mǐng）酊（dǐng）：大醉貌。

④ 渍（zì）：浸、沤。

⑤ 蒸：熏蒸的意思，形容人体阴虚潮热的热气自里透发而出。此处指酒中乙醇对人体的损害。

⑥ 筋：中医指附着在骨上的韧带和对静脉的俗称。

⑦ 风疾：指因风而致的各种病症。中医学称"风为百病之长"。

⑧ 漏风：《内经》上说，饮酒中风，称"漏风"。其症状是：汗出得多，不能穿单薄的衣服，一吃饭就出汗，汗出得过多了，又觉得身上发冷，怕风，衣裳总是被汗水浸湿。口干爱渴，禁受不了劳累。又名"酒风"。

醉不可卧黍穰①，生癞疾②。

醉不可强食，嗔怒，生痈疽③。

醉不可走马及跳踯④，伤筋骨。

醉不可接房事，小者而生黑干、咳嗽，大者伤脏、澼痔疾⑤。

醉不可冷水洗面，生疮。

醉醒不可再投，损后又损。

醉不可高呼、大怒，令人生气疾。

晦⑥勿大醉，忌月空⑦。

醉不可饮酪水，成噎病⑧。

醉不可便卧，面生疮疖、内生积聚⑨。

---

① 黍（shǔ）穰（ráng）：黍子的茎秆。

② 癞（lài）疾：也称"癞""麻风""黄癣"。是一种慢性传染病，病源体是麻风杆菌。症状为皮肤麻木，变厚，颜色变深，表面形成结节，毛发脱落，感觉丧失，手指、脚趾变形。

③ 痈（yōng）疽（jū）：中医外科病症名。由于风火、湿热、气滞、寒凝、血瘀引起的局部化浓性疾病，是一种毒疮。

④ 跳踯（zhí）：跳跃。

⑤ 澼（pì）痔（zhì）疾：痔疮的一种。

⑥ 晦（huì）：月尽也，即农历每月的月终。

⑦ 月空：月廓空（没有月亮）。《内经·素问》："月廓空，则（人）肌肉减，经络虚，卫气去，形独居。"

⑧ 醉不可饮酪（lào）水，成噎（yē）病：吃醉了酒以后，不要喝用奶汁做的饮料，容易形成咽下梗塞、食物难进的病。酪水是用牛、羊、马等之奶汁做成的饮料。噎病，咽下梗塞、水饮可下，食物难下的病。

⑨ 内生积聚：内脏因消化不良或气血运行不畅而生的积聚可以致病。

大醉勿燃灯叫，恐魂飞扬不守①。

醉不可饮冷浆水，失声、成尸噎。

饮酒，酒浆照不见人影，勿饮。

醉不可忍小便，成癃闭、膝劳、冷痹②。

空心饮酒醉必呕吐。

醉不可忍大便，生肠澼痔。

酒忌诸甜物。

酒醉不可食猪肉，生风。

醉不可强举力，伤筋损力。

饮酒时，大不可食猪、羊脑，大损人；炼真之士③尤宜忌。

酒醉不可当风乘凉露脚，多生脚气。

醉不可卧湿地，伤筋骨、生冷痹痛。

醉不可澡浴，多生眼目之疾。

如患眼疾人，切忌醉酒、食蒜。

【译】酒的气味又苦又甜又辣，性大热，有毒。酒能使药性发散，助其发挥效力。酒能消除各种邪气，去掉对人不利之气，通畅人的血脉，资养肠胃，丰润肌肤，消散忧愁，少喝

---

① 恐魂飞扬不守：恐怕人的魂魄离开人体，不主守人身了。魂魄，旧指人的精神灵气，它是附在人体内，又可以离开人体存在的精神。

② 成癃（lóng）闭、膝劳、冷痹：形成小便不通畅、膝部劳痛、冷痹之病。癃闭，"癃"即小便淋沥点滴而出。闭，即小便点滴不出。一般统称"癃闭"。

③ 炼真之士：古代指懂得"养生"和"炼丹"方法的人。

则更有好处。多喝酒能伤害人的精神，折损寿数，改变人的本来性情。酒的毒性很厉害——喝酒过度是丧生的根源。

饮酒不要多，知道喝多了时，以快吐出它为最好，不然的话，形成痰疾。

喝酒不要醉到"醉如烂泥"的程度，大醉能使人到死也去不掉身上的各种疾病。

酒不可常喝，恐怕烂了肠胃，浸沤了骨髓，薰蒸筋脉。

喝醉酒后，不要朝太阳躺卧，使人癫狂。

醉后，不要叫人用扇子扇风，容易得半身不遂。

醉后，不要在露天地里躺卧，因容易得冷痹病。

醉后出汗中了风，就成为漏风。

醉后不要躺在黍子秆上，容易长"癞"。

醉后不要强往下吃食物，或生气发怒，容易生痛疽毒疮。

醉后不要骑马跑或跳跃，容易损伤筋骨。

醉后不要男女性交，往小处说使脸生暗黑，咳嗽，往大处说能损伤内脏，得痔疮。

醉后不要用凉水洗脸，容易生疮。

醉酒醒后，不要再喝，因为如此做是受损伤后又增损伤。

醉后不要高声呼叫、大发怒气，能使人得气疾。

阴历（农历）每个月的月要时，不可大醉，因为此时正是"月廓空"，人的血气皆虚，邪气容易侵入，所以应忌醉酒。

醉酒后，不要喝奶酪一类的饮料，容易生成吃不下东西的噎病。

喝醉了酒，不要马上就躺下睡，容易使脸上长疮和疖子，内脏生积聚。

大醉之后，不要点着灯大声呼叫，恐怕使人的魂魄飞离了人体。

醉了不要喝凉冷的浆水，容易使嗓子不能发声，成了"尸噎"。

饮的酒如能照见人影，就不要喝它。

醉了不要憋尿，容易得癃闭、膝劳、冷痹病。

空着肚子喝酒，醉后一定呕吐。

醉后不可以憋大便，容易生肠逆痔。

喝酒时忌吃各样甜食物。

喝醉时不要吃猪肉，能令人生风气。

醉后，不要强行举重用力，能伤害人的筋脉，损害力气。

喝酒时，千万不可吃猪羊脑子，对人有大损害，懂得"养生""炼丹"的人更应当避忌这样做。

醉后，不要靠近风去露出脚乘凉，容易生脚气病。

喝醉酒，不要躺在潮湿的地方，能伤损筋骨，得冷痹痛的病。

醉了不要洗澡，容易生眼病。

如果得了眼病，千万忌醉酒、忌吃蒜。

聚珍异馔^①

马思答吉汤^②

补益^③，温中^④，顺气^⑤。

羊肉一脚子^⑥，卸成事件^⑦，草果五个；官桂二钱；回回豆子^⑧半升，捣碎，去皮。

---

① 聚珍异馔：聚集各种美味、珍贵奇特的饮食品。珍，指食之美而贵者。馔，泛指各种饮食。本章所载的每一种饮食，原文均按"名称、食疗功用、用料、制作方法"四个部分依次述之。注者为了简明和便于阅读与参考，除对原文作必要的注释外，只译其"制作方法"部分。

② 马思答吉汤：有"马思答吉"为调料的汤，是用羊肉、米、豆加调料制成的一种"半流食"。马思答吉，是一种可以调味的芳香料物。详见本书卷三《料物性味·马思答吉》。

③ 补益：指能补养人，对人身体有好处。

④ 温中：指能去寒邪之气，暖人的脾、胃。

⑤ 顺气：指能疏导肺、胃中向上逆行之气，使气平顺、下降，使人胸中舒服，故又称为"降逆下气"。这些都是中医学名词。

⑥ 一脚子：一块。脚子，可以看作是个约量词，相当于现代汉语量词中的"块"或"部分"。今内蒙古、东北的个别地区还用"一脚子""一脚"或"一角"来表示动物肉的数量，其最大时指整只兽的四分之一，最小时可指一块肉。据说选肉的部位也很重要，如果为了补益肺胃，则应选用与胃部相对应的胸脯肉。

⑦ 卸成事件：剔骨头，折割成块儿。卸，拆散，割碎。事件，即"什件"零块儿。

⑧ 回回豆子：一说即"豌豆"，误。应为豆科植物鹰嘴豆的种子。鹰嘴豆，别称胡豆（《本草拾遗》）、回回豆（《五杂俎》《饮膳正要》）、回鹘豆（《契丹国志》）、那合豆（《救荒本草》）、鹰嘴豆、鸡豆（《中国主要植物图说·豆科》）。本书的处方中常用之。《五杂俎》中说回回豆能解面毒。但因其豆中含有胰蛋白酶抑制物，比较耐热，须经久煮才能破坏。

右件^①一同熬成汤，滤净；下熟回回豆子二合^②，香粳米一升，马思答吉一钱，盐少许，调和匀；下事件肉、芫荽叶。

【译】先用羊（胸脯）肉一大块，去骨、拆割成块；回回豆子半升，捣破去皮；草果五个；肉桂二钱一同下锅内放水熬成汤。把煮熟的肉块捞出、切成碎什件肉备和。再把汤内的其他料物和杂质扔掉。然后用过滤干净了的原汤煮香粳米一升、熟回回豆子二合，同时加入马思答吉一钱和少许的食盐，调和匀，待米被煮后，放入备用的碎什件肉，出锅时，撒入些香菜叶子末儿，就可以吃了。

大麦汤^③

温中下气^④，壮脾胃，止烦渴^⑤，破冷气^⑥，去腹胀^⑦。

羊肉一脚子，卸成事件；草果五个；大麦仁二升，滚水淘洗净，微煮熟。

右件，熬成汤，滤净；下大麦仁熬熟，盐少许，调和令

----

① 右件：上面的各件（物品）。过去书写汉文，一般是从右到左，所以"右件"即前面或上面所列各件。

② 合（gě）：量粮食的器具，容量是一合，一合为一升的十分之一；又是我国古代医药方子中用来量水煮药的体积单位。

③ 大麦汤：以大麦仁和羊肉为主料熬成的半流食。

④ 温中下气：暖脾胃、降气。下气，即"降气"，是说有治疗气上逆，例如喘咳、呃逆等症。

⑤ 止烦渴：除去烦热口渴。胸中热而不安叫作"烦"。止，拦阻、除去。

⑥ 破冷气：能破除侵入人身的冷气寒邪。冷气，泛指侵入脏腑的冷寒之邪气。

⑦ 腹胀：中医学名词。指胸、胁（胸两侧）、肚腹胀满，有时作痛。

匀；下事件肉。

【译】先用一大块羊（胸脯）肉，去骨，割成零块与草果五个一同下锅放水熬成汤；肉熟后，捞出切成小碎块备用。把煮肉的汤过滤净，去掉草果及杂质，备用。把大麦仁二升用开水淘洗干净后，稍煮熟，捞出后放入备用的肉汤内熬熟。同时放入适量的食盐。调和均匀之后，把备用的碎肉块儿放入，即成。

八儿不汤①

（系西天②茶饭③名）

补中下气，宽胸膈④。

羊肉一脚子，卸成事件；草果五个；回回豆子半升，捣碎去皮。萝卜两个。

右件一同熬成汤，滤净，汤内下；羊肉切如色⑤数大；熟萝卜切如色数大；咱夫兰⑥一钱；姜黄二钱；胡椒二钱；

---

① 八儿不汤：原目中此条在《沙儿末吉汤》后，据正文调于此。系西天茶饭名，是印度的一种茶饭的名称。

② 西天，中国古代称印度为"天竺"，因在中国之西，故汉文佛教著作中称之为西天，人们也往往沿用此称。

③ 茶饭，泛指一般可当点心随时吃用的食品，多指流食或半流食。

④ 宽胸膈：中医学名词。与"宽中、宽胸、解郁、开郁、疏郁理气"是一个意思。是指能治疗因情志抑郁而引起的气滞、胸膈痞闷、两胁及小腹胀满等症。膈，即腹腔与胸腔之间的"横膈膜"。

⑤ 色（shǎi）：色子，一种游戏用具或赌具，用骨头或木头等制成的立体小方块，六面分刻一、二、三、四、五、六点。有的地区叫"骰（tóu）子"。

⑥ 咱夫兰：中药"藏红花"。详见本书卷三《料物性味·咱夫兰》。

哈昔泥①半钱；芫荽叶、盐少许；调和匀。对香粳米干饭食之，入醋少许。

【译】先用羊（胸脯）肉一大块，去骨，割成零块；草果五个；回回豆子半升，捣碎去皮；萝卜两个，洗净去掉根须；上述五物一同下锅加水熬成汤。把煮熟的羊肉和萝卜捞出，切成色子块，备用。然后把汤过滤干净，上火熬，放入备用的羊肉块和萝卜块，加入咱夫兰一钱、姜黄两钱、胡椒两钱、哈昔泥半钱和适量的食盐，调和均匀后，再放入些碎香菜叶和醋。就香粳米饭吃。

沙儿木吉汤②

补中下气，和脾胃。

羊肉一脚子，卸成事件；草果五个；回回豆子半升，捣碎去皮；沙乞某儿（系蔓菁）五个③。

右件一同熬成汤，滤净。下熟回回豆子二合，香粳米一升，熟沙乞某儿切如色数大；下事件肉、盐少许，调和令匀。

【译】把羊（胸脯）肉一大块去骨、切成块；草果五个；回回豆子半升，捣碎去皮；芜菁的块根五个，洗净，去

① 哈昔泥：阿魏的树根。详见本书卷三《料物性味·哈昔泥》。

② 沙儿木吉汤：有芜菁（即蔓菁）的块根作主料的一种半流食。沙儿木吉，为蒙语芜菁块根的汉字记音，原目作"沙吉某儿"，原文作"沙乞某儿"，本书卷三中又作"沙吉木儿"，均误。

③ 此句原文为"沙乞某儿五个系蔓菁"。词序不当，故调整如此。

掉根须。上述五物一起下锅加水，熬成汤。把激发过滤干净，备用。从汤中取出的熟羊肉切碎，熟芜菁块根切成色子法，备用；把过滤后备用的熟回回豆子两合入锅，下入香粳米一升同熬，待米熟后，下入熟回回豆子两合及备用的碎羊肉、芜菁色子块儿，同时加入适量的食盐，调和均匀后，即成。

苦豆子汤[1]

补下元[2]，理腰膝[3]，温中顺气。

羊肉一脚子，卸成事件；草果五个；苦豆（系葫芦巴）一两[4]。

右件一同熬成汤，滤净。下河西兀麻食[5]或米心馶子[6]，哈昔泥半钱；盐少许；调和。

① 苦豆子汤：这是一种用苦豆子作调味料的汤面或肉粥类的饮食。原文为"苦豆汤"，据目录改。

② 下元：人的肾脏有"元阴"和"元阳"。元阳，指肾业元阳，指命门火。故肾脏又称"元脏"，肾在人体的中下部，所以常称之为"下元"。

③ 理腰膝：治腰和膝部冷痛的病症。理，有治理、去病复元的意思。

④ 苦豆（系葫芦巴）：此句原文为"苦豆一两系葫芦巴"，词序不当，故调整如此。苦豆子为豆科植物葫芦巴的种子，味苦，性温，能补人的坚阳，祛寒湿。也可作调料用。详见本书卷三《料物性味·苦豆》。

⑤ 河西兀麻食：河西地方的兀麻食。河西，在元代指西夏，西夏人在宋代曾在宁夏、甘肃一带建立强大的政权，但在元代以后，就逐渐融合于其他民族了。兀麻食，很可能是回族祖先由原居住地带到河西来的"秃秃麻食"。"兀"为"秃秃"的连声快读。这是一种手擀面，颇似现代北京地区的"水揪片儿"和"揪疙瘩"一类的面食。

⑥ 米心馶（qí）子：一种内有馅的棋子状的面食。原目与正文均作"米心馶子"，误。字书无"馶"字。当为"棋"。

【译】把羊肉（膴裆）一大块割成零块，草果五个，苦豆子一两，上述三物共放入锅中加水熬成汤。然后把汤过滤干净，再上火，于汤内下入"揪面片"或米心棋子同煮，放入阿魏半钱和适量的食盐，调好味道，待其中的面食熟后，即成。

木瓜汤[①]

补中顺气，治腰膝疼痛、脚气不仁[②]。

羊肉一脚子，卸成事件；草果五个；回回豆子半升，捣碎去皮。

右件一同熬成汤，滤净。下香粳米一升，熟回回豆子二合；肉弹儿；木瓜二斤，取汁；砂糖四两，盐少许；调和。或下事件肉。

【译】把羊（背脊部）肉一大块去骨、卸割成零块；草果五个；回回豆子半升，捣碎去皮。上述三物共下锅内加水熬成汤。肉熟后，捞出，切成碎块备用。把汤过滤干净后，再入锅上火。于汤内下入香粳米一升，白砂糖四两，和用两斤木瓜榨取的木瓜汁同熬。当米有八成熟时，再加入熟回回豆子两合、羊肉小丸子和适量的食盐，调和好，米熟后，即

① 木瓜汤：这是有木瓜汁配伍的酸、甜、咸、辛兼微苦的一种半流食。因有木瓜汁，宜忌用铜、铁炊具，最好是用砂锅熬。

② 脚气不仁：病名，是脚气病的一种。因外感湿邪风毒，或饮食厚味所伤，积湿生热，流注于脚而成。先起于腿，麻木、酸痛、软弱无力，乃至红肿，腿脚麻木不仁。不仁，没有感觉。

成。或在其中放入备用的碎肉也可以。

鹿头汤

补益，止烦渴，治脚膝疼痛。

鹿头蹄一付①，退洗净，卸作块。

右件，用哈昔泥豆子大，研如泥，与鹿头蹄肉同拌匀；用回回小油②四两同炒，入滚水熬令软。下胡椒三钱，哈昔泥二钱，荜拨③一钱，牛奶子一盏，生姜汁一合，盐少许，调和。一法：用鹿尾④取汁，入姜末、盐同调和。

【译】把一个鹿头和四个蹄子去掉毛、骨，卸割成零块肉。用豆粒大的一块阿魏、研成糊状，与鹿头蹄肉一同搅拌均匀。然后用四两回回小油当底油下锅同炒，放入适量的开水煮，使肉熟软，再放入胡椒三钱、阿魏两钱、荜拨一钱、牛奶一茶碗、生姜汁一合及少量的食盐，调和均匀，肉熟烂后，即成。另一种制造方法是用鹿尾巴（肉、脂）熬取汁，再加入适量的姜末和食盐共同调匀而成。

松黄汤

补中益气，壮筋骨。

① 鹿头蹄一付：梅花鹿或马鹿的头和四蹄。其食疗效用等详见本书卷三《兽品·鹿》。一付，是"一整套"。付，同"副"。

② 回回小油：回民食用的植物素油。

③ 荜（bì）拨：荜茇，中药名。为胡椒科植物荜茇的未成熟果穗。主产云南、广东。能温中散寒，下气止痛。详见本书卷三《料物性味·荜拨》。

④ 鹿尾：为梅花鹿或马鹿的尾巴。味甘、咸，性温，生毒。为滋补药。治腰疼，阳痿。

羊肉一脚子，卸成事件；草果五个；回回豆子半升，捣碎去皮。

右件，同熬成汤，滤净。熟羊胸子一个，切作色数大；松黄汁^①二合；生姜汁半合；一同下炒。葱、盐、醋、芫荽叶调和匀。对经卷儿^②食之。

【译】羊（腿）肉一大块，去骨，卸割成零块；草果五个；回回豆子半升，捣碎去皮。上述三物一同下锅加水熬成汤。把汤过滤干净备用。把熟羊胸子一个切成色子块儿，与松黄汁二合、生姜汁半合一同下锅炒后，放进备用的肉汤中，上火见开，用葱花、食盐及醋调和好味道，吃时，加上些鲜香菜碎叶儿。

粆汤^③

补中益气，健脾胃。

羊肉一脚子，卸成事件；草果五个；回回豆子半升，去皮。

右件同熬成汤，滤净。熟干羊胸子一个，切片；粆三

---

① 松黄汁：松树花粉调的汁液。松黄，又称松花、松黄。一种为松科植物马尾松或其同属植物的黄色花粉；味甘，性温，入肝、脾经；能祛风益气，收湿，润心肺，止血；亦可酿酒。另一种是指农历三月间，松花落地后英花渗入土中，至四五月间遇雨而生于地面，至九月，状若弹丸，大者如鸡卵，无根蒂，散布于松下，红黄相错。广东罗浮山中土石润处常有之，其质晶莹，鲜肥滑嫩，入素馔，味极鲜美。此物绞汁亦称"松黄汁"。

② 经卷儿：一种面食品。因其用白面擀饼状后再经卷切而成，状如经卷，故名。类似现代的大花卷儿。

③ 粆（shā）汤：是一种甜味较浓的汤菜。粆，捣甘蔗汁熬成的饴糖。

升；白菜或荨麻①菜；一同下锅，盐调和匀。

【译】用羊（胸脯）肉一大块，卸割成块；草果五个；回回豆子半升，去掉豆皮；上三物一同下锅加水熬成汤。把汤过滤干净后再入锅上火，在此汤中下入切成片状的熟干羊胸子一个；甘蔗饴糖三升；白菜或荨麻菜嫩芽若干，下适量的食盐调和均匀后，即成。

大麦筹子粉②

补中益气，健脾胃。

羊肉一脚子，卸成事件；草果五个；回回豆子半升，去皮。

右件同熬成汤，滤净。大麦粉三斤，豆粉一斤，同作粉③；羊肉炒细乞马④，生姜汁二合、芫荽叶、盐、醋调和。

【译】羊（胸脯）肉一大块，卸割成零块；草果五个；回回豆子半升，去掉豆皮儿。上述三物一同下锅内加水熬成汤，把此汤过滤干净后备用。用三斤大麦和面一斤豆面混合匀，加水和面，制成像算盘珠子样的小面饼儿，放进备用的肉汤中上火煮熟，再加进去切细炒熟的羊肉（丝）当面码

---

① 荨（qián）麻：中药材，别名：蜇人草、咬人草、蝎子草等。喜阴植物，生命旺盛，生长迅速，对土壤要求不严，喜温喜湿。分布在云南中部、贵州、四川东南部、湖北和浙江等地。

② 大麦筹（suàn）子粉：以大麦为主做成算盘子样的面食，下肉汤内煮熟加配料和面码的一种汤面类饮食。筹子，即算盘上的珠子，扁圆形，中间有孔。筹，同算。

③ 同作粉：指用这两种面掺和匀，做成算盘子儿样的面饼儿。

④ 羊肉炒细乞马：把羊肉切细、炒熟当作面码。乞马，即制成"菜码儿"。

儿，同时放入生姜汁两合，适量的香菜叶、食盐、醋调和好味道，即成。

大麦片粉①

补中益气，健脾胃。

羊肉一脚子，卸成事件；草果五个；良姜②二钱。

右件同熬成汤，滤净。下羊肝酱③；糟姜二两，瓜齑④一两，切如甲叶；盐、醋调和。或浑汁亦可⑤。

【译】羊（胸脯）肉一大块，去骨、卸割成零块儿；草果五个；良姜二钱。上述三物一同下锅加水熬成汤。然后捞出煮熟的羊肉切成指甲片儿备用。把汤过滤干净后，下入羊肝酱，加热搅匀后，澄清，取其清汁（用其浑汁亦可）。再下备用的羊肉片；切成指甲片状的二两糟姜和一两瓜齑；用适量的盐、醋调和好味道，即成。

① 大麦片粉：这是"托名大麦片粉"的一种肉菜汤。其中并没有大麦片，只是把羊肉、糟姜、瓜齑切如大麦片样的小指甲片形状，下入肉汤内制成的。一说此条遗漏了"大麦片"这种主料。

② 良姜：两高良姜生长 4～6 年的地下根茎，可入中药或当调料用。味辛，性温，能祛风、散寒、暖胃，治脾胃中虚寒。详见本书卷三《料物性味·良姜》。

③ 羊肝酱：以羊肝为主料，加盐及其他料物而制成的一种糊状食品。取清汁；胡椒五钱；熟羊肉切作甲叶切作甲叶：切成像人手指甲状的小片儿。

④ 瓜齑（jī）：瓜类酸菜。齑，即菹（zū），意为酸菜。

⑤ 浑汁亦可：这当是针对前面的"取清汁"说的。意思是用浑汁也可以。故译文中将其移到前面"取清汁"下。

糯米粉扨粉^①

补中益气。

羊肉一脚子，卸成事件；草果五个；良姜二钱。

右件同熬成汤，滤净。用羊肝酱熬取清汁。下入胡椒五钱；糯米粉二斤与豆粉一斤同作扨粉^②；羊肉切细乞马；入盐、醋调和。浑汁亦可。

【译】羊（胸脯）肉一大块，卸割成零块；草果五个；良姜两钱；上述三物一同下锅加水熬成汤。把汤过滤干净之后，再下入羊肝酱，加热，搅匀，澄清后取其清汁（用浑汁也可以）作底汤。在底汤内下入胡椒五钱，用江米面两斤与豆面 一斤混合制成的面条（丝），加切成细丝的羊肉，再加入适量的盐醋和醋调和味道，即成。

河肫羹^③

补中益气。

羊肉一脚子，卸成事件；草果五个。

---

① 糯米粉扨（chōu）粉：用江米面和豆面共制成面丝的一种汤面。原目缺前一"粉"字，现据正文补。

② 扨粉：用手捏搓成的面丝。后来，把做粉丝也称为"扨粉"。粉，在此处是指把面粉制成条状的面食，不是"粉末儿"的"粉"。

③ 河肫羹：河豚，即"河豚鱼"。这是以做成河豚鱼形的炸饺子下入有调料的肉汤内煮成的一种食品。肫，同豚。羹，本指五味调和的浓汤。亦泛指煮成浓液的食品。后来把在较浓的汤中下入面丝、小饺子、菜或肉料等而制成的带汤食品均统称为羹。

右件同熬成汤，滤净。用羊肉切细乞马；陈皮^①五钱，去白；葱二两，细切；料物^②二钱；盐、酱拌馅儿。皮，用白面三斤。作河肫，小油煤^③熟。下汤内，入盐调和。或清汁亦可。

【译】把一大块羊（胸脯）肉去骨，卸割成零块与草果五个一同下锅加水熬成汤，把汤过滤干净备用。用细切的羊肉、陈皮五钱、葱末二两、小调料两钱，以及适量的盐和酱一起做成馅子。再用白面三斤做成饺子皮儿，与拌好的馅子合捏成河豚鱼形状的饺儿，放进油内炸熟后，再入备用的肉汤中去煮一开，加上点盐来调味，即成。或用清汁来煮河豚饺儿也可以。

阿菜汤

补中益气。

羊肉一脚子，卸成事件；草果五个；良姜二钱。

右件同熬成汤，滤净。下羊肝酱，同取清汁。入胡椒五钱；另，羊肉切片；羊尾子一个，羊舌一个，羊腰子一付，

---

① 陈皮：中药名。即橘子皮。主产于川、浙、闽等地。味辛、苦、温，入脾肺经，能理气健脾、燥湿化痰。详见本书卷三《料物性味·陈皮》。

② 料物：泛指由两种以上物品配制成的小调料。例如后来的"肉料""五香面"等。

③ 煤（zhá）：同"炸"。《通俗编》："今以食物纳油及汤中一沸而出，谓炎'煤'"。

各切甲叶；蘑菰①二两；白菜一；同下清汁。盐、醋调和。

【译】羊（胸脯）肉一大块，去骨、卸割成零块；草果五个；良姜两钱。上述三物共下锅加水熬成汤。把汤过滤干净之后，再下入羊肝酱同熬，澄清，用其清汁作底汤。在底汤内下入胡椒五钱；生肉片儿；切成指甲片大小的羊尾子一个、羊舌头一个、羊腰子一对；切好的蘑菇二两和白菜一棵。用适量的盐、醋调和好味道，即成。

鸡头粉雀舌棋子②

补中，益精气。

羊肉一脚子，卸成事件；草果五个；回回豆子半升，捣碎去皮。

右件同熬成汤，滤净。用鸡头粉③二斤，豆粉一斤同和④，切作棋子；羊肉切细乞马；生姜汁一合；炒。葱调和。

【译】羊（胸脯）肉一大块，卸割成零块；草果五个；回回豆子半升，捣碎去皮；上述三物共同下锅加水熬成汤。把汤过滤干净备用。用鸡头粉两斤与豆粉一斤加水和成面

---

① 蘑菰（gū）：为黑伞科植物蘑菇的子实体。味甘，性凉，入肠、胃、肺经。能悦神，开胃，止泻，止吐。营养成分丰富，可入菜。详见本书卷三《菜品·蘑菇》。

② 鸡头粉雀舌棋子：用鸡头粉、豆粉混和制成的棋子形面饼加调料入肉汤煮熟而成的一种食品。棋子，原文作"碁子"，误。雀舌，古称鲜嫩的茶芽为"雀舌"，这里用"雀舌"是表示此种食品形小而鲜美。

③ 鸡头粉：用睡莲科植物芡的干燥种仁磨制成的粉末。含多量淀粉。详见本书卷三《果品·鸡头》。

④ 和（huó）：在此处是动词，指在粉状物中加液体（油、水等）搅拌或揉端使之有黏性而成型。如和面、和泥等。

团，擀成饼状后切成棋子状的面食，下入备用的肉汤中煮熟。另起炒锅把细切的羊肉丝与一合生姜汁加葱丝一起炒熟，制成浇棋子面食的调料。用这种调料拌和肉汤中煮熟的棋子面食，即成"鸡头粉雀舌棋子"了。

鸡头粉血粉[①]

补中，益精气。

羊肉一脚子，卸成事件；草果五个；回回豆子半升，捣碎去皮。

右件同熬成汤，滤净。用鸡头粉二斤，豆粉一斤，羊血和作挡粉；羊肉切细乞马；炒。葱、醋一同调和。

【译】羊（胸脯）肉一大块，卸割成零块；草果五个；回回豆子半升，捣碎去掉皮；上述三物一同下锅，加水熬成汤，把汤过滤干净备用。用鲜羊血把两斤鸡头粉与一斤豆粉和成面团后，再制成面丝，下入备用的肉汤中煮熟；浇上用羊肉丝、葱丝合炒而成的面码儿，即成。吃的时候可以加上些葱、醋来调味。

---

① 鸡头粉血粉：用睡莲科植物芡的干燥种仁磨制成的面粉与豆粉加羊血制成的一种汤面类的食品。

鸡头粉撅面 ①

补中，益精气。

羊肉一脚子，卸成事件；草果五个；回回豆子半升，捣碎去皮。

右件同熬成汤，滤净。用鸡头粉二斤，豆粉一斤，白面一斤，同作面②。羊肉切片儿乞马，入炒；葱、醋一同调和。

【译】用羊（胸脯）肉一大块，卸割成零块；草果五个；回回豆子半升，捣碎去皮。上述三物一起下锅加水熬成汤，把汤过滤干净，备用。用鸡头粉两斤、豆粉一斤、白面一斤掺匀，加水和成面团后擀薄，揪大面片下入备用汤中煮熟。另把羊肉切成薄片加葱花炒熟当浇面调料。吃时，可加点儿醋。

鸡头粉挡粉

补中，益精气。

羊肉一脚子，卸成事件；草果五个；良姜二钱。

右件同熬成汤，滤净。用羊肝酱同取清汁，入胡椒一两。次用鸡头粉二斤，豆粉一斤同作挡粉。羊肉切细乞马。下盐、醋调和。

---

① 鸡头粉撅（juē）面：以鸡头粉为主，又掺入豆面、白面制成的煮面类食品。撅面，是古代抻（扯）面（做面条）的一种。现在山西、陕西等地还有一种面条类食品叫做"撅片"，可为"撅面"的大体形质作一参证。撅面的做法：把面和成团后，擀成薄饼状，用刀切成宽条，再用手逐条地撕断后入锅煮熟。或用料汤煮，或清水煮，另浇作料，食之。

② 此处之"面"字系指做成撅面。

【译】羊（胸脯）肉一大块，卸割成零块；草果五个；良姜两钱。上述三物共下锅加水熬成汤，把汤过滤干净，在汤内下羊肝酱，搅匀，煮开锅后澄清，取其清汁当底汤用。用鸡头粉两斤与豆粉一斤拌匀加水制成"抟粉"。然后在底汤内下入胡椒一两，烧开锅后，入抟粉和切细的羊肉丝，用盐和醋调好味道，即成。

鸡头粉馄饨 [①]

补中益气。

羊肉一脚子，卸成事件；草果五个；回回豆子半升，捣碎去皮。

右件同熬成汤，滤净。用羊肉切馅，下陈皮一钱，去白生姜 [②] 一钱，细切；五味和匀。次用鸡头粉二斤，豆粉一斤，作枕头馄饨 [③]。汤内下香粳米一升。熟回回豆子二合、生姜汁二合、木瓜汁一合同炒，葱、盐匀调和。

---

① 鸡头粉馄饨：以鸡头粉为主料作皮子的馄饨。此种食物可以实际上是由馄饨和米、豆共熬制成的，既不同于现代汤中只有汤料的馄饨，也不同于古代用好汤加调料来煮面饼儿或有馅面食的馄饨。

② 去白生姜：去掉黄白色或灰白色表皮的鲜姜。味辛，性温，入肺、胃、脾三经。《药性类明》曰："生姜去湿，只是温中益脾胃，脾胃之气温和健运，则湿气自去矣。其消痰者，取其味辛辣，有开豁冲散之功也。"详见本书卷三《料物性味·生姜》。

③ 枕头馄饨：指包成枕头形状的馄饨。古代的馄饨，不专指像现代馄饨的食品。《广雅》曰："馄饨，饼也"。"馄饨饼"，就是饺子的古称。古代甚至有以四两馅做一个馄饨的，可见其形之大，故本条有"枕头馄饨"之名。"馄饨"一词，至清代以后，其形状才逐渐形成现代的样子。

【译】羊（胸脯）肉一大块，卸割成零块；草果五个；回回豆子半升，捣碎去皮。上述三物一同下锅加水熬成汤，把汤过滤干净后备用。另用羊肉剁成馅，馅内加入陈皮末一钱、去皮生姜末一钱、五味调料调和均匀，备用。用鸡头粉两斤与豆粉一斤和好擀成皮子，与备用的馅子共包成枕头形状的馄饨。在备用的肉汤内下香粳米一升和枕头馄饨一同煮熟。另起炒锅，用生姜汁两合、木瓜汁一合、炒熟回回豆子两合，同炒，葱花、盐调味，炒好后混入煮馄饨的锅内，即成。

杂羹

补中益气。

羊肉一脚子，卸成事件；草果五个；回回豆子半升，捣碎去皮。

右件同熬成汤，滤净。羊头洗净二个，羊肚、肺各二具，羊白血双肠儿一付①，并煮熟，切。次用豆粉三斤作粉。蘑菇半斤，杏泥半斤，胡椒一两，入青菜②、芫荽炒；葱、盐、醋调和。

【译】羊（胸脯）肉一大块，卸割成零块；草果五个；

① 羊白血双肠儿一付：把羊大肠洗净粪便等杂物，翻洗干净后，用羊鲜血、脑或羊脂等灌入、缝系好肠口，微煮熟，使其中的羊血凝固，即可切成小段，再加调料煮熟。俗称"羊双肠"。羊血主含多种蛋白质，其味咸、性平、无毒，能止血，祛瘀。羊脂含饱和脂肪酸，主要是棕榈酸或硬质酸，也含少量的豆蔻酸等，其味甘、性温、无毒。有补虚、润燥、祛风、化毒之功效。

② 青菜：一般指普通白菜，此处似指小白菜。

回回豆子半升，捣碎去皮。上述三物共同下锅加水熬成汤，把汤过滤干净后备用。羊头两个，去毛骨，洗干净；羊肚子和羊肺各两个；灌好的羊双肠一副。上述三物均煮熟后切好，备用。另起炒锅，把蘑菇半斤，杏泥半斤，胡椒一两和适量的青菜、香菜一起炒熟，备用。然后把备用的肉汤上火烧开，先下入用三斤豆面做的面丝，煮熟后，再下加备用的羊头肉丝、羊肚丝、羊肺条儿和羊双肠段儿。最后下入炒熟备用的蘑菇，杏泥、青菜、香菜等。用葱花、盐、醋来调好味道，即成。

荤素羹①

补中益气。

羊肉一脚子，卸成事件；草果五个；回回豆子半升，捣碎去皮。

右件同熬成汤，滤净。豆粉三斤，作片粉。精羊肉切条道乞马；山药一斤、糟姜二块、瓜薤一块、乳饼②一个、胡萝卜十个、蘑菇半斤、生姜四两，各切；鸡子十个，打煎饼，切；用麻泥③一斤，杏泥半斤同炒。葱、盐、醋调和。

【译】羊（胸脯）肉一大块，卸割成零块；草果五个；

---

① 荤素羹：用荤、素两类料物合成而成，故名。

② 乳饼：用牛、羊奶或马奶经熬炼、压缩而制成的一种饼状奶制品。详见本书卷三《兽品·牛·牛乳腐》。

③ 麻泥：把芝麻炒熟后磨成糊状的食品，是一种高油脂的调料。类似现代的芝麻酱。

回回豆子半升，捣碎去皮。上述三物一同下锅加水熬成汤，把激发过滤干净后备用，用豆粉三斤加水和好制成面片儿，下入备用的肉汤中煮熟，用上好的羊肉切成细条儿当面码儿；用山药一斤、糟姜两块、瓜斋一块、乳饼一个、胡萝卜十个、蘑菇半斤、生姜四两都切成丝，备用；再把十个鸡蛋打开制成薄片煎饼后切成细丝，备用。上述两类备用料，与麻泥一斤、杏泥半斤一同下炒锅炒熟，用葱丝、盐、醋调好味道后，混进煮熟的豆粉片儿内，即可吃了。

珍珠粉 [1]

补中益气。

羊肉一脚子，卸成事件；草果五个；回回豆子半升，捣碎去皮。

右件同熬成汤，滤净。羊肉切乞马。心、肝、肚、肺各一具 [2]。生姜二两、糟姜四两、瓜斋一两、胡萝卜十个、山药一斤、乳饼一个、鸡子十个作煎饼，各切。次用麻泥一斤同炒。葱、盐、醋调和。

【译】羊（胸脯）肉一大块，卸割成两块；草果五个；回回豆子半升，捣碎去皮。上述三物一同下锅加水熬成汤，把汤过滤干净后备用。把羊心、羊肝、羊肚、羊肺各一个，

---

① 珍珠粉：用"珍珠"二字是形容此种食品之珍贵。粉，在此是指用肉、菜等切成丝条儿，摹拟"粉条"的形状。

② 心、肝、肚、肺各一具：此处是指用一只羊的心、肝、肚、肺一套。详见本书卷三《兽品·羊·羊心》及《兽品·羊·羊肝》。

修治干净后，各切成细条儿，与切成细条的生羊肉一同下入备用的肉汤内煮。再把生姜二两、糟姜四两、瓜齑一两、胡萝卜十个、山药一斤、乳饼一个、鸡蛋十个作的煎饼，分别切成条或丝，用麻泥一斤，一齐下入炒锅内同炒，熟后与煮熟的羊心、肝、肚、肺条儿拌和在一起，用葱花、盐、醋调和好味道，即成。

黄汤①

补中益气。

羊肉一脚子，卸成事件；草果五个；回回豆子半升，捣碎去皮。

右件同熬成汤，滤净。下熟回回豆子二合、香粳一升；胡萝卜五个，切；用羊后脚肉丸肉弹儿②；肋枝一个，切寸金③。姜黄④三钱，姜末五钱，咱夫兰一钱，芫荽叶同盐、醋调和。

【译】羊（胸脯）肉一大块，卸割成零块；草果五个；回回豆子半升，捣碎去皮。上述三物一同下锅加水熬成汤，把汤过滤干净，在汤内下入熟回回豆子两合及切成寸金段的一只羊的肋骨。同时加入适量的食盐和姜黄三钱、姜末五

① 黄汤：因本食品中用了姜黄作调料，姜黄可使本食品呈现较析姜黄色，故名。

② 羊后脚肉丸肉弹儿：用羊的后腿肉做成弹丸大小的丸子。

③ 肋枝一个，切寸金：羊肋条骨（羊排）剁成一市寸左右长的小段儿。寸金，是厨师刀工中常用术语，指把某种料物切或剁成一市寸长短的小段儿。

④ 姜黄：为姜科植物姜黄或郁金的根茎。产于四川、福建。辛、苦、温。可当调料用，可入中药，亦可制黄色染料。详见本书卷三《料物性味·姜黄》。

钱、咱夫兰一钱；待羊肋骨肉熟后，下入香粳米一升，煮熟，再下入用羊后腿肉做的小丸子和五个胡萝卜切成的丁块儿一同煮熟。临出锅时，撒上些香菜叶，加些醋，即成。

三下锅①

补中益气。

羊肉一脚子，卸成事件；草果五个；良姜二钱。

右件同成熬成汤，滤净。用羊后脚肉丸肉弹儿，丁头棋子②，羊肉指甲匾食③。胡椒一两同盐、醋调和。

【译】羊（胸脯）肉一大块，卸割成块；草果五个；良姜两钱。上述三物一同下锅加水熬成汤，把汤过滤干净。在汤内下入：用羊后腿肉做的小丸子；切成钉子帽大小、形如棋子的小肉块；用羊后腿肉作馅的扁食。用胡椒一两和适量的盐、醋作调料食用。

葵菜羹④

顺气；治癃闭不通⑤。性寒⑥，不可多食；今与诸物同制

---

① 三下锅：因是三种食品一同下锅合制成的，故名。

② 丁头棋子：用羊后腿肉切制成像钉子帽儿大小的棋子状小肉块儿。古代的钉子帽是比现代的钉帽儿大而凸起的。

③ 羊肉指甲匾食：指用羊后腿肉作馅的小薄饼儿。指甲，指这种馅食品是小而薄的。匾食，在古代指用面粉做的扁状小饼儿，其中或有馅或无馅。后世把水饺称为扁食，亦来源于此，匾，同扁。

④ 葵菜羹：有葵菜制成的羹。葵菜，为锦葵科植物冬葵的嫩苗或叶。可作蔬菜，可入中药。详见本书卷三《菜品·葵菜》。

⑤ 癃（lóng）闭不通：中医学病名。指小便不通的病。

⑥ 性寒：指葵菜的物性是寒的。

造，其性稍温。

羊肉一脚子，卸成事件；草果五个；良姜二钱。

右件同熬成汤。熟羊肝、肺各一具，切；蘑菇半斤，切；胡椒五钱，白面一斤拌鸡爪面下①。葵菜炒。葱、盐、醋调和。

【译】羊（摩裆）肉一大块，卸割成零块；草果五个；良姜两钱。上述三物一同下锅加水熬成汤，把汤过滤干净后备用。把熟羊肚子一个、羊肺一个与蘑菇半斤，均细切成形如鸡爪子的小条块；用白面一斤和胡椒面五钱共掺匀后来搅拌切好的羊肝羊肺，成为"鸡爪面"。然后下到备用的肉汤中煮熟；再下入炒过的葵菜，即成。此种食品用葱丝、食盐作调料，吃时，可加些醋。

瓠子汤②

性寒。去消渴③，利水道。

羊肉一脚子，卸成事件；草果五个。

右件同熬成汤，滤净。用瓠子六个，去穰、皮，切掠；熟羊肉切片；生姜汁半合；白面二两作面丝；同炒。葱、盐、醋调和。

---

① 拌鸡瓜面下：用胡椒（面）和白面加水搅拌切成细丝如鸡爪状的羊肚、肺和蘑菇，下到肉汤中去煮熟。

② 瓠（hù）子汤：以瓠子为主料的一种"汤菜"。瓠子，为葫芦科植物瓠子的果实，其果肉可作菜吃，也可入中药，其味甜、苦两种。性寒，无毒，有利水、消热、止渴、除烦等作用。详见本书卷三《菜品·瓠》。

③ 去消渴：这里指瓠子的主要功用是能治不正常的口渴思饮的病症。

【译】羊（摩裆）肉一大块，卸割成零块；草果五个；上述两物一同下锅加水熬成汤，把汤过滤干净，备用。用白面二两做成面丝；把六个瓠子去掉皮、穰，切成薄片；熟羊肉切成薄片。上述三物同下炒锅，用生姜汁半合及适量的葱丝、食盐、醋作调料，炒熟后倒入备用的肉汤内，烧开锅后，即成。

团鱼汤[①]

主伤中[②]，益气，补不足[③]。

羊肉一脚子，卸成事件；草果五个。

右件同熬成汤，滤净。团鱼五六个，煮熟，去皮、骨，切作块；用面二两作面丝；生姜汁一合；胡椒一两同炒。葱、盐、醋调和。

【译】羊的（脊）肉一大块，卸割成零块；草果五个；共下锅加水熬成汤，把汤过滤干净后备用。把五六个团鱼煮熟后，剔去其皮、骨，把肉切成小块；用白面二两做成面丝。上述二物共下锅炒，用生姜汁一合、胡椒一两及适量的葱丝、盐、醋作调料。炒熟后，加入备用的肉汤，见开后，即成。

---

① 团鱼汤：以团鱼肉为主料作成的汤菜。团鱼，即鳖（biē），俗称"甲鱼"。其肉含多种营养成分。入中药。详见本书卷三《鱼品·鳖》。

② 主伤中：主治脾胃受伤的病。

③ 补不足：指能补人的五脏不足。

盏蒸 ①

补中益气。

挦羊背皮 ②，或羊肉三脚子卸成事件；草果五个；良姜二钱；陈皮二钱，去白；小椒 ③ 二钱。

右件，用杏泥一斤、松黄二合、生姜汁二合同炒；葱、盐、五味调匀；入盏内蒸，令软熟。对经卷儿食之。

【译】选取羊脊背部的羊皮，去掉毛，洗净，切碎；或用羊胸部的肉三块，切碎；草果五个，捣碎；良姜两钱切碎；（去掉皮内白膜的）陈皮两钱切碎；花椒两钱擀碎。上述诸物下锅，加杏泥一斤、松黄两合、生姜汁两合同炒。同时加入葱末、食盐及五味调料，翻炒均匀后，出锅装入碗内上屉蒸，使其软熟后，即成。此种食品可以就经卷儿一起吃。

薹苗羹 ④

补中益气。

羊肉一脚子，卸成事件；草果五个；良姜二钱。

---

① 盏蒸：古代的一种食品。为盛在内蒸熟的一种菜肴。类似现代的"蒸碗"。盏，酒杯，古又指酱杯，这里即指碗。

② 挦（xún，又 qián，或 xián）羊背皮：取羊脊背部的皮，去掉毛。挦，摘除也。

③ 小椒：花椒的一种。花椒，为芸香科植物花椒的果皮，可作调味品。入中药。详见本书卷三《料物性味·小椒》。

④ 薹苗羹：有芸薹（十字花科植物油菜的嫩茎叶）做成的羹。这种菜含少量的槲皮甙和维生素K，并分离出淀粉样蛋白，一种具有高度分枝结构的多糖，一种 12S 球蛋白。可当蔬菜。入中药。参见本书卷三《菜品·芸薹》。

右件熬成汤，滤净；用羊肝下酱取清汁。豆粉五斤，作粉；乳饼一个；山药一斤；胡萝卜十个；羊尾子一个；羊肉等；各切细。入薹子菜、韭菜。胡椒一两、盐、醋调和。

【译】用羊（胸脯）肉一块，卸割成零块；草果五个；良姜两钱。上述三物一同下锅，放水熬成汤。把此汤过滤干净后，再在汤内下入羊肝酱取其清汁当作本羹的"底汤"。另用豆粉五斤制成面条；乳饼一个、山药一斤、胡萝卜十个、羊尾巴（肉）一个、羊肉等均切成细丝；再把适量的嫩油菜和韭菜洗净、切好；胡椒一两（碎）。上述诸物依次下"底汤"内煮熟，用适量的盐和醋调好咸淡滋味，即成。

熊汤

治风痹不仁①，脚气②。

熊肉二脚子，煮熟，切块；草果三个。

右件，用胡椒三钱、哈昔泥一钱、姜黄二钱、缩砂③二钱、咱夫兰一钱、葱、盐、酱一同调和。

【译】用熊（腿）肉两大块，卸成小块，煮熟，再细切成小丁块或片；与草果两个同下锅加水熬成汤。在此汤内下

① 风痹不仁：病名。因受风邪所侵，而使肢体麻木、失去知觉或动作失灵的病。

② 脚气：中医学病名。古名"缓风"。又称"脚弱"。因外感湿邪风毒，或饮食厚味所伤，积湿生热，流注于脚而生成。其症先起于腿脚麻木、疼痛、软弱无力，或挛急，或肿胀，或胫红肿，发热，进而入腹攻心，小腹不仁，呕吐不食，心悸，胸闷，气喘，神志恍惚，言语错乱。

③ 缩砂：砂仁。为姜科植物阳春砂或缩砂的果实或种子荟可当调料。入中药，有行气调中，和胃，醒脾之功效。详见本书卷三《料物性味·缩砂》。

入胡椒三钱、阿魏（哈昔泥）一钱、姜黄两钱、砂仁两钱、藏红花（咱夫兰）一钱及适量的葱花、盐、酱来调和好咸淡滋味，即成。

鲤鱼汤[①]

治黄疸[②]，止渴，安胎。有宿瘕者[③]不可食之。

大新鲤鱼十头，去鳞、肚、洗净；小椒末五钱。

右件，用芫荽末五钱，葱二两（切），酒少许，盐，一同腌拌。清汁内下鱼，次下胡椒末五钱、生姜末三钱、荜拨末三钱；盐、醋调和。

【译】把新鲜、个儿大的鲤鱼十条，去掉鱼鳞和内脏、洗干净。用花椒末五钱均匀地分撒在开生后的鱼膛中。然后再用香菜末五钱、葱末二两、适量的酒和食盐一起腌拌开生后的鲤鱼。鲤鱼入锅，加清汁，加入胡椒五钱、生姜末和荜拨末各三钱，用适量的盐、醋调好滋味，即成。

炒狼汤[④]

古《本草》不载狼肉，今云性热，治虚弱。然食之末闻有毒。今制造，用料物以助其味，暖五脏，温中。

---

① 鲤鱼汤：以鲤鱼肉为主料制成的汤。据其用料及制法，实际上是一种宽汁炖鲤鱼。详见本书卷三《鱼品·鲤鱼》。

② 黄疸（dǎn）：病症名。又称"黄瘅（dǎn）"。身黄、目黄、小便黄是其三大主症。多由感受时邪，或饮食不节，湿热或寒湿内阻中焦，迫使胆汁不循常道所致。

③ 有宿瘕者：肚腹中旧有结块病的人。

④ 炒狼汤：以狼肉为主料的汤菜。炒，在此是用此字的古义，即"煮"的意思。详见本书卷三《兽品·狼肉》。

狼肉一脚子卸成事件，草果三个、胡椒五钱、哈昔泥一钱、荜拨二钱、缩砂二钱、姜黄二钱、咱夫兰一钱。

右件，熬成汤，用葱，酱，盐，醋一同调和。

【译】狼肉一大块，卸割成零块，草果三个、胡椒五钱、哈昔泥一钱、荜拨两钱、缩砂两钱、姜黄两钱、咱夫兰一钱。上述八种料物共下锅加水熬成汤。用葱、酱、盐、醋来调和好滋味，等狼肉熟，即成。

围像 [1]

补益五脏。

羊肉一脚子，煮熟，细切；羊尾子二个，熟，切细；藕二枝；蒲笋 [2] 二斤；黄瓜五个；生姜半斤；乳饼二个；糟姜四两；瓜齑半斤；鸡子一十个，煎作饼；蘑菇一斤；蔓菁菜 [3]；韭菜。各切条道。

右件用好肉汤调麻泥二斤、姜末半斤同炒。葱、盐、醋调和。对胡饼 [4] 食之。

【译】羊（上脑或外脊）肉一大块，煮熟，切成细条；羊尾巴（肉）两个，煮熟，切成细条；鲜藕两根、蒲笋两

---

[1] 围像：为本食品之名称。其使名之义，不明。一说为外来语译音。一说是摹效"围猎群珍"之义而名之也。

[2] 蒲笋：为香蒲科植物长苞香蒲或同属多种植物的带有部分嫩芽的根茎。可作蔬菜用。也入中药。详见本书卷三《菜品·蒲笋》。

[3] 蔓（mán）菁（jīng）菜：芜菁。其肉质根茎和叶子均可作蔬菜用。入中药。详见本书卷三《菜品·蔓菁》。

[4] 胡饼：也叫"胡麻饼"，即现代的芝麻烧饼。

斤、黄瓜五条、生姜半斤、乳饼两个、糟姜四两、瓜齑半斤、十个鸡然蛋摊成的煎饼、蘑菇一斤、适量的蔓菁菜和韭菜均切条或段。后用好肉汤调麻泥两斤、姜末半斤下锅，再把前述的十三种切好的料物下锅内炒熟。用葱丝、盐、醋调味。此菜配芝麻烧饼吃。

春盘面^①

补中益气。

白面六斤，切细面；羊肉二脚子，煮熟切条道乞马；羊肚，肺各一个，煮熟，切；鸡子五个，煎作饼裁幡^②；生姜四两，切；韭黄^③半斤；蘑菇四两；薹子菜；蓼芽^④；胭脂^⑤。

右件，用清汁下。胡椒一两、盐、醋调和。

【译】白面六斤和好后，制成细面丝；羊（胸脯）肉两大块，煮熟，切成细条，当面码；羊肚、肺各一个，煮熟，切成细条；鸡蛋五个，用油摊成薄饼后（相当于现代的"吊

---

① 春盘面：这是一种有肉、菜、荤素配码很讲究的肉丝面。据其所用配料之形色有象征春季万物"发陈"（去旧出新、展现新姿）的意态，故名。

② 裁幡（fān）：用刀割裁成窄长的条儿。幡，原指一种窄长的旗子，垂直悬挂。

③ 韭黄：韭菜的一种，也叫黄韭。是冬春之季一种比较名贵的蔬菜。它是在冬季时，把暖室盖席，不见阳光，培育出来的，实际是韭菜叶经软化栽培而成的。其颜色浅黄，质嫩香美，富含维生素A、C和矿物质，还含有抗生物质等。

④ 蓼（liǎo）芽：为蓼科植物水蓼的嫩芽，可作蔬菜食。参见本书卷三《菜品·蓼子》。

⑤ 胭脂：用红兰花或苏木等制成的一种紫红色颜料，无毒。可为化妆品，或食物着色料。入中药。详见本书卷三《料物性味·胭脂》。

鸡蛋皮"），用刀切成小窄条儿；生姜四两，切成细条儿；适量的薹子菜和蓼芽（破开）切条段；蘑菇四两，切小条；韭黄半斤，切成寸金段儿；把适量的胭脂浸泡成胭脂水。

先用胭脂水洒在做好的生面丝上，似桃花斑点样。随即用清汤煮面，同时下入胡椒一两。待面丝接近煮熟时，下入生姜条、蘑菇条、蓼芽和薹子菜；再下入羊肉、羊肚、羊肺条；加入适量的食盐调味。临出锅时，再撒进鸡蛋饼切成的条儿和韭黄段儿。吃时，可加些醋。

皂羹面 ①

补中益气。

白面六斤，切细面；羊胸子二个，退洗净，煮熟，切如色数块。

右件用红面②三钱腌拌，熬令软；同入清汁内，下胡椒一两，盐、醋调和。

【译】用色面六斤做成细面丝；羊胸肉两个，褪毛去骨，洗干净，煮熟后切成色子块。上述两物用红面三钱腌拌后，入锅加水煮软后捞出。再把它们下入清汁内，加胡椒一两，同煮，加盐、醋调味即可食用。

山药面

补虚羸，益元气。

---

① 皂羹面：一种主料（面丝）用食色料腌拌变色的面食。

② 红面：一种暗红色调味料。古代食馔中多以其当"食色"用。一云即"红曲"。有健脾，清食之功。见本书卷三《料物性味·红曲》。

色面六斤；鸡子十个，取白①；生姜汁二合；豆粉四两。

右件，用山药三斤，煮熟，研泥，同和面。羊肉三脚子切丁头乞马，用好肉汤下炒。葱、盐调和。

【译】把豆粉四两与白面六斤掺匀，备用。用十个鸡蛋的蛋清与两合生姜汁打匀后，混入三斤熟山药泥内，再加入适量的凉开水，用它去把备用的面和好，然后切成细面丝，煮熟。另把两大块羊胸脯肉，去骨，切成钉子帽状的小块儿，以葱、盐当作料，加好肉汤一同炒熟，当作浇面吃的码儿和"浇料"（亦可用凉开水先把蛋清打开，混入姜法，再倒入山药泥内打开，和面）。

挂面 ②

羊肉一脚子，切细乞马；挂面六斤；蘑菇半斤，洗净，切；鸡子五个煎作饼；糟姜一两，切；瓜齑一两，切。

右件用清汁下，胡椒一两、盐、腊调和。

【译】羊胸肉一大块，切细丝儿；用清汁煮挂面六斤，同下入胡椒一两及适量的食盐。开锅后，依次下入：洗净并切成条状的蘑菇半斤、糟姜丝一两、瓜齑丝一两。在挂面及上述即将煮熟时，于锅内再下入：切成细丝儿的羊胸脯肉、由五个鸡子摊饼后切成的条条。挂面熟后，即成。吃时，可加些醋。

---

① 取白：取用鸡蛋内的"鸡子白"（俗称"蛋清"或"鸡子清"）。

② 挂面：本品是以煮挂面为主料的汤面。

经带面①

补中益气。

羊肉一脚子，炒焦肉乞马②。蘑菇半斤，洗净，切。

【译】把羊胸肉一大块，切成细丝，炒焦熟，作面码儿用。蘑菇半斤，洗干净后，切成小条状。先在清汁中下胡椒一两，煮沸后，下入蘑菇条（和经带状的面条儿），加入适量的食盐调味。吃时，拌入炒焦熟的羊肉丝和少许的醋。

羊皮面③

补中益气。

羊皮二个，挦洗净④，煮软；羊舌二个，熟；羊腰子四个，熟；各切如甲叶⑤。蘑菇一斤，洗净；糟姜四两；各切如甲叶。

右件，用好肉醼汤⑥或清汁下。胡椒一两、盐、醋

---

① 经带面：此为"摹拟名"。是说主料是像经带状的一种食品。疑有脱文，因只谈了浇面调料，没言主料——似"经带"的面条儿。

② 炒焦肉乞马：是指把肉丝炒至焦熟，当面码儿用。

③ 羊皮面：本品主料是用去毛、修治干净的羊皮煮熟割成面条状，再配以轴料而制成，故名"羊皮面"。羊皮表皮层的蛋白质主要为角蛋白；构成真皮层的，主要是胶原及网硬蛋白。此外，尚含弹性硬蛋白、白蛋白、球蛋白及粘蛋白等。《食疗本草》说羊皮"去毛，煮羹，补虚劳。煮作臛食之，去一切风，治肺中虚风。"

④ 挦（xián）洗净：指把羊皮上的东西全部挦掉、洗涤干净。挦，在这里是"拔掉"的意思。

⑤ 甲叶：指切成像指甲片状。

⑥ 好肉醼（yàn）汤：用好肉熬制的浓汤。醼，指汁液浓浓，味厚。

调和。

【译】羊皮（选用脊肋部分）两个，拔净毛，洗干净，煮熟软后捞出，切成面条状；羊舌头两个和羊腰子四个同煮熟后，切成指甲片状；洗净的蘑菇一斤、糟姜四两，各切成指甲片状。用好肉酽汤或清汁，先放进胡椒一两，煮沸后，再依次下入上述切好的羊皮、羊舌、羊腰子、蘑菇、糟姜。用适量的食盐调好咸味。吃时，可放些醋调味。

秃秃麻食[①]
（系手撇面）

补中益气。

白面六斤，作秃秃麻食；羊肉一脚子炒焦肉乞马。

右件，用好肉汤下炒，葱调和匀，下蒜酪[②]、香菜末。

【译】把白面六斤和好后，用手蘸凉水，捏成小面饼儿，下清水内煮熟，盛入盘中。另用羊胸脯肉一块，切成细丝，加（盐）葱丝炒至焦熟，再放入好肉汤一起调和均匀，浇在面上，即成。吃时，可加些蒜酪和香菜末当调味的面码儿。

---

① 秃秃麻食：原文注为"手撇面"，又称"秃秃么思"。是由来自中亚和南亚的回族祖先从其祖居地带来的一种面食。据朝鲜古代《朴通事》的注解云："秃秃么思，一名手撇面……剂法如'水滑面'和圆小弹，剂冷水浸，手掌按作小饼儿，下锅煮熟后，以盘盛。用酥油炒鲜肉。加盐，炒至焦，以酸甜汤拌和，滋味得所，别研蒜泥调酪，任便加减。使竹签签食之。"

② 蒜酪：把蒜去皮研成泥后加少许水而调成稀糊状的一种调味品。酪，本指用牛、羊、马乳炼制成的一种食品。也泛指酪状（糊状）食品。《汉书·食货志》："分遣大夫谒者教民煮木为酪。"

细水滑①

（"绢边水滑"一同）

补中益气。

白面六斤做"水滑"；羊肉二脚子炒焦肉乞马；鸡儿一个，熟，切丝；蘑菇半斤，洗净，切。

右件用清汁下。胡椒一两、盐、醋调和。

【译】把白面六斤加水和好，用手蘸凉水，揪面片儿加入清汤内煮熟。同时把胡椒一两及洗净、切成细丝的蘑菇半斤下入锅内，加入适量的食盐。另把羊胸肉两块，切成丝、炒至焦熟；把一只煮熟的鸡（肉）切成丝；以上两种肉丝当面码儿，拌入出锅后的面片儿中，再加些醋来调味，即可食用。

水龙棋子②

补中益气。

羊肉二脚子，熟，切作乞马；白面六斤，切作钱眼棋子③；鸡子十个、山药一斤、糟姜四两、胡萝卜五个、瓜齑

① 细水滑：也是一种用手蘸凉水（免得面粘手而不好制作）后，制成面片入水煮熟的面食。颇似现代北京地区的"水揪片儿"或"揪疙瘩"。原注中说这种面食与"绢边水滑"一样，"绢边"是指本食品之边缘薄如绢。

② 水龙棋子：指这种食物中的山药、糟姜、胡萝卜、瓜齑各切成细条儿如同"水龙"；用羊肉、白面、鸡子切成的小丁块儿如同"棋子"，用这两种形状的料合制，故名"水龙棋子"。棋，原目中作"䭈"，误。

③ 钱眼棋子：切制成像古代铜钱当中的空孔大小的棋子状的小丁块儿。

二两，各切细。三色弹儿：内一色——肉弹儿；外二色——粉、鸡子弹儿。右件用清汁下。胡椒二两、盐、醋调和。

【译】把白面六斤和好，切成钱眼儿大小的棋子儿，下入清汁内，同时下入胡椒二两同煮至半熟，再下入用一斤山药、五个胡萝卜、四两糟姜、二两瓜齑切成的细条儿，与面制棋子儿一同煮熟。另用熟羊胸脯肉两块，切成肉丁儿当面码儿。用鸡子十个，煎摊成较厚的饼儿，再切成丁儿，混入煮熟的面制棋子儿内。用食盐调好咸淡滋味，即成。吃时，可加些醋。本食品有三种颜色的弹儿（小丁块）：其中一种是羊肉弹儿，另外两种是白面弹儿和鸡蛋弹儿。

马乞①

（系"手搓面"，或糯米粉、鸡头粉亦可）。

补中益气。

白面六斤作马乞；羊肉二脚子，熟，切乞马。

右件，用好肉汤炒，葱、醋、盐一同调和。

【译】把白面六斤用水和好后，做成"马乞"，下锅煮熟后，捞出。再与两块切细的熟羊肉一起下入炒锅，加葱、盐炒后，即成。吃时可加些醋来调味。

---

① 马乞：这也是由少数民族带来的一种面食。其原注中说是"手搓面"。其制法颇似现代北京地区的"搓猫耳朵"——用手把和好的面团分揪成小疙瘩剂儿，再在面板上将其逐个按扁并用拇指儿肚儿搓捻成卷曲的小圆筒状，颇似猫耳朵形状。煮熟后，浇调料食之。

搠罗脱困 ①

（系畏兀儿茶饭）

补中益气。

白面六斤，和，按作钱样；羊肉二脚子，熟，切；羊舌二个，熟，切；山药一斤、蘑菇半斤、胡萝卜五个、糟姜四两，切。

右件，用好酽肉汤同下炒。葱、醋调和②。

【译】把白面六斤用水和好，用手揪小面剂儿按成铜钱样的小饼；羊肉两大块煮熟后切好；羊舌两个煮熟切好；把山药一斤、蘑菇半斤、胡萝卜五个、糟姜四两分别切好。用炒锅，下底油，加葱花煸炒上述菜料，并加入适量的好酽肉汤，随后将备用的熟面钱儿下入，翻炒均匀，即成。吃时，可加些葱、醋。（一说是把这些料物下锅加肉汤同煮熟）

马乞粥 ③

补脾胃，益气力。

羊肉一脚子，卸成事件，熬成汤，滤净；粱米④二升，

---

① 搠罗脱困：这是维吾尔族的祖先发明的一种面食。现虽已失传，但从其记述中仍可见其用料及制做方法的主体。

② 调和：意思是按其用料量和调味品来看，似应有食盐，光靠熟羊肉和好酽肉汤来调味，咸味是不够的。

③ 乞马粥：这是一种有肉码儿作辅料的粥。

④ 粱米：为植物粱的种仁。粱为禾本植物粟的一种。按其种仁的颜色而分，有黄粱米、白粱米和青粱米。一般指黄粱米，即北方常食用的"小米"的一种。参见本书卷三《米谷品·黄粱米》。

淘洗净。

右件，用精肉切碎乞马；先将米下汤内，次下乞马、米、葱、盐熬成粥。或下圆米^①、或下折米^②、或渴米，皆可。

【译】先用羊（胸脯）肉一大块，剔去骨、卸成小块，熬成汤后，把肉汤过滤干净；在此汤内下入淘洗干净的粱米两升，熬成粥。待米六七成熟时，依次下入下列料物：用好羊肉切碎的肉码儿，适量的食盐，适量的葱末儿。米全熟后即成。也可以用圆米、渴米或折米。

汤粥

补脾胃，益肾气^③。

羊肉一脚子，卸成事件。

右件熬成汤，滤净。次下粱米二升作粥。熟下米^④、葱、盐。或下圆米、渴米、折米，皆可。

【译】用羊（膆袋或腰窝部位的）肉一块，卸成零块儿，熬成汤，把汤过滤干净后，下入淘洗干净的粱米两升，熬成粥，熟后加入适量的食盐和葱末儿，即成。也可以用圆米、渴米或折米。

---

① 圆米：把好大米粗捣后，取其颗粒圆净者即为"圆米"，亦称"渴米"。参见本书卷三《米谷品·粳米》。

② 折米：又称"浙米"。是把小米捣细后，取其中颗粒匀净者，即为"折米"。详见本书卷三《米谷品·粟米》。

③ 益肾气：有益于人的肾功能。肾气，指肾脏的工作活动，如生长、发育及性机能的活动。

④ 此处"米"字，为衍文。

粱米淡粥①

补中益气。

粱米二升。

右，先将水滚过②，澄清，滤净。次将米淘洗三五遍，熬成粥。或下圆米、渴米、折米，皆可。

【译】先把水上火煮沸，澄清后过滤干净，再下锅内烧开。然后把两升粱米淘洗三五遍后，下入锅内，熬成粥。也可用圆米、渴米或折米。

河西米汤粥③

补中益气。

羊肉一脚子，卸成事件；河西米④二升。

右，熬成汤，滤净；下河西米（淘洗净），交细乞马⑤，米⑥，葱、盐同熬成粥，或不用乞马亦可。

【译】先用羊（胸脯）肉一块，卸割成零块儿，熬成汤，过滤干净；然后，把河西米两升，淘洗干净后，下入肉汤中，待米七八成熟时，再下入一些细乞马儿，适量的葱末

---

① 粱米淡粥：单用粱米熬制的、不加别种调味料的淡粥。本品的用料及制作均与现代的小米粥、大米粥同。

② 滚过：熬开（煮沸）以后。

③ 河西米汤粥：以"河西米"为主料，加码儿或不加码儿熬成的粥。汤，指用羊肉熬成的肉汤。

④ 河西米：指产在河西地区的米。详见本书卷三《米谷品·河西米》。

⑤ 细乞马：指用精致而切细的果料、菜料或肉料当"码儿"。

⑥ 此"米"字疑为衍文。

和食盐，共同熬制成粥。或者不加"码儿"也可以。

撒速汤①

（系西天②茶饭名）

治元脏③虚冷，腹内冷痛，腰脊酸疼。

羊肉两脚子，头蹄一副；草果四个；官桂三两；生姜半斤；哈昔泥如回回豆子两个大。

右件，用水一铁络④熬成汤，于石头锅⑤内盛顿⑥。下石榴子一斤，胡椒二两，盐少许。炮石榴子：用小油一杓，哈昔泥如豌豆一块，炒，鹅黄色微黑。汤：末子、油去净，澄清。用甲香⑦、甘松⑧、哈昔泥、酥油烧烟薰瓶，封贮任意。

【译】先用一较大的铁锅放好水，上火，放入下列料

---

① 撒速汤：本品是一种印度饮食。

② 西天：古代泛指印度一带。

③ 元脏：肾脏。

④ 铁络：炖食物用的较大的铁锅。

⑤ 石头锅：泛指用非金属物造的锅。如砂锅、陶泥锅等。有时指石臼。

⑥ 盛（chéng）顿：将食物放入容器内。

⑦ 甲香：又称水云母、海月、催生子。为蝾螺科动物蝾螺或其近缘动物的掩厣。此处之甲香，指用螺掩厣和其他料物共同修治成的一种香料。南北朝时的药学家雷敩（xiào）云："凡使（甲香）须用生茅香、皂角二味煮半日，即漉出，于石臼中捣，用马尾筛筛过用之。"其味咸，性平，无毒。能和气清神，治脘腹痛，痢疾，淋病，痔瘘，疥癣。厣（yǎn）是螺类介壳口圆片状的盖儿，由足部表皮分泌的物质所形成。

⑧ 甘松：又称"香松"。为败酱科植物甘松香或匙叶甘松香、宽叶甘松的根及根茎。其味辛、甘，性温。入脾、胃经。能理气止痛，醒脾开胃。治胃痛、心腹胀满、头痛、癔病、脚气。

物：羊摩裆肉和羊胸脯肉各一大块（稍切成小块）；去掉毛的羊头一个、羊蹄子四个；草果四个；肉桂三两；生姜半斤；像两个回回豆子大小的阿魏一块儿，共熬成汤。然后把熬好的汤盛在石质锅内，加入（炮）石榴子一斤，胡椒（碎）二两，少量的食盐，搅均后，去净汤中的沫子和浮油，使汤澄清，去掉渣滓。另用甲香、甘松、阿魏、酥油共同烧烟薰瓶子，用薰过的瓶子来装澄清后的汤汁，封好瓶口，即成。或贮存，或当时食用，均可。汤料中"炮石榴子"的制法：在锅内下素油一勺，烧热后下像豌粒大小的阿魏一块，待其化开后，把一斤石榴子放入同炒，把石榴子炒至鹅黄色并略现微黑时，出锅，捣碎，投入汤中。

炙羊心

治心气惊悸，郁结不乐①。

羊心一个，带系桶②；咱夫兰三钱。

右件，用玫瑰水一盏浸取汁，入盐少许。签子签羊心于火上炙。将咱夫兰汁徐徐涂之，汁尽为度。食之，安宁心气，令人多喜。

【译】先用玫瑰水一小碗，泡咱夫兰三钱，加入少许食盐，取其汁，备用。用铁签子签（扎）上带有脉管的羊心

---

① 心气惊悸，郁结不乐：指人心中恐惧不安，心情闷闷不乐的一种病症。心气，广义是泛指心的功能活动，狭义指心脏推动血液循环的功能。惊悸，病症名。指由于惊骇而悸，或心悸而惊，恐惧不安的病症。

② 系桶：连接心的脉管。

一个，在火上翻烤，屡烤屡往羊心上慢慢地涂备用的咱夫兰汁，以把咱夫兰汁用完、羊心烤熟为止。吃了这种烤羊心，使人心气安宁，心情愉快、欢喜。

炙羊腰

治卒[1]患腰眼疼痛者。

羊腰一对，咱夫兰一钱。

右件，用玫瑰水一勺浸取汁，入盐少许；签子签（扎）腰子火上炙，将咱夫兰汁徐徐涂之，汁尽为度。食之，甚有效验。

【译】先用玫瑰水一勺和少食盐共同浸泡咱夫兰一钱，取其汁液，备用。然后将羊腰子一对（去其外膜及内里之"腰臊"），用铁签子扎好，上火翻烤，边烤边往羊腰子上涂备用的汁液，以把汁液用完、羊腰子烤熟为止。吃这种烤羊腰子，治突然患腰眼疼的病，很有效果。

攒鸡儿[2]

肥鸡儿十个，拎洗净，熟，切攒；生姜汁一合；葱二两，切；姜末半斤；小椒末[3]四两；面二两，作面丝。

右件，用煮鸡儿汤炒，葱、醋入姜汁调和。

---

① 卒：在此同"猝（cù）"，急，爆，突然。

② 攒（cuán）鸡儿：是把鸡切解、去大骨后，再聚在一起，配以他种辅料而制成的一种食品。攒，有聚。在此处，是先切解，再聚拢在一起的意思。攒鸡儿，原目为"攒鸡"，误。

③ 小椒末：用花椒微炒后，研成的粉末。

【译】用肥鸡十只，开生后，去掉毛、爪及五脏，上锅煮熟，去掉大骨，切好后备用。煮鸡的原汤备用。另用白面二两做成细面丝，煮熟后备用。起炒锅，烧开底油，依次下入姜末半斤、花椒末四两，待此二物稍出来后，下入备用的面丝；葱花二两、生姜汁一合及适量的醋兑成的料汁儿（其中应有适量的食盐）；再放入适量的备用的煮鸡原汤，见开后，调和均匀，出锅，浇在装盘后的鸡肉上，即成。另一说是用此料汁与熟鸡肉混拌，此法似与"攒鸡儿"不符。

炒鹌鹑

鹌鹑二十个，打成事件①；萝卜二个，切；姜末四两；羊尾子一个；各切如色数。面二两，作面丝。

右件，用煮鹌鹑汤炒，葱、醋调和。

【译】把鹌鹑二十个，宰杀后去掉毛、大骨及五脏，切成零块，下锅煮熟后捞出，备用。萝卜两个、羊尾巴（肉）一个，均切成色子块，备用。用二两白面做成细面丝，煮熟，备用。起锅，加底油烧开，下入姜末四两、葱花（盐）同炒由两个萝卜及一个羊尾巴（肉）切成的色子块儿，放入适量的煮鹌鹑的原汤。待羊尾子肉块儿熟后，再下入备用的熟面丝及鹌肉，即成。吃时，可加些醋来调味。

---

① 打成事件：指把鹌鹑开生、去毛、大骨之后，切割成零块儿。这里的"打"是"修治"的意思。

盘兔 ①

兔儿二个，切作事件；萝卜二个，切；羊尾子一个，切片；细料物二钱。

右件，用②炒，葱、醋调和，下面丝二两调和③。

【译】将兔子两只宰杀，去毛皮及五脏，煮熟，去掉大骨，切成小块，备用。萝卜两个，切成片；羊尾巴（肉）一个，切成片。上述两物下锅加细料物两钱、适量的葱花及食盐同炒，可加入适量的煮兔肉汤。待羊尾肉片及萝卜片熟了时，再放入备用的兔肉块及熟面丝二两，出锅，即成。

河西肺 ④

羊肺一个；韭六斤，取汁；面二斤，打糊；酥油半斤；胡椒二两；生姜汁二合。

右件，用盐调和匀，灌肺煮熟。用汁浇食之。

【译】将白面两斤与酥油半斤相混，加入适量的食盐及水，打成稀糊，灌入一个生羊肺内，下锅煮，同时于锅内放入胡椒二两。待羊肺熟后，捞出，切碎；浇上由六斤韭菜绞取的鲜汁及生姜汁两合，即可食用。一说是将韭汁、姜汁亦

---

① 盘兔：有把兔盘曲在盘中之意。此处"盘"之有"修治、烹调"之意。参见本书卷三《兽品·兔》。

② 此"用"字下，似有"煮兔汤"三字，否则文意欠通，且不符制作方法。故译文中补出之。另外，此品应有意盐调味，亦补出之。

③ 此处之"调和"是指用二两熟面丝作辅料，非指用来调味。

④ 河西肺：河西地区的一种以羊肺为主料的食品。河西，在元代指宁夏、甘肃一带。当时为回族聚集的地区。可见这种食品也是由回族祖先带来的。

混入面糊灌肺，"用汁浇食"是用煮肺汤。

姜黄腱子[①]

羊腱子一个，熟；羊肋枝[②]二个，截作长块；豆粉一斤、白面一斤、咱夫兰二钱、栀子五钱。

右件，用盐、料物调和，搽腱子，下小油炸。

【译】煮熟的羊腿一个，去骨，切作长条块；羊排骨两扇，截作长条块。用豆粉一斤、白面一斤、咱夫兰两钱、栀子五钱、料物及食盐若干，共掺匀，加水，制成面糊。在切好的羊腿子肉及羊排条上搽好面糊后，下入素油内炸熟，即成。

鼓儿签子[③]

羊肉五斤，切细；羊尾子一个，切细；鸡子十五个、生姜二钱、葱二两，切，陈皮二钱，去白，料物三钱。

右件调和匀，入羊白肠[④]内煮熟，切作鼓样。用豆粉一斤、白面一斤、咱夫兰一钱、栀子三钱，取汁；同拌鼓儿签子入小油炸。

【译】用羊肉五斤，切碎；羊尾巴（肉）一个，切碎；

① 姜黄腱子：这是一种炸挂糊的羊腱子和羊排骨条。因经油炸后，有姜黄似的颜色，故名。并非真有姜黄作料物。羊腱子，即"羊腿"。

② 羊肋枝：羊肋骨，带肉的羊肋骨，俗称羊排骨。

③ 鼓儿签子：此食品是用肉和其他料物灌羊肠煮熟后，切成像小鼓儿一样的小段，故名。

④ 羊白肠：洗净的羊空大肠。

鸡蛋十五个，打糊；生姜两钱、葱二两、陈皮（去白）两钱，共切碎；煮肉用的料物三钱。上述七种料物掺匀，灌入羊大肠内，系好肠口，入锅煮熟后，切成鼓样小段儿。用适量的水浸咱夫兰一钱、栀子三钱取其汁液，拌入切好的"羊肠鼓儿"内。以白面一斤与豆粉一斤相混合，裹"羊肠鼓儿"，入小油中炸熟，即成"鼓儿签子"。

带花羊头①

羊头三个，熟，切；羊腰子四个；羊肚、肺各一具，煮熟，切攒，胭脂染。生姜四两，糟姜二两，各切。鸡子五个，作花样；萝卜三个，作花样。

右件，用好肉汤炒。葱、盐、醋调和。

【译】羊头三个，去毛，煮熟后去骨、切条；羊肝、肺各一具翻洗修治干净，煮熟后，切条；把上述之肉条聚拢在一起，用胭脂水点染后，备用。将羊腰子四个，切片；生姜四两与糟姜二两各切片；鸡蛋五个，先摊成薄饼儿，再切刻成花瓣样；萝卜三个，切片后刻成花瓣样。起炒锅，烧开底油，先下葱花、盐煸炒羊腰子片、萝卜片、生姜片、糟姜片，待生料熟后，下入鸡子片、羊头肉条、羊肚条、羊肺条。同时下入好肉汤若干，即成。吃时，可加些醋。

---

① 带花羊头：此食品以羊头肉为主料，配有染色的羊肚、肺条儿和切刻成花样的萝卜片、鸡子片，故名。羊头（肉），山羊或绵羊的头肉。

鱼弹儿^①

大鲤鱼十个，去皮、骨、头、尾；羊尾子二个，同剁为泥。生姜一两，切细；葱二两，切细；陈皮末三钱、胡椒末一两；哈昔泥二钱。

右件下盐，入鱼肉内拌匀，丸如弹儿，用小油炸。

【译】把十条新鲜的大鲤鱼，去掉皮、骨，头、尾，与羊尾巴（肉）两个，同剁成泥状。用生姜末一两、葱末二两、陈皮末三钱、胡椒末一两、阿魏（哈昔泥）两钱（化开）、适量的食盐共掺匀后，撒入剁好的肉泥中，搅匀后，制成小肉丸子，用素油炸熟，即成。

芙蓉鸡^②

鸡儿十个，熟攒；羊肚、肺各一具，熟切；生姜四两，切；胡萝卜十个，切；鸡子二十个，煎作饼，刻花样；赤根芫荽（打糁）^③；胭脂、栀子，染；杏泥一斤。

右件，用好肉汤炒。葱、醋调和。

【译】把煮熟的鸡十只，拆去头、爪和大骨，切成块儿；熟羊肚、羊肺各一个，切成块儿。用鸡蛋二十个，摊煎成饼，再切刻成花瓣样儿；胡萝卜十个，切片；生姜四两，

---

① 鱼弹儿：以鲤鱼肉为主料制成的炸小肉丸子。古人称鲤鱼"为诸鱼之长，为食品上味"。详见本书卷三《鱼品·鲤》。

② 芙蓉鸡：本品是以鸡肉为主料，并掺有刻成花样着了颜色的其他辅料，故名。芙蓉，荷花的别称。

③ 赤根芫荽（打糁）：用根部紫红色的香菜切成碎末儿，撒在本品中。

切薄片。上述三种切片用适量的栀子水洒染，再洒入胭脂水点染，起炒锅，烧开底油，依次下入葱花、姜片、萝卜片、杏泥一斤。待其中生料熟后，加好肉汤。再下入羊肚、肺肉块及鸡肉块、鸡子花片，见开锅后，撒上香菜末儿，即可出锅。或云，把熟鸡肉块及羊肚、肺肉块先装盘码好，以其他料物合制的汤菜浇上面成。吃时，再加些醋。

肉饼儿

精羊肉十斤，去脂膜、筋，捶为泥[①]；哈昔泥三钱、胡椒二两、荜拨一两、芫荽末一两。

右件，用盐调和匀，捻饼[②]，入小油炸。

【译】用上好的瘦羊肉十斤，去掉其中的脂膜和筋，剁成肉泥；在其中加入阿魏（哈昔泥）三钱、胡椒（碎末）二两、荜拨（碎）一两、香菜末一两，（加适量的食盐）共搅匀，做成薄肉饼儿，用素油炸熟。

盐肠[③]

羊苦肠[④]，水洗净。

右件用盐拌匀，风干，入小油炸。

【译】把羊的小肠洗干净，切成小段儿，用食盐拌匀，

① 捶为泥：把羊肉剁为肉泥。所以用"捶"字，是强调要使之细碎，厨师常用刀背等拍砸，使肉中筋膜被挤出，以易剔除之。

② 捻饼：用于按捻成薄肉饼。

③ 盐肠：素油炸羊小肠。

④ 羊苦肠：羊的小肠，其味苦，故名。

放在阴凉通风处，吹干，再入素油中炸熟，即成。

脑瓦剌[①]

熟羊胸子二个，切薄片；鸡子二十个，熟。

右件，用诸般生菜[②]，一同卷饼。

【译】把两个煮熟的羊胸子肉切成薄片；二十个鸡蛋摊煎成饼。上两种食物与各种可生食之鲜菜切后一起用烙饼卷着吃，即为"脑瓦剌"。

姜黄鱼[③]

鲤鱼十个，去皮、鳞；白面二斤、豆粉一斤、芫荽末二两。

右件，用盐、料物腌拌过，搽鱼，入小油炸熟。用生姜二两切丝、芫荽叶、胭脂染萝卜丝，炒，调和。

【译】把十条新鲜的鲤鱼开生，去掉鳞、皮（及内脏）。用适量的食盐和料物（如花椒末、胡椒末等）腌拌香菜末二两，然后将其涂抹在修治过的鱼体内外，用白面两斤、豆粉一斤制糊，给鱼体挂上面糊后，入素油炸熟。另起锅，加底油烧开，加入生姜丝二两、用胭脂水染过的萝卜丝若干、葱花煸炒后，放适量的汤，下入炸鱼，临出锅前，撒入香菜叶，即成。

---

① 脑瓦剌：这是少数民族传入的一种主、副食合一的食品。颇似现代北京地区在春季时吃的春饼卷肉菜。

② 诸般生菜：各种可生食的鲜菜。

③ 姜黄鱼：指似"姜黄"颜色的炸鱼。非指用姜黄作调料。

攒雁①

雁五个，煮熟，切攒；姜末半斤。

右，用好肉汤炒，葱、盐调和。

【译】将雁五只，宰杀，去掉毛及五脏，修治干净后煮熟，切成小块。用锅烧开底油，下入适量葱花及姜末半斤炒香，加适量的食盐、好肉汤，最后放入切好的雁肉块，收浓汁后，出锅，即成。

猪头姜豉②

猪头二个，洗净，切成块；陈皮二钱，去白；良姜二钱、小椒二钱、官桂二钱、草果五个、小油一斤、蜜半斤。

右件，一同熬成，次下芥末炒。葱、醋、盐调和。

【译】猪头两个，去毛及皮上粘附物，洗净，取其肉，切成块，入锅煮，同时下入去掉皮内白膜的陈皮两钱、良姜两钱、花椒两钱、官桂两钱、草果五个、蜂蜜（化开）半斤、适量的食盐。待肉煮熟后，取出。另起炒锅，用素油一斤，烧开，依次下葱花、芥末、熟猪头肉块同炒，稍加些醋。即成。

---

① 攒雁：指把雁修治、煮熟后，拆切去大骨，再加其他辅料和调料制成。类同前面的"攒鸡儿"。

② 猪头姜豉（chǐ）：这是一种独特的烹制猪头肉的方法。姜，是言本品所用料物中有良姜。豉，在此是言本品适口好吃的意思。《释名·释饮食》："豉：嗜也。五味调和，须之而成，乃可甘嗜也。故齐人谓豉声如嗜也。"

蒲黄瓜齑 ①

净羊肉十斤，煮熟，切如瓜齑；小椒一两；蒲黄②半斤。

右件，用细料物一两、盐同拌匀。

【译】把十斤好瘦羊肉煮熟，切成像瓜齑样的小丁儿，再用花椒一两、蒲黄半斤、适量的食盐和细料物一两同拌羊肉丁儿，即成。

攒羊头

羊头五个，煮熟，攒；姜末四两、胡椒一两。

右件，用好肉汤炒。葱、盐、醋调和。

【译】把五个羊头，去毛，修治干净，煮熟后，取其肉，切成小块。起锅烧开底油，依次下姜末四两、胡椒粉一两、适量的葱花及食盐，炒出味后，即下入切好的熟羊头肉块儿，再加入适量的好肉汤，见开锅后，即可出锅。吃时可加些醋。

攒牛蹄 ③

（马蹄、熊掌一同）

牛蹄一副④，煮熟，攒。姜末二两。

---

① 蒲黄瓜齑：用蒲黄等料物拌和成切成瓜齑样的熟羊肉丁。这是古代一种冷荤菜。

② 蒲黄：为香蒲科植物长苞香蒲或其同属多种植物的花粉。详见本书卷三《料物性味·蒲黄》。

③ 攒牛蹄：这是对动物蹄肉的一种先煮后加汁炒的食品。原注说也可以用此法做"攒马蹄"和"攒熊掌"。

④ 牛蹄一副：指用一只牛的四个蹄子。

右件，同好肉汤同炒。葱、盐调和。

【译】牛蹄一副，修治干净，煮熟，去骨，切成小块。起锅烧开底油，下葱花、姜末二两、切好的牛蹄，加入适量的食盐及好肉汤，开锅后，即成。

细乞思哥①

羊肉一脚子，煮熟，切细；萝卜二个，熟，切细；羊尾子一个，熟，切；哈夫儿②二钱。

右件，用好肉汤同炒。葱调和。

【译】羊肉一大块，煮熟，切成细丝；萝卜两个，煮熟，切成细丝；羊尾巴（肉）一个，煮熟，切成细丝；哈夫儿两钱。上述四物同下锅加好肉汤炒，用葱末（和盐）作调味佐料。

---

① 细乞思哥：此为古蒙古语。由"细乞（气）"和"思哥"二词组成。细乞（气），译为（名）"肉糜"；（副）"稀烂地、煮烂"之意。思哥，译为（名）"破碎物"；（副）为修饰助词。因此，"细乞（气）思哥"是"肉丝"或"肉糜"的意思。

② 哈夫儿：古蒙语的汉字记音。关于"哈夫儿"究竟是何物，有两种解释：一种解释认为其中的"夫"字，在蒙文中常由"博（bó）"音来表现。蒙古文中有一词用汉字表其音为"哈儿博儿""哈夫儿"可能是"哈儿博儿"之音变。蒙古语中的"哈儿博儿"汉译为"芸香"，是一种多年生草本植物，花叶、茎有特殊香气。入中药，亦作烹饪用的调味料。另一种解释认为"哈无儿"为蒙语"哈莫儿"的汉字记音，误把"莫"记成"夫"。"哈莫儿"是中国沙漠地区产的药用植物"卡密"。异名，西伯利亚白刺（《中国沙漠地区药用植物》）、酸胖、哈莫儿（《内蒙古中草药》）。为蒺藜科植物小果白刺的果实。果熟时采收，晒干。果味甘、酸、微咸，性温。在古代之食疗处方中，用为调味料。入中药，能健脾胃，滋补调经活血。

肝生①

羊肝一个，水浸，切细丝；生姜四两，切细丝；萝卜二个，切细丝；香菜、蓼子②各二两，切细丝。

右件，用盐、醋、芥末调和。

【译】生羊肝一个，用凉水浸泡切成细丝；生姜四两，切成细丝；萝卜两个，切成细丝；香菜、水蓼（叶）各二两，切成细末。上述五种切好的料物掺匀，加入适量的食盐、醋、芥末，拌匀，即成。

马肚盘③

马肚、肠一副，煮熟，切；芥末半斤。

右件，将白血④灌肠，刻花样；涩脾⑤，和脂剁心子，攒成炒。葱、盐、醋、芥末调和。

【译】马的肚子（胃）、大肠各一副，洗干净。用煮熟的马肚子（胃）和脂（白血）剁成肉馅（心子）灌进大肠内，系好肠口，煮熟后，切成片、割刻成花样。然后下锅

---

① 肝生：用生羊肝丝和其他料物丝加调料合拌制成的一种凉菜。生，在此是表示"生食""生料"之意。例如鱼生。

② 蓼（liǎo）子：为蓼科植物水蓼，为一年生草本植物。种类甚多。我国古代以其作高料或蔬菜食用。主含辛辣挥发油等成分。详见本书卷三《菜品·蓼子》。

③ 马肚盘：此食品是以马的肚子（胃）为主料制成的，故名。此菜现已失传。此条所记的制作方法简略，下料次序也乱。故仅揣其意而译之。

④ 白血：古厨家往往称动物的白脂油或脑浆为"白血"。

⑤ 涩脾：指把马肚子（胃）洗去黏液及杂质。涩，指使其不润腻，引申为洗去其滑黏之液体及杂物。脾，本指牛胃，在此借指马胃。

炒，用适量的葱、盐、醋和芥末半斤作调味料。

炸牒儿①

（系"细项"）

牒儿二个。卸成各一节；哈昔泥一钱；葱一钱切细。

右件，用盐一同腌拌少时，入小油炸熟。次用咱夫兰二钱（水浸汁），下料物，芫荽末同糁拌②。

【译】把羊的细项两个，卸割成小段儿；用阿魏一钱、葱末一两及适量的食盐来腌拌切好的细项，然后下素油内炸熟之。另一种调料处方是用藏红花两钱（水浸汁），在其汁中下入料物、香菜末及适量的食盐一同腌拌细项后，再炸熟。

熬蹄儿③

羊蹄五副，退洗净，煮软，切成块；姜末一两；料物五钱。

右件，下面丝炒。葱、醋、盐调和。

【译】把五只羊的蹄子燂毛、洗净、煮得熟软之后，切成小块儿。在锅中烧开底油，下姜末一两、炒肉用的小佐料五钱、适量的葱花和食盐，待料物煸出味时，再下入熟面丝若干及切好的羊蹄肉块，即成。吃时，可加些醋调味。

---

① 牒（zhé）儿：羊的"细项"。

② 此句所言，或为本食品的另一配料处方。

③ 熬蹄儿：指以煮羊蹄肉为主料，面丝作辅料的一种"肉炒面"。

熬羊胸子

羊胸子二个，退毛，洗净，煮软，切作色数块；姜末二两；料物五钱。

右件，用好肉汤下面丝炒。葱、盐、醋调和。

【译】羊胸子两个，煺去毛，洗干净，煮熟软后，切成色子块儿。另用锅烧开底油，依次下入姜末二两、小佐料五钱，葱花、食盐、羊胸子肉块儿、煮熟的面丝若干。加入好肉汤汁，开锅后，即成。吃时，可加些醋调味。

鱼脍①

新鲤鱼五个，去皮，骨、头、尾；生姜二两、萝卜二个、葱一两、香菜、蓼子各切如丝，胭脂打糁。

右件，下芥末炒。葱、盐、醋调和。

【译】新鲜的鲤鱼五条，开生后，去净五脏和鳞、皮、头、尾、骨；生姜二两、萝卜两个、葱一两、香菜和蓼子若干。上述六种料物各切成细丝。用锅烧开底油，下入葱丝、生姜丝、鱼肉丝煸炒，随后加入适量的食盐和芥末，再下入萝卜丝及香菜、蓼子丝，放入些醋。待生料熟后，即成。

---

① 鱼脍（kuài）：本指生食的鱼片。《本草纲目·鱼脍·释名》："剞切而成，故谓之脍。凡诸鱼之鲜活者，薄切，洗净血腥，沃以蒜齑、姜、醋、五味食之。"本条所述之"鱼脍"是把鱼肉切丝状，加料物炒熟而成。《酉阳杂俎·物革》："进士段硕常识南孝廉者，善斫鲙（同脍），縠薄丝缕，轻可吹起。"

红丝 ①

羊血同白面依法煮熟；生姜四两；萝卜一个；香菜、蓼子各一两；切细丝。

右件，用盐、醋、芥末调和。

【译】以鲜羊血为主，掺入适量的好白面（以既能粘和可以切成条道，又不至因白面而压下羊血的血红之色为度），切条儿，煮熟，捞出，备用。把生姜四两、萝卜一个、香菜和蓼子各一两，均切成细丝。用锅烧开底油，下入生姜丝、萝卜丝、盐、备用的"红丝"同炒，生料熟后，即成。吃时，加醋及芥末调味。

烧雁

（烧鹌鹑、烧鸭子等一同）②

雁一个，去毛、肠、肚净；羊肝一个，退洗净，包雁；葱二两；芫荽末一两。

右件，用盐同调，入雁腹内，烧之。

【译】把一只雁开生后去净毛及内脏，洗干净；用葱末二两、芫荽末一两、适量的食盐共同调和匀，纳入雁肚子里。把羊肚子一个，清洗干净。用羊肚子把填好料物的雁包

① 红丝：这是以本品之"色"与"形"而似名的一种"特制炒面"。原文无"炒"字，故也有说是一种用生菜料当面码的"凉面"的。

② 烧雁（烧鹌（cí）鹑（lǎo）、烧鸭子等一同）：原目为"烧雁鹌（cí）鹑、鸭子、水札同"。又，正文与原目增多作"鹌鹑"，误。禽中无"鹌鹑"，应为"鹧鸪"。烧，原为点燃；用火烧之意。在烹调技法中，有时是直用其意，有时是引申为"加高温使熟"之义；多先用油炸。

好，上火烧熟，扒去羊肚，吃雁肉。

烧水札 ①

水札十个，捋洗净；芫荽末一两；葱十茎；料物五钱。

右件，用盐拌匀，烧；或以肥面包水札就笼内蒸熟亦可；或以酥油、水和面包水札入炉鏊②内炉熟亦可。

【译】将水札十个，去净毛及内及内脏，洗干净后与香菜末一两、葱十根切成的末儿、烹制肉品时用的小作料五钱、适量的食盐一同掺拌匀，稍腌，使之入味后，烧熟。另一法，把上述的各种料物分填入开膛后的水札内，外用肥面把水札包好后，上笼屉中蒸熟。再有一法是用酥及水共和面，用此面将腹有料物的水札包好，再放入烤炉中烤熟。

柳蒸羊 ③

羊一口带毛。

右件，于地上作炉三尺深，周回以石，烧令通赤，用铁芭④盛羊，上用柳子⑤盖覆土封，以熟为度。

【译】把一只羊开生后，去净内脏，不捋去毛，放在大铁篦子上。在地上挖坑深三尺，作土炉灶，四周码好石块，

① 烧水札：此条所述制水札之法有三，其中一法实为"蒸水札"。水札，一种凫类的小型水鸟，即"小鸊（pì）鹈（tí）"。详见本书卷三《禽品·水札》。

② 炉鏊（ào）：相当于现在"烤炉"一类的炊具。鏊，同"鏊"，铁铛。

③ 柳蒸羊：这是古代"烤全羊"的一种。颇类似"馕坑烤全羊"。

④ 铁芭：铁条制成的有支子的大火篦（bì）子。

⑤ 柳子：指穹隆顶开遥盖子。相当于大"笼屉帽"，一说柳子即"柳树条子"。

在炉点火，把石块全烧红热了时，把羊和铁篦子一同放入坑中，再盖上柳子，并用土覆盖封严，待羊肉熟后，开封，取内出羊，割其肉蘸调料食。

仓馒头 ①

羊肉、羊脂、葱、生姜、陈皮，各切细。

右件，入料物、盐、酱拌和为馅②。

【译】用羊肉、羊脂、葱、生姜、陈皮，各切细碎后，加入适量的盐、酱、料物共拌和成馅儿，用和好的白面包肉馅，制成肉馒头，上屉蒸熟。

鹿奶肪馒头 ③

（或作仓馒头，或作皮薄馒头，皆可。）

鹿奶肪④、羊尾子、各切如指甲片；生姜、陈皮各切细。

右件，入料物、盐拌和为馅。

【译】把鹿乳房部的肥肉和羊尾巴肉一同切成像指甲片样的小薄片，与切碎的生姜、陈皮一起掺匀，加入适量的食盐及其他小佐料拌成馅儿。用和好的白面作皮子，包肉馅，制成"鹿奶肪馒头"，上屉蒸熟。或做成"仓馒头"形，或做成"皮薄馒头"，均可以。

① 仓馒头：是一种有羊肉馅的馒头。因其形如"仓囷"故名。

② 本条只记述了馅的用料和制法，没有谈主料（白面），显然是省略了。下一条也是这种情况。故在译文中补出之。

③ 鹿奶肪馒头：以鹿乳房部肥肉为主料做的肉馒头。

④ 鹿乳肪：鹿乳房部的肥肉。

茄子馒头 ①

羊肉、羊脂、羊尾子、葱、陈皮各切细；嫩茄子去瓤 ②。

右件，同肉作馅，却入茄子肉蒸。下蒜酪、香菜末、食之。

【译】把切碎的羊肉、羊尾子、羊脂、葱、陈皮及适量的盐，共拌和成馅子。把嫩茄子挖去瓤子，填入拌好的羊肉馅子，上屉蒸熟。吃时，放入些蒜酪和香菜末。

剪花馒头 ③

羊肉、羊脂、羊尾子、葱、陈皮各切细。

右件，依法入料物、盐、酱拌馅，包馒头 ④。用剪子剪诸般花样，蒸。用胭脂染花。

【译】把切碎的羊肉、羊脂、羊尾巴肉、葱、陈皮掺匀，下入适量的食盐和酱等料物，共同拌和成肉馅。用和好的白面作皮，包肉馅，做成肉馒头。另用剪子把擀好的白面皮儿剪成各种花形，粘在肉馒头上，上屉蒸熟后，用胭脂汁儿染馒头上的花形儿。即成"剪花馒头"。

---

① 茄子馒头：用去瓤的嫩茄子作皮，用羊肉加料物作馅，上屉蒸熟的一种食品。因其形似馒头，故名。原目作"茄馒头"，误。茄子为茄科植物茄的果实。详见本书卷三《菜品·茄子》。

② 瓤（ráng）：同"瓤"，瓜果皮壳里包着种子的果肉或瓣儿。

③ 剪花馒头：指外面贴有面片花样的馒头。

④ 包馒头：此三字之前应用"用白面"三字较妥。

水晶角儿^①

羊肉、羊脂、羊尾子、葱、陈皮、生姜各切细。

右件，入细料物、盐、酱拌匀。用豆粉作皮包之。

【译】把羊肉、羊脂、羊尾子肉、葱、陈皮、生姜各切细碎，加适量的盐、酱及小佐料，共拌匀，制成肉馅。以豆粉作皮子，包肉馅成"角儿"，上屉蒸熟，即成"水晶角儿"。

酥皮奄子^②

羊肉、羊脂、羊尾子、葱、陈皮、生姜各切细。或下"瓜哈孙^③"（系山丹根）。

右件，入料物、盐、酱拌匀。用小油、米粉与面同和，作皮。

【译】用切细碎的羊肉、羊脂、羊尾子肉、葱、陈皮、生姜、与调味小佐料、盐、酱共拌匀成馅子，也有的再加些切碎的山丹根的。用素油与米粉、白面共和成面团，作剂儿，擀成皮子，包肉馅做成饽饽。上铛或吊炉烙熟，即成"酥皮奄子"。

---

① 水晶角儿：为形状用棱角状的一种蒸食。用豆粉作皮儿，蒸熟后，稍有透明感，能微现角内馅子的形、色，故名"水晶角儿"。

② 酥皮奄（yǎn）子：这是一种用油和面作酥皮包覆肉馅，而广有美形与美味的食品。奄子，带馅的饽饽。如"菜奄子"等。奄，有"大、覆、盖"之意。

③ 瓜哈孙：为百合科植物山丹的鳞茎。其味甘，性凉，可作蔬菜吃，也可入中药，详见本书卷三《菜品·山丹》。

撇列角儿 ①

羊肉、羊脂、羊尾子、新韭各切细。

右件，入料物、盐、酱拌匀。白面作皮。锼上炮熟。次用酥油、蜜。或以葫芦、瓠子作馅，亦可。

【译】把羊肉、羊脂、羊尾子肉、新韭菜各切细碎，加入作馅用的作料及盐、酱拌匀成馅子。用白面作皮包肉馅成"撇列角儿"，上锼铛上烙熟。另外，也可以用酥油及蜂蜜和白面作皮子。也有的用葫芦、瓠子的瓜肉作馅子的。

莳萝角儿 ②

羊肉、羊脂、羊尾子、葱、陈皮、生姜各切细。

右件，入料物、盐、酱拌匀。用白面、蜜与小油拌入锅内，滚水搅熟，作皮③。

【译】在切细碎的羊肉、羊脂、羊尾子肉、葱、陈皮、生姜内加盐、酱、其他小作料，共拌匀成馅子。在锅内把白面和适量的素油、蜂蜜（化开）拌匀，用开水浇烫成"烫面"，再用此面作皮子包肉馅成"莳萝果"形的角儿，然后上屉蒸熟，或用油炸熟，或在铛内烙熟，均可。

---

① 撇列角儿：一种烙熟吃的饺儿。撇列，指其形状，包馅后的皮子边儿不全捏拢，而是任其披撇。

② 莳萝角儿：这种食品形似莳萝果实，故名。莳，原目与正文均作"时"，误。

③ 作皮：这是一种加素油及蜜的烫面。先把蜂蜜化开，与素油一同倒入面内，拌匀；再用木杖随搅随往里加开水，直至将面烫熟，和成能作皮子用时为度。

天花包子[①]

（或作蟹黄[②]，亦可；藤花[③]包子一同）

羊肉、羊脂、羊尾子、葱、陈皮、生姜各切细。天花，滚水熟，洗净，切细。

右件，入料物、盐、酱拌馅；白面作薄皮，蒸。

【译】把天花蕈用开水烫熟后，洗干净，切碎；羊肉、羊脂、羊尾子肉、葱、陈皮、生姜各切细碎；上述七种料物共掺匀。加入盐、酱及其他小佐料共拌制成馅子。用白面擀薄皮儿，包馅捏制成包子，上屉蒸熟，即成。或用蟹黄代替天花蕈，做蟹黄包子；或以藤花代替天花蕈，做藤花包子，方法和辅料均同此条。

荷莲兜子[④]

羊肉三脚子，切；羊尾子二个，切；鸡头仁八两；松黄八两；八旦仁四；蘑菰八两；杏泥一斤；胡桃仁八两；必思答仁[⑤]四两；胭脂一两；栀子四钱；小油两斤；生姜八两；豆粉四斤；山药三斤；鸡子三十个；羊肚、肺各两副；苦肠

---

① 天花包子：有"天花蕈"作馅料的肉包子。天花，即"天花蕈"。一种出产在山西五台山的蕈子。详见本书卷三《菜品·天花》。

② 蟹黄：雌性蟹腹内的黄色卵块。

③ 藤花：紫萝的花，通称"藤萝花"，可供观赏及食用。

④ 荷莲兜子：因本品是用二十多种肉、菜及料物作馅，用豆粉作皮（包馅），放在碗内蒸熟的食品，且其形状像荷叶包覆"莲子"，故名。实亦为古代"盏蒸"之一种。

⑤ 必思答仁：必思答的果仁。详本书卷三《果品·必思答》。

一副；葱四两；醋半瓶；芫荽叶。

右件，用盐、酱五味调和匀。豆粉作皮，入盏内蒸，用松黄汁浇食。

【译】羊肉三块、羊尾巴（肉）两个、羊肚和肺各两副、羊苦肠一副、葱四两、生姜八两、山药三斤、蘑菇八两，上述九物各修治干净，切细碎，备用。甜于杏仁四两、胡桃仁八两、必思答仁四两，各切成小块块，与鸡头仁八两混匀，备用。把三十个鸡蛋打开，搅匀成蛋浆，备用。上述四项备用料物共掺匀，下入杏泥一斤、素油两斤、醋半瓶、适量的食盐、酱、香菜叶和其他小佐料，共拌和成馅子。把碗口上的豆粉皮子边儿向内掩覆好，然后用胭脂一两、栀子四钱的水浸色汁儿分洒染在各碗中的食物上，上屉蒸熟。吃时，浇上用八两松黄浸水泡成的汁儿。

黑子儿烧饼①

白面五斤；牛奶子二升；酥油一斤；黑子儿一两。微炒。

右件，用盐、减②少许同和面，作烧饼。

【译】把一两黑子儿微炒后，撒在五斤白面中，掺匀；再用牛奶两升、酥油一斤、少量的盐和碱一同和面。用此面烙成若干个烧饼（一般以一两面一个为宜）。

---

① 黑子儿烧饼：用黑子儿作调料而制成的烧饼。黑子儿，即马蕲子儿。见本书卷三《料物性味·黑子儿》。

② 减：同"碱"。

牛奶子烧饼 ①

白面五斤；牛奶子二升；酥油一斤；茴香一两。微炒。

右件，用盐、减（碱）少许同和面，作烧饼。

【译】用牛奶两升、酥油一斤同适量的碱（水）把白面五斤和成烙烧饼的面。把小茴香一两，微炒后，研成细末，与适量的食盐掺匀成"茴香盐"，分撒在每个烧饼的面剂儿中，制成烧饼，上铛烙烤成"牛奶子烧饼"。

飪饼 ②

（经卷儿 ③ 一同）

白面十斤；小油一斤；小椒一两，炒去汗 ④；茴香一两，炒。

右件，隔宿，用酵子、碱、温水一同和面。次日入面接肥 ⑤，再和成面。每斤作二个，入笼内蒸。

【译】把花椒一两、小茴香一两各微炒后，擀压成细末，掺入适量的盐成"料末"，备用。用温水把酵子（面肥）与适量的盐、碱（水）打稀，上入适量的白面，隔一夜之后，在其中入白面十斤，揉好，分成二十个面剂儿，逐个擀成饼状，撒上备用的料末和素油五钱，折叠成蒸饼，上屉蒸熟，即成。如把撒有料末和素油的薄面饼儿卷成面卷儿，

---

① 牛奶子烧饼：强调有牛奶和面做成的烧饼，故名。

② 飪饼：相当于现代的"蒸饼"。

③ 经卷儿：相当于现代的"蒸花卷儿"。

④ 炒去汗：就是经过炒制，去净其中的水分和潮湿。

⑤ 接肥：把新和的面与面肥相结合。

用刀横切成数段，上屉蒸熟，就是"经卷儿"。

颇儿必汤 ①

（即羊辟膝骨）

主男女虚劳，寒中羸瘦，阴气不足；利血脉，益经气。

颇儿必三四十个，水洗净。

右件，用水一铁络同熬，四分中熬取一分，澄滤净，去油去滓；再凝定。如欲食，任意多少。

【译】把羊膝骨三四十个，用水洗净，用一锅水熬煮，待水被熬到剩四分之一时为度。然后把熬成的汤汁澄清、过滤干净，去掉其中的浮油和残渣，再使之凝定，即成。可随意取多少食之。或加热水化开，当汤食用。

米哈讷关列孙 ②

治五劳七伤③，脏气虚冷。常服，补中益气。

---

① 颇儿必汤：就是用羊膝骨熬制的浓汁。"颇儿必"是蒙古语，意为"羊膝骨"。兽膝骨亦曰"胫"。《本草纲目》："胫骨亦作'骨行'，又名'骨同骨'。胡人名'颇儿必'"。其味咸，性平，无毒。能补肾，强筋骨。

② 米哈讷关列孙：是用汉字记音的本品的外来名称。这是一种肉汁。

③ 五劳：指"心劳、肺劳、肝劳、脾劳、肾劳"等五脏劳损的疾病。《证治要诀》："五劳者，五脏之劳也。"也指久视、久卧、久坐、久立、外行五种过劳致病因素（见《素问·宣明五气篇》）。又指志劳、思劳、心劳、忧劳、瘦劳（《千金要方》作疲劳）五种过劳致病因素（见《诸病源候论》）。七伤：七种劳伤的病因"一曰，大饱伤脾；……二曰，大怒气逆伤肝；……三曰，强力举重，久坐湿地伤肾；……四曰，形寒，寒饮伤肺；……五曰，忧愁思虑伤心；……六曰，风雨寒暑伤形；七曰，大恐惧，不节伤志"。另指男子肾气亏损的七个症状。"七伤者，一曰阴寒；二曰阴痿；三曰里急；四曰精连连（精易滑出）；五曰精少，阴下湿；六曰精清（精气清精液稀薄）；七曰小便苦数，临事不举（小便频数，淋沥不断或尿中断）。"

羊后脚一个^①，去筋、膜，切碎。

右件，用净锅内干爁熟^②，令盖封闭，不透气；后用净布绞纽取汁。

【译】把羊后腿一只，剔去骨和筋膜，放在干净的锅里，加盖密封，加火干烤炙熟；再用干净的白布把烤熟的羊后腿肉包起来绞扭，以取其汁液（即为"米哈讷关列孙"）食用。能治五劳七伤，脏气虚冷。常吃这种肉汁，能补中益气。

---

① 羊后脚一个：此指羊后腿一只，包括腱子至羊蹄部分。

② 爁（lǎn）熟：烤炙。《西厢记》载："那些时吃菜馒头委实口淡，五千人也不索炙煎火监，腔子里热血权消渴，肺腑内生心且解馋。"

第二卷

诸般汤煎①

桂浆②

生津止渴，益气和中，去湿逐饮③。

生姜三斤，取汁，熟水二斗。赤茯苓④三两，去皮，为末；桂三两，去皮，为末；曲末⑤半斤；杏仁一百个，汤洗去皮、尖，生研为泥；大麦蘖⑥半两；为末；白沙蜜⑦三斤，

---

① 诸般汤煎：各种汤，煎剂。煎，汤剂的另一种名称。

② 桂浆：有中药肉桂制成的浆液饮料。桂，即中药肉桂。为樟科植物肉桂的干皮及桂皮。味辛，甘，性热。详见本书卷三《物料性味·桂》。

③ 去湿逐饮：指有祛湿气，驱逐饮（症）的效用。饮，在此是病症名。《金匮要略·痰饮咳嗽病脉章并治》："夫饮有四……有痰饮，有悬饮，有溢饮，有支饮。"

④ 赤茯苓：中药名。别名赤苓、赤茯。为多孔菌科植物茯苓的干燥菌核近外皮部的淡红色部分。制成的药材为大小不一的方块或碎块，均为淡红色或淡棕色。质松，略具强性。味甘淡，性平，无毒。能行水，利湿热。

⑤ 曲末：粉末状的神曲。曲，泛指含有大量能发酵的活微生物或其酶类的发酵剂或糖化剂。一般用粮食或粮食副产品培养微生物制成。各种曲中微生物的种类随酿造用途而不同。入食疗处方的多用中药"神曲"，别称六神曲、六曲。为辣蓼、青蒿、杏仁等药加工后与面粉或麸皮混和，经发酵而制成的曲剂。能消食调中，健脾和胃。本品含淀粉酶、酵母菌、挥发油，甙类和B族维生素。

⑥ 大麦蘖（niè）：麦芽。别称大麦蘖、麦蘖、大麦毛、大毛芽。为发芽的大麦颖果。其原植物详见本书卷三《米谷品·大麦》。将大麦（粒）以水浸透，捞出置筐内，上盖蒲包，经常洒水，待芽长达3～5毫米时，取出晒干。其味甘，性微温。麦芽因含消化酶及维生素B，故有助消化作用。

⑦ 白沙蜜：蜂蜜。为蜜蜂科昆虫中华蜜蜂等所酿的蜜糖。味甘，性平。能补中、润燥、止痛、解毒。详见本书卷三《米谷品·蜜》。

炼净。

右，用前药蜜水拌和匀，入净磁罐内，油纸封口数重，泥固济，冰窖内放三日方熟。绵滤，冰浸，暑月饮之。

【译】用生姜三斤，榨取汁。赤茯苓三两，去皮，研成末；肉桂三两，去其表皮，研成末；曲末半斤；杏仁一百个，烫洗去掉其皮和尖儿，生研为泥；大麦芽半两，研成末。上述五种料物修治好，搅匀，备用。另把用三斤姜榨取出的汁液，与熬炼干净的三斤蜂蜜及水两斗混合在一起，搅匀；再放入上述备用的五种料物，共同搅和均匀，装入干净的瓷罐子里，用数层油纸封口，并在纸外加泥糊好。然后放在冰窖里，过三天，才算成熟。饮用时，用纱布过滤干净，用水浸凉。在暑热季节饮之。

桂沉浆 [1]

去湿，逐饮，生津，止渴，顺气。

紫苏叶一两，剉 [2]；沉香三钱，剉；乌梅一两，取肉；沙糖六两。

右件四味，用水五六碗，熬至三碗滤去滓；入桂浆一升，合和作浆饮之。

【译】把紫苏叶一两，共裁成小段；沉香一两，锉成碎末；乌梅一两，取其果肉用；沙糖六两。把上述四种料物放

---

① 桂沉浆：用有沉香熬制的浆液再搅入"桂浆"混合而成的饮料，故名。

② 剉（cuò）：斩截成小段；或锉成碎末。剉，即锉成碎末的意思。

入锅中，加五六碗水，上火熬，熬到水盛下三碗时为止。然后，滤去残渣；掺入"桂浆"一升，混合制成"桂沉浆"，饮之。

荔枝膏[①]

生津，止渴，去烦。

乌梅半斤，取肉；桂一十两，去皮，剉；沙糖二十六两；麝香半钱，研；生姜汁五两；熟蜜一十四两。

右，用水一斗五升，熬至一半，滤去滓，下沙糖、生姜汁，再熬去柤[②]，澄定少时，入麝香，搅匀，澄清如常。任意服。

【译】乌梅半斤，去核，用其果肉；肉桂十两，去其表皮，锉成碎末；熟蜂蜜十四两。上述三物放入锅内，加水一斗五升，熬到水剩下一半时，过滤，把其中的渣滓扔掉；加入砂糖二十六两、生姜汁五两，再熬后，再滤去其中的渣滓；待其过一会儿澄清之后，下入研成细末的麝香半钱，搅和均匀，使其再澄清以后，就可以随意取着吃了。

梅子丸[③]

生津止渴，解化酒毒，去湿。

---

① 荔枝膏：此品味道蜜香如荔，故名荔枝膏。不是真有荔枝制成的膏。

② 柤（zhā）：同"渣"，煎药后的渣滓。

③ 梅子丸：以中药乌梅（肉）和白梅（肉）为主料制成的丸剂。

乌梅一两半，取肉；白梅^①一两半，取肉；干木瓜^②一两半；紫苏叶一两半；甘草一两，炙；檀香二钱；麝香一钱，研。

右，为末，入麝香和匀；沙糖为丸，如弹大。每服一丸噙化^③。

【译】乌梅（肉）一两半，白梅肉一两半，干木瓜一两半，紫苏叶一两半，炙甘草一两，檀香两钱。将上述六种料物都捣为碎末，掺和均匀。再混入麝香一钱（研末），再掺和匀。然后，放入适量的砂糖水，做成弹丸大的丸子。每服一丸，放在口内含化。

五味子汤
（代葡萄酒饮）

生津，止渴，暖精^④，益气。

北五味^⑤一斤，净肉；紫苏叶六两；人参四两，去芦，剉；沙糖二斤。

---

① 白梅：别称盐梅、霜梅、白霜梅。为蔷薇科植物梅（春梅）的未成熟果实，经盐渍而成，外有"白霜"，故名。其味酸、咸、涩，性平，无毒。

② 干木瓜：中药名。为蔷薇科植物贴梗海棠的果实（干燥名）。味酸，性温，无毒。入肝、脾经。有平肝和胃，去湿舒筋的作用。《食疗本草》："（木瓜）治呕口宛风气，吐后转筋，煮汁饮之。"详见本书卷三《果品·木瓜》。

③ 噙（qín）化：在口中含化。

④ 暖精：指能治男子"精冷"。

⑤ 北五味：主产辽宁、吉林、黑龙江、河北等地的五味子，商品名习称为"北五味子"。为木兰科植物五味子的果实。详见本书卷三《料物性味·五味子》。

右件，用水二斗，熬至一斗，滤去滓，澄清。任意服之。

【译】北五味子一斤，用其果肉；紫苏叶六两；人参四两，去掉人参芦，锉碎；砂糖两斤。上述四物，用水两斗，水熬至一斗时，过滤，去掉渣滓，澄清后，随意饮用。

人参汤

（代酒饮）

顺气，开胸膈，止渴生津。

新罗参①四两，去芦，剉；橘皮②一两，去白③；紫苏叶二两；沙糖一斤。

右件，用水二斗，熬至一斗，去滓，澄清，任意饮之。

【译】朝鲜人参四两，去掉参芦，锉碎；橘皮一两，去掉皮内层的橘白；紫苏叶二两；砂糖一斤。上述四物用水两斗，水熬至一斗时，过滤，去掉渣滓，待其澄清后，随意饮用。

仙术汤④

去一切不正之气，温脾胃，进饮食，辟温疫⑤，除寒湿。

① 新罗参：朝鲜产的人参。新罗，朝鲜古国。

② 橘皮：又称陈皮，贵志，红皮，黄橘皮。为芸香科植物福橘，或朱橘等多种橘类的果皮。详见本书卷三《果品·橘子》及卷三《料物性味·陈皮》。

③ 去白：指去掉橘皮内层呈黄白色海绵状的薄层片状物（橘白）。

④ 仙术汤：苍术汤。苍术别名为仙术。

⑤ 辟（bì）瘟疫：驱除瘟疫病。辟，驱除、避免（预防）之意。温疫，或作瘟疫。是感受疫疬之邪而发生的多种急性传染病的统称。其特点是发病急剧，病情险恶，有强烈的传染性，易引起大流行，常见的有两类：一是温热秽浊之疫，以恶寒壮热，头疼身痛，苔白如积粉，脉数等为主症；一是暑热火毒之疫，以高热、烦躁，头痛如劈，腹痛吐泻，或神昏发斑，身发臭气为主症。

苍术①一斤，米泔浸三日②，竹刀子切片，焙干为末。

茴香二两，炒，为末；甘草二两，炒，为末，白面一斤，炒；干枣二升，焙干，为末；盐四两，炒。

右件，一同和匀，每日空心白汤点服。

【译】苍术一斤，用米泔水浸泡三天后，用竹制刀子切成片，焙干后碾成碎末儿；小茴香二两，炒后，碾为末儿；甘草二两，炒后，碾为末儿；白面一斤，炒熟；干枣两升，焙干，碾为末儿；食盐四两，炒后，碾碎。上述六种物品，共搅和均匀。每日空腹（没吃食物以前）吃，取适量放于碗内，用开水冲，搅匀后，食之。

杏霜汤 ③

调顺肺气，利胸膈，治咳嗽。

粟米五升，炒，为面；杏仁二升，去皮，尖，麸炒，研；盐三两，炒。

右件拌匀，每日空心白汤调一钱；入酥少许，尤佳。

【译】粟米五升，炒熟后，碾成面；杏仁两升，去掉其皮，尖，同麸子同炒后，研成细末；食盐三两，炒后碾成细末。上述三种料物共同混合，拌和均匀，每天取一钱，用白

---

① 苍术：中药名。别称赤术、马蓟、青术、仙术。为菊科植物南苍术或北苍术等的根茎。主含挥发油，油的主要成分为苍术醇、茅术醇等。其味辛，苦，性温，无毒。能健脾、燥湿、解郁、辟秽。

② 米泔浸三日：用淘米泔水浸泡三日。

③ 杏霜汤：以杏仁（末）为主料的糊状饮食。用"霜"字以表其"色味"之美。

开水调好，空腹吃。如果加入酥油，更美。

山药汤

补虚，益气，温中，润肺。

山药一斤，煮熟；粟米半升，炒，为面；杏仁二斤，炒令过熟①，去皮、尖，切如米。

右件，每日空心白汤调二钱，入酥油少许，山药任意。

【译】山药一斤，煮熟，去皮，切成小丁块，备用。杏仁两斤，炒至过熟后，去掉其皮、尖切成碎米粒状，备用。粟米半升，炒熟后，磨成细面。取粟米面两钱，用开水调匀，下入酥油，再放入适量的熟山药（丁块）和杏仁（碎粒）；在每天早晨空腹食之。

四和汤

治腹内冷痛，脾胃不和。

白面一斤，炒；芝麻一斤，炒；茴香二两，炒；盐一两，炒。

右件，并为末，每日空心白汤点服。

【译】白面一斤，炒熟；芝麻一斤，炒熟；茴香二两，炒熟；盐一两，炒。上述芝麻、茴香、食盐均碾碎为末，与白面掺和均匀。每次随意取多少，用开水冲调，搅拌成稀糊状，空腹食之。

---

① 炒令过熟：炒至大熟，色现焦黄。

枣姜汤^①

和脾胃，进饮食。

生姜一斤，切作片；枣三升，去核，炒；甘草二两，炒；盐二两，炒。

右件为末，一处拌匀。每日空心白汤点服。

【译】生姜一斤，切作薄片；大枣三升，去掉枣核，炒过；甘草二两，炒过；盐二两，炒过。上述四物都碾成细末，混和在一起，拌匀。每次任意取这种混合末若干，用白开水冲调成稀糊状的饮食，空腹食之。

茴香汤

治元脏虚弱，脐腹冷痛。

茴香一斤，炒；川练子^②半斤；陈皮半斤，去白；甘草四两，炒；盐半斤，炒。

右件为细末，相和匀。每日空心白汤点服。

【译】茴香一斤，炒过；川楝子半斤；陈皮半斤，去掉皮内层之橘白；甘草四两，炒过；盐半斤炒过。上述五种料物共碾成细末，搅拌均匀。每次取若干，以白开水冲调成稀

---

① 枣姜汤：原目作"姜枣汤"，误。

② 川练子：中药名，应为"川楝（liàn）子"，别称楝实、练实、金铃子、仁枣、苦楝子。为楝科植物川楝的果实。主产于四川、湖北、贵州、河南等地。本品含川楝素，为驱除蛔虫的有效成分。其味苦，性寒，有毒。入肝、胃、小肠经。能除湿热，清肝火，止痛，杀虫。需经炮制后使用。《雷公炮炙论》："（楝实）采得后晒干，酒拌浸令湿，蒸，待上皮软，剥去皮，取肉去核，勿单用其核，槌碎，用浆水煮一伏时用。如使肉即不使核，使核即不使肉。"

糊状，每日空腹食之。

破气汤^①

治元脏虚弱，腹痛，胸膈闭闷。

杏仁一斤，去皮、尖；麸料；别研^②；茴香四两，炒；良姜一两；荜澄茄^③二两；陈皮二两，去白；桂花半斤；姜黄一两；木香^④一两；丁香一两；甘草半斤；盐半斤。右件为细末，空心白汤点服。

【译】杏仁一斤，去掉皮、尖，用麸皮拌炒后，单独研成细末，备用。茴香四两，炒过；良姜一两；荜澄茄二两；陈皮二两，去掉白色内皮；桂花半斤；良姜一两；木香一两；丁香一两；甘草半斤；盐半斤。上述除杏仁外，后十味料物共碾成细末，与备用的杏仁（末）混匀。每次取若干，用白开水冲调成汤，空腹服之。

① 破气汤：破气，本为中医理气法之一。指使用较峻烈的理药散气结，开郁滞的方法。此品所用之木香、丁香等，均有理气作用，但处方中又有别种补性药物配伍，故既能补肾脏虚弱，又能破除郁结之气，所以名之为"破气汤"。

② 别研：指把杏仁与别种药分开，单研成碎末。

③ 荜澄茄：中药名。为胡椒科植物荜澄茄或樟科植物山鸡椒的果实。荜澄茄产于印尼、马来西亚等国；山鸡椒主产于广西、浙江、江苏、安徽等地。详见本书卷三《料物性味·荜澄茄》。

④ 木香：中药名。别称蜜香、青木香、五香、五木香、南木香、广木香。为菊科植物云木香，越西木香，川木香等的根。其味辛、苦，性温，无毒。主产于云南、四川。能使气止痛，温中和胃。

白梅汤

治中热①，五心②烦燥，霍乱呕吐，干渴，津液不通。

白梅肉一斤；白檀四两；甘草四两；盐半斤。

右件为细末，每服一钱，入生病发汁少许，白汤调下。

【译】白梅肉一斤；白檀四两；甘草四两；盐半斤。以上四种料物均碾成细末，掺匀，每次用一钱，加入些生姜汁，用开水调服。

木瓜汤

治脚气不仁膝劳冷痹疼痛③。

木瓜四个，蒸熟，去皮，研烂如泥；白沙蜜二斤，炼净。

右件二味，调和匀，入净磁器内盛之，空心，白汤点服。

【译】木瓜四个，蒸熟，去掉果皮，研成烂泥状；白沙蜜两斤，炼净。上述两物调和均匀，放入瓷器内盛起来，需用时，取若干用白开水冲调好，空腹食之。

---

① 中热：指脾胃中热。中，指脾胃。

② 五心：指两手心和两脚心发燥热，并自觉心胸烦躁不安。

③ 脚气不仁：指因脚气病引起的麻木不仁的病。脚气，病名。古名"缓风"，又称"脚弱"。膝劳冷痹疼痛：指风寒邪气闭阴肢体，经络、脏腑而引起膝部肌肉、经脉及骨节间作痛、发冷、闭阴不通而疼痛。痹，在此是病理名，闭阴不通之意。

橘皮醒醒①汤

治酒醉不解，呕噫吞酸②。

香橙皮一斤；去白；檀香四两；葛花③半斤；绿豆花半斤；人参二两，去芒；白荳蔻仁④二两；盐六两，炒。

右件，为细末，每日空心白汤点服。

【译】香橙皮一斤，去掉皮内之白层；陈橘皮一斤，去掉皮内之白层；檀香四两；葛花半斤；绿豆花半斤；人参二两，去掉"人参芦"；白豆蔻二两；盐六两，炒过。以上诸物均碾成细末，一起搅匀；每次取若干，用白开水冲调，每天空腹食之。

---

① 醒醒（chéng）：醒酒；解醉。醒，喝醉了神志不清。

② 呕噫吞酸：中医症名。指呕吐、嗳气、吞酸水。呕，指饮食、痰涎从胃中上涌自口而出。古代文献多以有声无物为呕，有物无声为吐，有物有声为呕吐。现一般不区分，而将有音无物都统称为干呕。噫，即嗳气，又称噫、噫气。吞酸，又称咽酸。酸水自胃中上涌至咽喉，咽喉难受，随即吞咽而下，故名吞酸。

③ 葛花：别称葛条花。为豆科植物葛的干燥花蕾。主产于湖南、河南、广东、广西、浙江、四川、安徽等地。性甘、凉。

④ 白荳蔻仁：别称多骨、壳蔻、白蔻。为姜科植物白豆蔻的果实。主产于越南、泰国。性温、辛。入肺、脾、胃经。蒴果扁球形，直径约15厘米，灰白色，3片裂。10～12月果实呈黄绿色尚未开裂时采收，除去残留的果柄，晒干。其干燥果实，商品即称"豆蔻"。主含挥发油，磨碎后，有良好的芳香健胃作用。入中药。

渴忒饼儿①

生津止渴，治嗽。

渴忒一两二钱；新罗②参一两，去芦；菖蒲③一钱；各为细末。白纳八④三两，研。

右件，将渴忒用葡萄酒化成膏，和上项药末令匀，为剂，印作饼。每用一饼，徐徐噙化。

【译】用葡萄酒把渴忒化成膏子，备用。把去掉参芦的朝鲜人参一两、石菖蒲一钱、白砂糖三两，分别研碎成末。再把这三种料物末挽匀，放入备用的渴忒膏子，一同和匀，做成小剂儿，填进制药饼的模具中去做成"渴忒饼儿"。每次用一个，在口中慢慢含化。

官桂渴忒饼儿

生津，止寒嗽⑤。

---

① 渴忒（tè）饼儿：为渴忒为主料的小药饼。渴忒，元代中药名。竟是何物，尚待确考。现有三种见解：一说渴忒即"血竭"，别称骐驎竭、海蜡、麒麟血、木血竭。为棕榈科秆物麒麟果实及树干中的树脂。因其原植物是麒麟竭，又称"渴留"，即"渴忒"。本物味甘咸，性平。有似栀子的香气。能除五脏邪气。另一说认为渴忒是"紫草茸"，别称赤胶、紫矿、紫梗、紫胶、虫胶。为紫胶虫科昆虫在树枝上所分泌的胶质。古人称其所粘附的树（枝）为"渴廪（lǐn）"。此物色紫如胶，其味甘咸，性平，能清热、凉血、解毒，也主治邪气。第三种见解认为渴忒即棠梨，因《御制五体清文鉴》说渴忒即"杜梨"（棠梨）。烧（炭）食之可止滑痢。第一说似是。

② 新罗：朝鲜古国。

③ 菖蒲：别名白菖、水菖蒲 。主产于湖北、湖南、辽宁、四川等地。辛、苦、温。

④ 白纳八：砂糖。

⑤ 寒嗽：咳嗽的一种。因外感寒邪伤肺，或食生冷伤脾所致。症见咳嗽，痰白带泡沫，面白，脉紧或弦细；冬月受寒；可有恶寒发热，无汗塞鼻。

官桂^①二钱，为末；渴忒一两二钱；新罗参一两二钱，去芦，为末；白纳八三两，研。

右件，将渴忒用玫瑰水化成膏，和药末为剂，用诃子油^②印作饼子。每用一饼，徐徐噙化。

【译】先用玫瑰水把渴忒一两二钱化成膏子，备用。然后把朝鲜人参一两二钱，去掉参芦，研成细末；把肉桂两钱，也研成细末，再把三两白砂糖研成细末。把上述三种料物的细末聚在一起掺和均匀之后，放进备用的"渴忒膏子"，搅匀，做成小剂儿，蘸诃子油，填进制药饼的模具里去制成"官桂渴忒饼"。

答必纳饼儿^③

清头目，利咽膈，生津止渴，治嗽。

答必纳^④（即草龙胆）二钱，为末；新罗参一两二钱，去芦，为末；白纳八五两，研。

---

① 官桂：肉桂。主产于越南，我国广东、广西、福建、云南亦产。辛，甘，大热。

② 诃（hē）子油：为君子科植物诃子的果实制成的油。

③ 答必纳饼儿：有草龙胆合制成的一种片剂。

④ 答必纳：中药"龙胆"。别称胆草、陵游、草龙胆、尤胆草、地胆草、山龙胆、水龙草、四叶胆、苦龙胆草、答必纳（蒙古语）。为龙胆科植物尤胆，又称"粗糙龙胆"或三花龙胆的根及根茎。主产于黑龙江、吉林、辽宁、江苏、浙江。其干燥根茎入中药，为不规则块状，表面暗灰色棕色或深棕色，皱缩，有横纹，上端具茎前或残留茎基，质坚韧；难打断；断面略平坦，黄棕色。龙胆根主要含尤胆宁碱。入中药，其味苦，性寒，无毒。入肝、胆经。能泄肝胆实火，除下焦湿热。

右件，用赤赤哈纳①（即北地酸角儿）熬膏，和药末成为剂，印作饼儿。每一饼，徐徐噙化。

　　【译】龙胆二钱，捣成细末；朝鲜人参一两二钱，去掉参芦，捣成细末；白砂糖五两，研细；备用。用（我国北部产的）酸角的果肉与备用的白砂糖熬成膏，与备用的龙胆（末）、朝鲜人参（末）调和黏稠，放在模具内，印制成小药饼（片）。每日用一个小药饼，含在口中，慢慢含化之。

橙香饼儿

　　宽中②顺气，清利头目。

　　新橙皮一两，焙③，去白；沉香五钱；白檀五钱；缩砂④五钱；白豆蔻仁五钱；荜澄茄三钱；南鹏砂⑤三钱，别研；

---

① 赤赤哈纳：原注说是产在我国的北方的酸角儿。此物栽培或野生，分布于广东、广西、福建、台湾等区。酸角又称酸饺、酸梅、曼姆、通血香、酸刺。为豆科常绿乔太酸豆的果实。荚果厚，长圆形，长3～6厘米，宽约2厘米，灰褐色。种子3～10粒，红褐色，光亮，近似圆形或长圆形。主含糖类、柠檬酸、甲酸等有机酸。入中药，味甜、酸，性凉。能清暑热，化积滞。春季采摘，除去种子，晒干备用。

② 宽中：亦称"宽胸"，与疏郁理气义同。是指治疗因情志抑郁而引起的气滞。症见胸膈脾闷，两肋及小腹胀痛等。

③ 焙（bèi）：用微火烘（药材、食品、烟叶、茶味等）。

④ 缩砂：砂仁，别称缩砂仁、缩砂密、缩砂蔤（mì）。为姜科植物阳春砂或缩砂的成熟果实或种子。种仁俗称砂仁，有特殊香气，入中药或作调味品。因砂仁有特殊的芳香气味，又有开胃、助消化的功效，故常作煮制肉食品用的调味料用。入药，能行气调中、和胃、醒脾。

⑤ 南鹏砂：硼砂。为矿物硼砂经精制而成结晶，其成分为四硼酸钠。入中药，其味甜、咸，性凉。能清热消痰、解毒防腐。

龙脑①一钱，别研；麝香二钱，别研。

右件为细末，甘草膏和剂印饼，每用一饼，徐徐噙化。

【译】新橙皮一两，去掉皮内白层，焙干；沉香五钱；白檀五钱；砂仁五钱，白豆蔻五钱；荜澄茄三钱。上六种料物，合研成细末。麝香两钱，单研成细末。再将上述三种单研成细末的料物与前面备有物细末混合掺匀，用甘草膏调和好，入模具内制成小药饼（片）。每次用一片，在口中慢慢含化。

牛髓膏子②

补精髓，壮筋骨，和血气，延年益寿。

黄精膏③三两；地黄膏④五两；天门冬膏⑤一两；牛骨头内取油二两。

右件，将黄精膏、地黄膏、天门冬膏与牛骨油，一同

---

① 龙脑：一种重要的萜醇。由龙脑树干析出的白色晶体，具有类似樟脑的香气，其右旋泛在中医学上习称"冰片"。本处方中所用之龙脑即"龙脑冰片"，别称龙脑、脑子、瑞龙脑、梅花脑子、梅花片脑、片脑、梅花脑、冰片脑、梅片、梅冰。为龙胆香树脂的加工品。呈半透明块状、片状或颗粒状结晶，类白色至淡灰棕色。气清香，味清凉，嚼之则慢慢溶化。入中药，其味辛、苦，性凉。通诸窍，散郁火，去翳明目，消肿止痛。

② 牛髓膏子：有牛髓油合成的膏子。牛髓，为黄牛或水牛的骨髓。其脂肪酸含月桂酸、肉豆蔻酸、棕榈酸、硬脂酸等。入中药，其味甘，性温，无毒。能润肺、补肾、填髓。膏，很稠的糊状物，是中医药剂的一种。

③ 黄精膏：以中药黄精熬制的药膏。黄精，为百合科植物黄精或囊丝黄精等的根茎。详见本书《神仙服食·服黄精》。

④ 地黄膏：以中药地黄熬制的药膏。地黄，即干地黄，也称干生地。为玄参科植物地黄或怀庆地黄的干燥根茎。入中药。详见本书《神仙服食·服地黄》。

⑤ 天门冬膏：以中药天门冬熬制成的药膏。天门冬，别称天冬。为百合科植物天门冬的块根。入中药。详见本书《神仙服食·天门冬膏》。

不住手用银匙搅，令冷定，和匀成膏。每日空心温酒调一匙头。

【译】用黄精膏五两、地黄膏三两、天门冬膏一两，掺混匀，备用。起锅，把事先炼净的牛骨髓油二两，化开，然后，倒入备用的"混合膏"，用银制小勺不停地搅和，使牛髓油与药膏混匀，然后出锅，装入瓷器皿内，使之冷却，凝定，即成"牛髓膏子"。每天用温酒调一汤匙此膏，空腹服下。

木瓜煎

木瓜十个，去皮、穰，取汁，熬水尽；白沙糖十斤，炼净。

右件，一同再熬成煎。

【译】用鲜木瓜十个，去掉皮和瓤，把果肉压榨出的汁液，（用非金属锅）熬至去掉了大部分水分，成稠黏汁液。再把事先经过熬炼干净的白砂糖十斤放入，加适量水，以使糖化开，并易与木瓜汁溶合，再熬至稠黏，即制成"木瓜煎"。

香圆煎^①

香圆二十个，去皮，取肉；白沙糖十斤，炼净。

右件，一同再熬成煎。

【译】把香圆二十个，去皮，取其果肉；放在事先炼干净的白砂糖（十斤）内，一同再熬至稠黏，即成香圆煎。

---

① 香圆煎：是有香圆果肉当料物的一种饮料。香圆，为芸香科植物香圆的果实。柑果圆形，成熟时橙黄色，果汁无色，味酸苦。果期在 10～11 月。分布于江苏、浙江、江西、安徽、湖北、四川等地。详见本书卷三《果品·香圆》。

株子煎 ①

株子一百个，取净肉；白沙糖五斤，炼净。

右件，同熬成煎。

【译】株子一百个，取其果肉，下锅熬熟；然后把事先熬炼干净的白砂糖五斤放入锅内同熬，制成"株子煎"。

紫苏煎

紫苏叶五斤；干木瓜五斤；白沙糖十斤，炼净。

右件，一同熬成煎。

【译】紫苏叶五斤，切断；干木瓜五斤，破碎；上件同熬成汤（滤去渣滓）。再下入事先熬炼干净的白砂糖十斤，再共熬成"紫苏煎"。

金橘煎

金橘五十个，去子，取皮；白沙糖三斤。

右件，一同熬成煎。

【译】金橘五十个，去掉其子，用其果皮，切碎；与白砂糖三斤一同熬成"金橘煎"。

樱桃煎

樱桃五十斤，取汁；白沙糖二十五斤；同熬成煎。

【译】用鲜樱桃五十斤，取其果汁，与白砂糖二十五斤，一起熬成"樱桃煎"。

---

① 株子煎：有株子的种仁熬制的汤剂饮料。株子，为金橘类果品。详见本书卷三《果品·株子》。

桃煎

大桃一百个，去皮，切片取汁；白沙蜜二十斤，炼净。

右件，一同熬成煎。

【译】用大桃一百个，去掉其果皮，把果肉切成片，绞其果汁；与炼净的蜂蜜二十斤混匀，必要时，可加入适量的凉开水，熬至汤液黏稠，即成"桃煎"。

石榴浆

石榴子十斤；白沙糖十斤，炼净。

右件，一同熬成煎。

【译】把鲜熟石榴子十斤，绞取其汁液，与炼净的白砂糖十斤，一同熬制成汤煎。

小石榴煎

小石榴二斗，蒸熟，去子，研为泥；白沙糖十斤，炼净。

右件，一同熬成煎。

【译】把鲜小石榴（去皮，用其包有果肉的种子）两斗，蒸熟后，去掉其种子，研为泥状；与炼净的砂糖十斤，一同熬制成汤剂饮料。

五味子舍儿别 ①

新北五味十斤，去子，水浸取汁；白沙糖八斤，炼净。

---

① 五味子舍儿别：以五味子（汁）为主料熬制成的解渴的果子露。原目作"五味舍儿别"，误。舍儿别，为用汉字记音的阿拉伯语，也有写成"舍里八"的。其原义为饮料。

右件，一同熬成煎。

【译】把新鲜的北五味子（果实）剖开，去掉子儿，用水浸其果肉，绞取其汁液；加入炼干净的白砂糖八斤，一同熬制成汤剂饮料。

赤赤哈纳

（系酸刺）

赤赤哈纳，不以多少，水浸取汁。

右件，用银石器内熬成膏。

【译】把不论多少数量的酸角用水浸后，绞取其汁液，放进银制的或砂、陶等器皿中去熬成膏。

松子油

松子，不以多少，去皮，捣研为泥。

右件，水绞取汁，熬成，取浮清油，绵滤净，再熬，澄清。

【译】松子不论多少，去掉其皮壳，捣碎研成泥状。然后掺入适量的水，绞取其汁液，入锅上火熬，取出其浮在上面的清油过滤干净，再上火熬炼，澄清之后，即成松子油。

杏子油

杏子不以多少，连皮捣碎。

右件，水煮熬取浮油，绵滤净，再熬成油。

【译】用杏子不论多少，连皮捣碎，入锅上火熬，取其浮在表面的油脂状物，过滤干净后，再经熬炼即成杏子油。

酥油 ①

牛乳中取浮凝，熬而为酥。

【译】取牛乳表层的浮凝，加热熬炼，即可得一种油脂物，即是酥油。

醍醐油 ②

取上等酥油，约重千斤之上者，煎熬，过滤净，用大磁瓮贮之；冬月取瓮中心不冻者，谓之醍醐。

【译】把一千斤以上的上等酥油煎熬，（用丝织品作箩底的箩或丝织布）过滤干净；盛入大磁制器皿中，盖严，封存起来。到严冬季节，取其所盛之酥油中心不冻结的物质，称为醍醐。

马思哥油 ③

取净牛奶子，不住手用阿赤（系打油木器也）打取浮凝者，为马思哥油；今亦云"白酥油"。

【译】用上好纯净的牛乳，入锅上火熬炼，不停地用木制打油器具（阿赤）搅动，提取其上层的浮凝物，就是马思

---

① 酥油：为牛乳经提炼而成的酥油。又称苏、酥、酪苏。味甘，性平，无毒。《日华子本草》云："牛酥，益心肺，止渴、嗽，润毛发，除肺痿、心热并吐血。"但是脾胃虚滑者禁用。

② 醍（tí）醐（hú）油：为牛乳制成的食用脂肪。脂肪是醍醐的主要成分，其中含饱和脂肪酸，以及不饱和的油酥（以上都是偶数的碳脂肪酸）。其味甘，性平，无毒。能养生、滋阴、润燥、止渴。但是中虚湿盛者忌之。

③ 马思哥油：即比一般酥油较为纯净而白的酥油。马思哥，为蒙古语。实际上，本书此处所记之酥油、马思哥油、醍醐油，都是奶制酥油，可看作是下、中、上三等。以醍醐油为最好。可入药，可作制糕点和烹调的用料。其味甜，性微寒，无毒。

哥油。现在也叫"白酥油"。

枸杞^①茶

枸杞五斗，水淘洗净，去浮麦^②，焙干，用白布筒净去蒂萼^③黑色，选拣红熟者。先用雀舌茶展溲碾子^④，茶芽不用；次碾枸杞为细末，每日空心用囗^⑤匙头入酥油搅匀，温酒调下，白汤亦可。忌与酪同食。

【译】枸杞子五斗，用水把它淘洗干净，去掉其浮于水面之质劣者，然后烘焙干，再用白布筒，去掉其果上残留的梗和萼片以及黑色果，拣选其色红果熟的备用。用雀舌茶把石碾子浇沃干净，扔掉茶芽。再用碾子把备用的枸杞子碾为细末。每天空腹时，用汤匙把适量的酥油调入枸杞末，搅和均匀，用温酒服下，用白汤送服也可以。忌与奶酪同时吃用。

玉磨茶^⑥

上等紫笋^⑦五十斤，筛筒净；苏门炒米^⑧五十斤，筛筒

① 枸杞：别名甘枸杞，杞子。主要产于宁夏、甘肃、河北等地。

② 浮麦：此处指入水选时，漂于水上，体小而轻或不成就的枸杞子。

③ 萼（è）：萼片，在花瓣下部的一圈叶状绿色小片。

④ 先用雀舌茶展溲（sōu）碾子：用石碾子破碎枸杞之前，先用雀舌茶把石碾子浇沃一遍。

⑤ 此处不知何字。

⑥ 玉磨茶：是一种流食性的茶汤。因所用料物都经过石质好的石磨细磨而成，故名。玉磨，石质坚硬的细石磨。

⑦ 上等紫笋：上等的紫笋雀舌茶。

⑧ 苏门炒米：经炒熟后的苏门答腊岛所产的稻米。

净；一同拌和匀，入玉磨内磨之成茶。

【译】上等的紫笋雀儿茶五十斤，经筛选干净后备用；苏门答腊产的稻米五十斤，炒熟后，经筛选干净，与备用的紫苏雀儿茶一起入上等石质的石磨上磨成细末，即成"玉磨茶"。

金字茶①

系江南湖州②造进末茶。

【译】（略）

范殿帅茶③

系江浙庆元路④造进茶芽，味色绝胜诸茶。

【译】（略）

紫笋雀舌茶⑤

选新嫩芽蒸过，为紫笋。有先春、次春、探春，味皆不及紫笋雀舌。

【译】（略）

---

① 金字茶：茶叶名。是元代时，湖州制造的一种向皇家进贡的茶叶末。

② 江南湖州：指长江以南的湖州，是古代行政区域的州、路、府名。隋朝仁寿二年（公元602年）置州，因地滨太湖得名。治所在乌程（今浙江吴兴）。唐时，辖境相当浙江吴兴、德清、安吉、长兴等地。元时改为湖州路。

③ 范殿帅茶：元代一种向皇家进贡的茶芽的名子。

④ 庆元路：古代行政区域府、路名。辖境相当今浙江甬江流域及慈溪、象山、定海、贷山、普陀等县地。元朝时改为"庆元路"。

⑤ 紫笋雀舌茶：茶叶名。名用"紫笋"，是表示这种茶是用茶叶的嫩芽尖儿，形如初生之竹笋芽；又用"雀舌"，是比喻此茶如雀舌般的小而嫩。沈括《梦溪笔谈》："茶芽，古人谓之雀舌、麦颗，言其至嫩也。"

女须儿^①

出直北地面^②，味温，甘。

【译】（略）

西番茶^③

出本土，味苦涩，煎用酥油。

【译】（略）

川茶、藤茶、夸茶

皆出四川。

【译】（略）

燕尾茶

出江浙、江西。

【译】（略）

孩儿茶^④

出广南^⑤。

【译】（略）

---

① 女须儿：茶叶名。一说是中药"女儿茶"；一说是一种用青桐（梧桐）嫩叶（芽）制成的茶。

② 直北地面：北京以北、长城以南地区。

③ 西番茶：古代中国西部的少数民族地区所产的茶。

④ 孩儿茶：中药名。别称儿茶、乌爹泥、乌垒泥、乌丁泥、西谢。为豆科植物儿茶的枝干或茜草科植物儿茶钩藤的枝叶煎汁浓缩而成的干燥浸膏。商品有"儿茶膏"、"方而膏"两种。主要含儿茶鞣酸和儿茶素。其味苦、涩，性凉，无毒。入心、肺经。能清热、化痰、止血、消食、生肌、定痛。

⑤ 广南：元代广南东路治所在今广东广州，广南西路治所在今桂林。

温桑茶

出黑峪。

凡诸茶[①]，味甘、苦，微寒，无毒。去痰热，止渴，利小便，消食下气，清神少睡。

【译】（略）

清茶[②]

先用水滚过，滤净，下茶芽，少时煎成。

【译】（略）

炒茶[③]

用铁锅烧赤，以马思哥油、牛奶子、茶芽同炒成。

【译】（略）

---

① 茶：为山茶科植物茶的芽叶。别称苦荼（tú）、槚（jiǎ）、荼、茗、荈（chuǎn）、苦木茶（tú）、蔎（shè）、腊茶、茶芽、芽茶、细茶、酪奴。茶叶含嘌呤类生物碱，以咖啡碱为主。还含挥发油、三萜（tiē）皂甙及甙元，尚含维生素C和胡萝卜素等成分。茶叶的药理作用主要由其所含的黄嘌呤衍化物（咖啡及茶碱）所产生；另外还含大量鞣酸，故有收敛、抑菌等作用。我国是世界上种茶、制茶和饮茶最早的国家。茶叶最初仅被当作药材。它由药材过渡到饮料，据可靠记载，当在西汉初期。至魏晋南北朝，饮茶在统治阶级中已经成为一种嗜好。到了唐朝饮茶更加普遍。

② 清茶：这是一种烹茶的办法，又是一种茶饮的名称，因系用清净之水煎烹茶芽而成，无别的料物相配，故名曰清茶；这种茶饮相当于我们现代日常饮用的"沏茶""泡茶"。

③ 炒茶：这是古代牧区人民制茶的方法，也是一种茶名。以白酥油和牛奶作辅料来炒制茶叶的嫩叶，成为一种别具风味的"炒茶"。

兰膏①

玉磨末茶三匙头、面、酥油同搅成膏，沸汤点之。

【译】（略）

酥签②

金字末茶两匙头，入酥油同搅，沸汤点之。

【译】（略）

建汤③

玉磨末茶一匙，入碗内研匀，百沸汤④点之。

【译】（略）

香茶⑤

白茶一袋、龙脑半钱、百药煎半钱、麝香二钱，同研细；用香粳米熬成粥；和成剂，印作饼。

【译】白茶一袋、龙脑成片者三钱、百药煎半钱、麝香两钱，一同研成细末，搀和均匀，备用。再用香粳米熬成的（稠）粥，与备用的细药末搅拌均匀，制成小药饼儿。

---

① 兰膏：是一种由高等茶叶末、小麦面和酥油一同拌均匀后而成的糊状、流食茶汤。用"兰"以形容其气味香美。

② 酥签：古代游牧民流传下来的一种"油茶"，用酥油搅拌茶叶末做成。

③ 建汤：用经数沸的开水沏玉磨茶而成的茶饮。建，指建茶，古代福建省建州地区出产的一种高等末茶，曾为给皇帝进上的贡品。后来其他地区所产的末茶，也冒称建茶、玉磨茶。

④ 百沸汤：指数经煮开，在净微生物及杂质的水。百，形容次数多，非真指一百。

⑤ 香茶：这是一种以茶叶和中药、粳米粥合制成的一种供口含服用的茶剂。

诸水①

泉水②

甘，平，无毒。治消渴、反胃、热痢。今西山③有玉泉水④，甘美，味胜诸泉。

【译】泉水味平，性干，无毒。治消渴、反胃、热痢。现今北京西山的玉泉山泉水甜美，味道比其他泉水都好。

井华水⑤

甘，平，无毒。主人九窍大惊出血⑥，以水噀面⑦，即住；及洗人目瞖⑧；投酒、醋中，令不损败；平旦⑨汲者是也。今内府御用之水，常于邹店取之。缘自至大⑩初，武宗

---

① 此标题，原文缺，据原目补之。

② 泉水：原目作"玉泉水"，误。

③ 西山：指北京西郊之山。

④ 玉泉水：指北京西郊玉泉山的泉水。

⑤ 井华水：指人工凿的水井中的水。其水冠以"华"字，以称其美。

⑥ 主人九窍大惊出血：主治病人因受大惊而九窍出血的病症。九窍，指人的双眼、双耳、双鼻孔、口及小便、肛门。这九处匀通体内外的孔穴。

⑦ 噀（xùn）面：以水喷脸。噀，含在口中而喷出。

⑧ 目瞖（yì）：眼病。眼内生遮蔽物，影响视力。同"翳"，遮蔽。

⑨ 平旦：天刚亮的时候。

⑩ 至大：元朝武宗皇帝（海山）的年号。至大元年为公元 1308 年。

皇帝幸柳林飞放①，请皇太后同往鸡焉。由是道经邹店，因渴思茶，遂命普兰奚国公金界奴朵儿只煎造。公亲诣诸井选水，惟一井水味颇清甘、汲取煎茶以进。上称其茶味特异内府常进之茶，味色两绝。乃命国公于井所建观音堂，盖亭井上，以栏翼之②，刻石纪其事。自后，御用之水，日必取焉日必取焉：每日必取水于此处。所造汤茶，比诸水殊胜，邻左有井，皆不及也。此水煎熬过，澄莹如一，常较其分两，与别水增重。

【译】井华水口味甘甜，性平，没有毒。能治人受到很大的惊吓后九窍出血的毛病，把水喷到脸上，出血就可以止住；可以清洗人眼睛里出现的疾病；把水放进酒、醋里面，能够使酒和醋不坏；水必须在早上天刚亮的时候打上来。现在皇帝宫廷里用的水，都是从邹店的井里打上来的。这是因为在至大初年，武宗到柳林去放鹰游春，请了皇太后一起去看。走到邹店的时候，渴了想喝茶，于是命令普兰奚国公金界奴朵儿只于去煎茶。国公亲自到各个井去选水，只有一口井打上来的水味道清凉、甘甜，就用这个水来煎茶献给皇帝

---

① 武宗皇帝幸柳林飞放：元朝武宗皇帝到近郊柳林地方去放鹰游春。武宗皇帝，指元朝第三代皇帝海山，他仅当了四年皇帝（公元1308—1312年）。幸，封建时代，皇帝到某地去，叫"幸某地"。飞放，元朝时，皇帝到郊外去放鹰游戏叫"飞放"。《宸垣识略》云："元时，冬春之交，天子幸近郊，纵鹰搏击，以为游豫之度，谓之飞放。至顺二年，筑柳林海子畔堰。"当时，北京南郊之南苑就叫"飞放泊"。

② 以栏翼之：修造栏杆，把井圈护起来。

和皇太后。皇帝和皇太后喝了以后说茶味和以前在宫里喝的不一样，味道和颜色都很好。就让国公在井边建了观音堂，在井上盖了亭子，周围用栏杆围了起来，刻了石碑记录这件事。从这以后，皇帝用的水必须每天从这里打。冲泡出来的茶，比用别的地方的水好得多，旁边的井打上来的水都比不上。用这口井的水煎过的茶清澈晶莹，曾经测过这水的重量，比别的水要重一些。

神仙服食①

铁瓮先生琼玉膏②

此膏填精补髓，肠化为，筋万神具足，五脏盈溢，髓实③血满，发白变黑，返老还童，行如奔马。日进数服，终日不食亦不饥。开通强志，日诵万言，神识高迈，夜无梦想。人年二十七岁以前，服此一料，可寿三百六十岁；四十五岁以前服者，可寿二百四十岁；六十三岁以前服者，可寿一百二十岁；六十四岁以上服者，可寿百岁。服之十剂，绝其欲，修阴功，成地仙矣。一料分五处，可救五人痈疾；分十处，可救十人劳疾。修合之时，沐浴至心，勿轻示人。

新罗参二十四两，去芦；生地黄一十六斤，汁；白茯苓四十九两，去黑皮；白沙蜜一十斤，炼净。

---

① 神仙服食：此章列出三十四个处方，都是从神话传说或医家、道家书中摘选来的。读者很容易看出其内容绝大部分既不符合实际，又远乖情理，更无科学道理可言。但其中大部分是用滋补性的中药组成的单方或配方，虽带有玄妄、浓厚的封建迷信色彩，但还不至于伤人。唯其中有引人长期或大量服某一单方时，则有"过而成害"的大弊，切不可轻信之。故译注者对本章的各条只适当地加提示性的评注，解释一些知识性的词语；就不通译了。食，原目作"饵"，误。

② 铁瓮先生琼玉膏：这是一种制作方法比较精细的饮料。其性滋补，有益于人。但其中所说的能使人活一百至几百岁，使人能成仙，以及服前焚香、祭天地等都是迷信的说法。

③ 实：原本"脱"，据《洪氏集验方·铁瓮先生神仙秘法琼玉膏》补。

右件：人参、茯苓为细末；蜜用生绢滤过；地黄取自然汁，捣时不用铜铁器取汁，尽去滓，用药一处拌和匀；入银石器或好磁器内封，用净纸二三十重封闭。入汤内，以桑柴火煮三昼夜，取出，用蜡纸数重包瓶口，入井口，去火毒一伏时，取出，再入旧汤内煮一日，出水气，取出，开封取三匙，作三盏祭天地百神，焚香设拜，至诚端心。每日空心酒调一匙头。

【译】这种膏能够填补精气骨髓，使人精神十足，五脏盈溢，骨髓血满，白发变黑，返老还童，行走像奔马。每天服用几次，一天不吃饭也不会饿。能够让人增强记忆，每天读一万字，神识高迈，夜晚不会做梦。二十七岁以前，服用它，可以活到三百六十岁；四十五岁以前服用，可以活到二百四十岁；六十三岁以前服用，可以活到一百二十岁；六十四岁以上服用，可活到一百岁。服用十剂，能够绝欲望，修练阴功，成为地上的神仙。这样的一份料分为五处，可以救治五个人的痈疾；分为十处，可以救治十个人的劳疾。配制药的过程中，要沐浴心诚，不能轻易地让别人看到。（无科学道理）

用二十四两朝鲜人参，去掉芦；十六斤生地黄，取汁；四十九两白茯苓，去掉黑皮；十斤白沙蜜，炼制干净。

上面这些东西中：人参、茯苓研成细末；蜜用生绢过滤；地黄榨取汁，捣汁的时候不能用铜铁器，把滓子全部去掉，搅拌和匀；放进银、石器或好瓷器里封上，用二三十层干净的纸封闭。放到水里，用桑木柴火煮三个昼夜，取出来，再用多层蜡纸包好瓶口，放到井口上一个伏时去掉火毒，拿出来，再放到旧汤里煮一天，排出水气，拿出来，用最至诚、最端正的心态，打开封口取三匙，装到三个盏里用来祭天地百神，点上香排好拜案。每天用酒调一匙尖，然后空腹服用。

地仙煎 ①

治腰膝疼痛，一切腹内冷病，令人颜色悦泽，骨髓坚固，行及奔马。

山药一斤；杏仁一升，汤泡，去皮、尖；生牛奶子二升。

右件，将杏仁研细，入牛奶子、山药，拌绞取汁，用新磁瓶密封，汤煮一日。每日空心酒调一匙头。

【译】治疗腰膝疼痛，所有腹内的冷病，让人脸色好看，骨头坚固，走起来像奔马一样。

山药一斤；杏仁一升，用水泡，去皮、尖；生牛奶两升。

以上这些物料，杏仁研磨细，放进牛奶、山药，拌匀以后绞了取汁，用新瓷瓶密封好，用水煮一天。每天用酒调一匙，空腹服用。

---

① 地仙煎：这是一种制作很精细，也很好喝的饮料。据其所用物料，中医认为能滋肾、治腰膝疼。但是说喝后行走能追及奔马，是太夸张了。

金髓煎 ①

延年益寿，填精补髓。久服发白变黑，返老还童。

枸杞不以多少，采红熟者。

右用无灰酒②浸之，冬六日，夏三日。于沙盆内研令烂细，然后以布袋绞取汁，与前浸酒一同慢火熬成膏。于净磁器内封贮，重汤煮之。每服一匙头，入酥油少许，温酒调下。

【译】延年益寿，填精补髓。坚持服用头发由白变黑，可以返老还童。

枸杞不管多少，用颜色红并且熟透了的。

用没有杂质的白酒浸泡，冬天泡六天，夏天泡三天。在沙盆里研到细烂，然后用布袋绞，取汁，和浸泡的酒一起用慢火熬成膏。封存在干净的瓷器里，多加水煮。每次服用一匙，放一点酥油，用温酒调好服。

天门冬膏 ③

去积聚、风痰、癫疾、三虫伏尸④，除瘟疫。轻身益

---

① 金髓煎：以枸杞为主料熬制成的膏子，与酒同饮，其功可与现代的枸杞酒同功。有补肾之功效。"返老还童"之说是不可信的。

② 无灰酒：没有杂质的纯白酒。

③ 天门冬膏：以中药天门冬为主料熬制成的药膏。本条夸大了门冬的疗效。天门冬，中药名。为百合科植物天门冬的块根。别称虋（mén）冬、大当门根、天冬。其味甘、苦，性寒，无毒。能滋阴、润燥、肺清、降火。天门冬主含天门冬素、黏液质、木糖和葡萄糖等。

④ 三虫伏尸：古代中医学指潜伏人体内，能使人受害至死的三种寄生虫病。三虫，具体所指说法不一，一般认为是蛔虫、绦虫、蛲虫。《本经》说："三虫伏尸，即虫枯液燥之劳瘵。"

气，令人不饥，延年不老。

天门冬不以多少，去皮、去根须，洗净。

右件捣碎，布绞取汁，澄清滤过，用磁器沙锅或银器慢火熬成膏。每服一匙头，空心温酒调下。

《道书八帝经》："欲不畏寒，取天门冬、茯苓，为末服之，每日频服，大寒时，汁出单衣"[①]。

《抱朴子》[②]云："杜紫薇服天门冬，御八十妾，有子一百四十人，日行三百里。"

《列仙子》[③]云："赤松子食天门冬，齿落更生，细发复出。"

《神仙传》[④]云："甘始者，太原人。服天门冬，在人间三百年。"

《修真秘旨》[⑤]："神仙服天门冬，一百日后，怡泰和

---

① 此为道家玄虚无稽之谈，尤其是说"每日频服天门冬茯苓末"，过多出汗，其实有伤身体。

② 《抱朴子》：道家书名。东汉葛洪著。分内外篇，共七篇。其中有用植物治疗疾病用矿物炼丹药、炼金银等记载。对化学和制药学的发展有一定贡献。但其中也有荒诞不经或封建迷信的内容，本条所引说杜紫薇服天门科等就属此类。

③ 《列仙子》：道教书名，即《列仙传》。旧题汉刘向撰。后人断为伪托，应为东汉人所作，两卷。记赤松子等神仙故事七十则。晋代以后言神仙故事者，皆依据此书；历代文人亦多引为典实。此条内容也是虚妄的说法。

④ 《神仙传》：道教书名。十卷，晋葛洪撰。内容叙述古代传说中九十四个神仙的故事，大体为继刘向《列仙传》而作。但其中容成公、彭祖二条则以《列仙传》重出。此条云服食天门冬能活三百年也是荒诞之谈。

⑤ 《修真秘旨》：古代讲修真养性的书籍。亦多妄谈，本条例是一例。

颜，赢劣①者强；三百日身轻，三年身走如飞。"

【译】服用天门冬膏，可以去除积聚、风痰、癫疾、三虫伏尸等病，除掉瘟疫。让人身轻、气益、不饿、长寿。

天门冬，不管多少，去掉皮、根须，洗干净。

捣碎以后，用布裹绞，取汁用，汁过滤澄清，再用瓷器沙锅或者银器慢火熬成膏状。每天服用一匙，温酒空腹喝下。

《道书八帝经》记载：要想不怕冷寒，用天门冬、茯苓，研成末服用，每天多吃，大寒节气时，穿单衣都出汗。

《抱朴子》记载：杜紫薇服用天门冬，有八十个女人，有子女一百四十人，每天走三百里。

《列仙子》记载：赤松子吃天门冬，牙齿掉了又长出来，细小的毛发又生长出来。

《神仙传》记载：太原人甘始，服用天门冬，活了三百年。

《修直秘旨》记载：神仙服用天门冬，一百天后，脸泰然和悦，瘦弱的变强壮；三百天身子轻，三年以后奔走如飞。

服地黄

《抱朴子》云"楚文子服地黄八年，夜视有光，手上车弩②。"

【译】《抱朴子》记载：楚文子吃了八年地黄，晚上看

---

① 赢劣：身体瘦弱，泛指不好。

② 手上车弩：力气大，能用手拉开远射的兵弩，置于发机之上。

上去发光，能够用手拉开车弩。

服苍术

《抱朴子》云："南阳文氏，值乱逃于壶山，饥困。有人教之食术[1]，遂不饥。数年乃还乡里，颜色更少，气力转胜。"

《药经》云："必欲长生，当服山精，是苍术也。"

【译】《抱朴子》记载：南阳文氏，碰到灾乱，逃到壶山，又累又饿。有人教他吃苍术，于是不饿了。过了几年回到家里，脸色更年轻，气力更大了。

《药经》记载：想要长生，就服山精，也就是苍术。

服茯苓

《抱朴子》云："任季子服茯苓一十八年，玉女从之，能隐彰，不食谷，面生光。"

《孙真人枕中记》："茯苓久服百日，百病除；二百日夜昼二服后，役使鬼神；四年后，玉女来待。"

【译】《抱朴子》记载：任季子服用茯苓，坚持十八年，玉女跟着他，可以隐形，不吃谷物，脸上光亮。

《孙真人枕中记》记载：坚持吃茯苓一百天，什么病都没了；每天白天、晚上各吃一次，坚持两百天，能够驱使鬼神；坚持四年以后，玉女会来服侍。

---

① 术（zhú）：为菊科植物白术的根茎。别称山蓟、山精、杨枹蓟、术山芥、天蓟、山姜、乞伽力、山精、山连、冬白术。原生于山区丘陵地带，野生种在原产地几乎已绝迹，后用者，为人工栽培所产。其味甘、苦，性温。能补脾、益胃、燥湿、和中。

服远志 ①

《抱朴子》云："陵阳仲子服远志二十年，有子三十人，开书所见，便记不忘。"

【译】《抱朴子》记载："陵阳仲子服用远志二十年，生有三十个孩子。打开书所看见的，便过目不忘。"

五加皮酒

《东华真人煮石经》②："舜常登苍梧山，曰厥金玉香草，即五加③也。服之延年。故云：'宁得一把五加，不用金满车；宁得一斤地榆，安用明月宝珠。'昔鲁定公母单服五加皮酒，以致长生。如张子声、杨始建、王叔才、于世彦等，皆古人服五加皮酒而房室不绝，皆寿三百岁，有子三二十人。世世有服五加皮酒而获年寿者甚众。"

【译】《东华真人煮石经》上记载：舜经常登苍梧山，采一种叫作厥金玉香草，就是五加。吃了长寿。所以说宁得一把五加，不用金满车；宁得一斤地榆，安用明月宝珠。过

---

① 远志：中药名，又名葽（yāo）绕、蕀（jí）蒬（yuān）等。产东北、华北、西北和华中以及四川；多年生草本，主根粗壮，韧皮部肉质。具有安神益智、祛痰、消肿的功能，用于心肾不交引起的失眠多梦、健忘惊悸，神志恍惚，咳痰不爽，疮疡肿毒，乳房肿痛。

② 《东华真人煮石经》：又称《东华真人煮石法》。为古代道教炼丹煮石的方书，其内容也多有虚妄者。此条举传说中的历史上的高寿人物为"服五加皮酒能长寿"作论据，殊不可信。

③ 五加：中药五加皮。别称南五加皮。为五加科植物五加或无梗五加、刺五加、糙中五加、轮伞五加等的根皮。其味辛，性温。能祛去风湿，壮筋骨，活血去瘀。五加皮酒，即以五加皮为主料，加白酒炮制成的药酒。

去鲁定公的母亲单服用五加皮酒，达到了长生不老。像张子声、杨始建、王叔才、于世彦等人，都是因为服用五加皮酒而做到后代不绝，寿命都在三百岁以上，有孩子二三十人。每代都有很多服用五加皮酒长生的人。

服桂

《抱朴子》云："赵他子服桂二十年，足下毛生，日行五百里，力举千斤。"

【译】《抱朴子》说：赵他子坚持了二十年吃桂，脚下长出毛，一天走五百里，可以举千斤重的东西。

服松子

《列仙传》："偓佺①食松子，能飞行健走如奔马"。

《神仙传》："松子不以多少，研为膏，空心温酒调下一匙头，日三服，则不饥渴。久服，日行五百里，身轻体健。"

【译】《列仙传》上说：偓佺吃松子，可以飞快地奔行，健步奔跑像奔马一样。

《神仙传》上说：松子不论多少，研成膏，用温酒调一勺尖空腹服用，每天三次，不会觉得饥渴。长期服用，每天走五百里，身轻体健。

松节酒

《神仙传》："治百节疼痛，久风虚，脚痹痛：松节酿

---

① 偓（wò）佺（quán），古仙人名，见《史记·司马相如传》。

酒服之，神验。"①

服槐实

《神仙传》："槐实于牛胆中渍浸百日，阴干。每日吞一枚，十日身轻，二十日白发再黑，百日通神。"

【译】《神仙传》上说：槐实放到牛胆里浸泡一百天，取出来阴干。每天吞食一个，十天身体变轻，二十天白发变黑，一百天就可以通神。

服枸杞

《食疗》②云："枸杞叶，能令人筋骨壮，除风，补益，去虚劳，益阳事。春、夏、秋采叶，冬采子，可久食之。"

【译】《食疗》上说：枸杞叶，能让人筋骨强壮，祛除风症，滋补益气，治虚劳，对阳事好。春、夏、秋三季采叶子，冬天采子，可以长期吃。

服莲花

太清诸本草③："七月七日，采莲花七分；八月八日采

---

① 此条虽对松节酒的疗效有所夸大，但尚无玄虚的迷信胡说。百节疼痛，指周身关节痛疼。松节，中药名，为松科植物油松、马尾松或云南松松干的结节。别称黄松木节、油松节、松郎头。主要含纤维素、木质素、少量挥发油和树脂。其味苦，性温，无毒。

② 《食疗》：药书。三卷。唐孟诜撰。为记述可供食用、疗病的本草专著。其后，张鼎又作了补充。但原书已佚，佚文散见于《类本草》《医心方》等书中。

③ 太清诸本草：指道教各种有关药物著作。此条内容虽无大虚妄之处，但言令人不老，也是夸大的说法。因莲根、莲花、莲子虽都可入中药，且各有所治，但亦无"令人不老"之神奇之效。

莲根①八分；九月九日采莲子九分。阴干食之，令人不老。

【译】太清诸本草记载：七月七日，采七分莲花；八月八日，采八分莲根；九月九日，采九分莲子。背阴晾干了吃，能够让人不变老。

服栗子

《食疗》云："如肾气虚弱，取生栗子不以多少，令风干之。每日空心细嚼之三五个，徐徐咽之。"

【译】《食疗》说：如果肾气虚弱，就用生栗子，不管多少，风干了。每天空腹细嚼三五个，慢慢咽下去。

服黄精②

昔临川有士人虐其婢。婢乃逃入山中，久之见野草枝叶可爱，即拔取食之，甚美，自是常食之。久而不饥，逐轻健，夜息大木下，闻草动，以为虎。惧而上木避之。及晓下平地，其身翛然凌空而去。或自一峰之顶，若飞鸟焉。数岁，其家采薪见之，告其主，使捕之不得。一日遇绝壁下，以网三面围之，俄而腾上山顶。其主异之。或曰此婢安有仙

---

① 莲根：藕，又名"光旁"。详见本书卷三《果品·藕》。

② 此条举俚俗间谣传的神话故事，以证服食黄精能成地仙，甚是怪诞。黄精，为百合科植物黄精等根茎（各有学名，从略），别称龙衔、太阳草、白及、兔竹、垂珠、鸡格、鹿竹、重楼、葳蕤（ruí）、苟格、马箭、笔菜、黄芝、笔管菜、生姜、野生姜、野仙姜、山生姜、玉竹黄精、白芨黄精、阳雀蕻（hòng）、土灵芝、老虎姜、山捣臼、鸡头参、黄鸡菜、山姜。黄精的根茎主含黏液质、淀粉及糖分，并无其他贵物质或神奇的成分。其味甘，性平，无毒。多与其他药配伍使用。译注者新加坡亲见北京房山药农毛万有，因煮食鲜黄精，痞满气塞者六七日，几成大害。

饮膳正要

137

风道骨？不过灵服食。遂以酒馔五味香美置往来之路，观其食否。果来食之，遂不能远去。擒之，问以述其故。所指食之草即黄精也。

谨按：黄精，宽中益气，补五脏调良饥肉，充实骨体，坚强筋骨，延年不老，颜色鲜明，发白再黑，齿落更生。

【译】以前有个临川人虐待婢女。婢女逃到山里，看见野草枝叶长得可爱，就拔了吃，味道很好，就经常吃。时间长了感觉不到饥饿，走路非常轻快。晚上睡在大树下，听到草动，以为老虎来了。吓得她躲到树上。到了白天下来，身子突然可以飞起来。有时站在山峰的顶端，像鸟一样。过了几年，她家里砍柴的人看见了，回去告诉她的主人，主人叫人来抓而没有抓到。一天在绝壁底下碰上了，用网从三面围捕，她立刻飞上山顶。她的主人很奇怪。有人说这个婢女怎么会有仙风道骨？不过是吃了灵丹妙药。于是用酒和美食放在她经过的路上，看她吃不吃。她果然走过来吃了，就不能再飞远逃开。抓到她以后，问她原因。她指出吃的草就是黄精。

说明一下：黄精，能够宽中益气，滋补五脏调良肌肉，充实骨体，使筋骨强壮，长寿不老，脸色光亮，白发变黑，牙齿再生。

神枕法①

汉武帝东巡泰山下，见老翁锄于道，背上有白光高数尺。帝怪而问之："有道术否？"老翁对曰："臣昔年八十五时，衰老垂死，头白齿落。有道士者教臣服枣，饮水，绝谷；并作神枕法。中有三十二物，内二十四物善，以当二十四气②；其八物毒，以应八风。臣行转少，黑发更和堕齿复出，日行三百里。臣今年一百八十矣。不能弃世入山，顾恋子孙，复还食谷，又已二十余年，犹得神枕之力，往不复老。"武帝视老翁颜壮当如五十许人。验问其邻人，皆云信然。帝乃从授其方作枕，而不能随其绝谷饮水也。

【译】汉武帝去泰山，看见一个老人在路边耕种，背上有几尺高的白光。皇帝觉得奇怪就问他："你有什么道术吗？"老人回答说："我在八十五岁的时候，衰老等死，头发白了，牙齿掉了。有个道士教我吃枣、饮水、辟谷；并且给了一个神枕的作法。枕头里有三十二种东西，二十四种是好东西，对应二十四节气；有八种毒物，对应八风。我用了没多久，头发黑了，牙齿也长出来了，每天走三百里路。今年已经一百八十岁了。因为牵挂孩子们，没有隐居，又开始吃粮食，现在又过了二十多年，靠着神枕的功效，仍然不

---

① 在此法中，三十二味中草药，既不能内服，又不能外涂，仅作"药枕"用之，竟能使人更齿变发，百年长寿，缺乏科学根据。

② 内二十四物善，以应二十四气：指其中有二十四味无大毒之良药，用以适应一年中的二十四节气。这是一种主观臆造，并无科学依据。二十四气，即二十四节气。

老。"武帝看老人相貌好像五十多岁的人。就向他的邻居求证，都说是这么回事。皇帝于是就用老人的方法作枕头，但是不能像老人一样不吃饭只喝水。

神枕方

用五月五日、七月七日取山林柏以为枕：长一尺二寸，同四寸；空中容一斗二升；以柏心赤者为盖，厚二分，盖致之令密，又使可开闭也。又钻盖上为三行，每行四十九孔，凡一百四十七孔，令容粟大。用下项药：芎䓖、当归、白芷、辛夷、杜衡、白术、藁本、木兰、蜀椒、桂、干姜、防风、人参、桔梗、白薇、荆实、肉苁蓉、飞廉、柏实、薏苡仁、款冬花、白衡、秦椒、麋芜。凡二十四物，以应二十四气。

乌头、附子、藜芦、皂角、菵草、凡石、半夏、细辛。八物毒者，以应八风。

右三十二物，各一两，皆㕮咀^①，以毒药上安之，满枕中。用囊以衣枕百日面有光泽；一年，体中诸疾一一皆愈，而身尽香；四年白发变黑，齿落重生，耳目聪明。神方验秘，不传非人也。武帝以问东方朔^②，答云："昔女廉以此

① 㕮（fǔ）咀（jǔ）：语出《灵枢·寿夭刚柔》篇。㕮咀，就是咬嚼的意思。古代没有刀的时候，把药物咬成粗粒，加水煎服。后人改用刀切或捣、锉等法。此处故用㕮咀来破碎所用之药，无非是故弄玄虚，以示法古，又有避铁器之意。

② 东方朔：人名。西汉文学家。字曼倩（公元前154—前93年），平原厌次（今山东惠民）人。武帝时，为太中大夫，喜辞赋，性诙谐滑稽。后来关于他的传说很多，也应属于传说之类的故事。后有人说《神异经》《海内十洲记》等书是他著的。

传玉青，玉青以传广成子，广成子以传黄帝。近者谷成道士淳于公枕此药枕，百余岁而头发不白。夫病之来皆从阳脉起，今枕药枕风邪不得侵入矣。又虽以布囊衣枕，犹当复以帏囊重包之，须欲卧时乃脱去之耳。"诏赐老翁匹帛。老翁不受曰："臣之于君，犹子之于父也；子知'道'以上之于父，义不受赏。又臣非卖道者，以陛下好善，故进此耳。"帝止而更赐诸药。

【译】农历五月五日、七月七日摘取的柏叶用来做枕头：长一尺两寸，高四寸；里面可以装一斗两升；把红色的柏心盖在上面，厚两分，盖到很密，但又能随意打开封闭。在盖上分三行，每行打四十九个孔，一共打一百四十七个孔，孔开到能够放进大一点的粟米。加入下面这些药：芎劳、当归、白芷、辛夷、杜衡、白术、薰本、木兰、蜀椒、桂、干姜、防风、人参、桔梗、白薇、荆实、肉苁蓉、飞廉、柏实、薏苡仁、款冬花、白衡、秦椒、麋芜。一共二十四种，对应二十四节气。乌头、附子、藜芦、皂角、菵草、矾石、半夏、细辛。八种毒物，对应八风。

上面这三十二种东西，每种各一两，全都嚼碎了，把毒性的药放在上面，装满枕头。用布袋包在外面，枕上一百天脸就会有光泽；枕上一年，身体里的各种疾病都会全愈，而且身上会充满香气；枕四年，白发会变黑，掉落的牙齿会重新长出来，耳聪目明。神奇的药方经过检验而管用，不传给别人就是自私了。汉武帝问东方朔，东方朔回答说："以前女廉把这个方子传给玉青，玉青传给广成子，广成子传给黄帝。最近谷成道士淳于公枕这个药枕，一百多岁了头发不变白。人生病都是从阳脉来的，现在枕药枕，风邪就无法侵入身体了。虽然已经用布袋包上枕头了，最好再用帛布多包几层，要枕的时候再打开。"皇帝赏赐给他一匹布。他不接受，说："臣和君，就像儿子和父亲；儿子明白了'道'来告诉父亲，按规矩不能够领受封赏。加上我不是卖'道'的，是因为您喜好善良，所以告诉您。"皇帝听了就赏赐给他各种药。

服菖蒲

菖蒲，寻九节者窨干①百日，为末。日三服。久服，聪明耳目，延年益寿。

抱朴子云："韩聚服菖蒲十三年，身上生毛，日诵万言，冬祖不寒。须得石上生者，一寸九节，紫花尤善"。

【译】找到长有九个节并且阴干了一百天以上的菖蒲，研成末。每天服用三次。长期坚持，可以使耳聪目明，延缓衰老。

抱朴子说：韩聚坚持服用菖蒲十三年，身上生长出毛发，每天记诵一万字，冬天不穿衣服也不会感到寒冷。必须

---

① 寻九节者窨（yìn）干：寻找菖蒲茎一寸生九节的窨干。《本草原始》说："石菖蒲色紫，折之有肉，中实多节者良，不必拘泥于九节，咀忌铁。"窨干，阴干。

是石头上生长的，一寸九节的菖蒲，开紫花的更好。

服胡麻

胡麻①，食之能除一切痼疾②；久服，长生，肥健人，延年不老。

【译】吃胡麻能够去除所有顽固的疾病；长期服用，能让人长生、强健、延长寿命不变老。

服五味③

抱朴子服五味十六年，面色如玉，入火不灼，入水不濡。

【译】抱朴子服用五味坚持了十六年，脸色像玉一样润，进到火里不会被烧伤，进到水里不会湿。

服藕实

《食医心镜》④：藕实，味甘，平，无毒。补中益气，清神，除百病。久服令人止渴，悦泽⑤。

【译】《食医心镜》记载：藕，味道甘甜，性平，没有

---

① 胡麻：黑脂麻，别名黑芝麻，为胡麻科植物脂麻的种子。甘，平。为胡麻科植物脂麻的黑色种子。详见本书卷三《米谷品·胡麻》。

② 痼（gù）疾：泛指一切日久年深、难治愈的顽固病症。

③ 五味：辛、酸、甘、苦、咸。药物的味有别，作用也就不一样。

④ 《食医心镜》：又称《食医心鉴》，唐代殷晟著。原书自宋以后即佚失。现有影印本，乃日本人说朝鲜学者从各种古书中引用《食医心鉴》之条目集锦而成的。我国出版界影印发行。《食医心鉴》是一部专讲"食物疗法"的古书。后世被中医家、烹任家等多引其文，甚受学术界重视。

⑤ 悦泽：指人的精神气色好，肤色健康光润。

毒。能够滋补中气，清神，去除百病。长期服用能够止渴，使人的精神气色变好。

服莲子

日华子[①]云："莲子，并石莲[②]去心，久食令人心喜，益气止渴，治腰痛、泄精、泻痢"。

【译】日华子说：莲子加上去掉心的石莲，长期吃能够让人内心喜悦、益气止渴，治疗腰痛、泄精、泻痢等疾病。

服莲蕊

日华子云："莲花蘂[③]，久服镇心益色，驻颜轻身。"

【译】（略）

服何首乌

日华子云："何首乌[④]，味甘无毒。久服壮筋骨，益精髓，黑髭鬓[⑤]，令人有子。"

---

① 日华子：唐代药学家。原姓大，名明。四明（今浙江宁波）人。《古今医统》《鄞县志》等文献记载，他精研药性，集诸家本草。所用药，按寒温性味，花实虫兽分类，编成《大明本草》（又称《日华子诸家本草》），已佚。其具体条文，散见于唐后各家医书中。

② 石莲：经霜老熟而带有灰黑色的果壳。别称甜石莲、壳莲子、带皮莲子。石莲子除去果壳的种子称为"莲肉"。

③ 莲花蘂（ruǐ）：莲须，为睡莲科植物的雄蕊。别称金樱草、莲花须、莲蕊须。蘂，同"蕊"。在夏季荷花盛开时，采取雄蕊阴干。含槲（hú）皮素、木犀草素、异槲皮甙、木犀草素葡萄糖甙、生物碱。能清心、益肾、涩精、止血。

④ 何首乌：中药名，为蓼科檀物何首乌。又称地精、赤敛、首乌、陈知白、红内消、乌肝石、黄花乌根、小独根。主要产自河南、湖北、贵州、四川、江苏、广西等地。苦、甘、微温。能补肝、益肾、养血祛风。

⑤ 髭（zī）鬓（bìn）：指胡须和鬓发。

【译】日华子说：何首乌，味道甘甜，没有毒性。长期服用能够强壮筋骨、补益精髓、胡须和鬓发可以变黑、能让人生儿子。

四时所宜^①

春三月，此谓"发陈"^②，天地俱生，万物以荣。夜卧早起，广步^③于庭，被^④发缓形，以使志生^⑤；生而勿杀，予而勿夺，赏而勿罚；此春气之应，养生之道^⑥也。逆之则伤肝^⑦，夏为寒变^⑧，奉长者少^⑨。

---

① 四时所宜：本章阐述了自然界四季气候的正常变化规律：春生，夏长，秋收，冬藏。对于人来说，四季是外在客观环境的一个主要方面，而人体内在的精神意志活动是内脏器官活动的主宰，但是，人体的活动必须与外在环境统一、协调，才能保持身心健康。反之，则必有伤于身心。本章以四季时序分四个部分来阐述。每个部分均包括两个自然段，其中的第一自然段均系全文引自《黄帝内经·素问·四气调神大论》；第二自然段是作者博采群书中的有关资料而写成的。

② 发陈：就是推陈出新的意思。孙冶让云："陈，久也。发陈，谓启发之故，更生新者也。"发，指生发。陈，指过去。

③ 广步：舒缓自由地散步。

④ 被：同"披"，披散。

⑤ 以使志生：使人的意志顺着春天生发这而舒畅活泼。

⑥ 道：此处是指人养生保健的道理、方法和规律。下"夏、秋、冬"三段的"道"字也是此意。

⑦ 逆之则伤肝：违背了这种养生的规律，就会损伤人的肝脏。因为中医以五行（木、火、土、金、水）对人体五脏（肝、心、脾、肺、肾）和自然界四季（春、夏、秋、冬），所以，肝属"木"，春亦属"木"；如果在春季时，养生不得其法，就会使肝脏受伤（生发不足）。

⑧ 寒变：指人体因阳气不足的寒性病变。喻昌说："寒变者，夏月得病之总名。缘肝木弗荣，不能生其心火，至夏心火当旺反衰，得食则饱闷，遇事则狐疑，下利奔迫，惨然不乐。"日本学者喜多村直宽《素问札记》谓："据后文例，'寒变'疑是病名。"参诸中医文献，当依喻说为是。

⑨ 奉长（zhǎng）者少：因在春季生发不足，到夏季时，供给生长的物质基础就薄弱了。奉，供给的意思。长，指"夏长"，在夏季向上健康生长的条件（物质基础）。

春气温，宜食麦以凉之；不可一于温也^①，禁温饮食及热衣服。

夏三月，此谓"蕃秀^②"，天地气交^③，万物华实。夜卧早起，无厌于日^④，使志无怒，使华英成秀^⑤，使气得泄，若所爱在外^⑥。此夏气之应，养长之道也。逆之则伤心，秋为痎疟^⑦，奉收者少，冬至重病^⑧。

---

① 不可一于温也：指人的衣住行均不可偏近温热，要缓解、调节其温热，以达到人体与自然界气候的"平衡"。此句有"不可专守春温之气"的意思。

② 蕃秀：就是草木茂盛秀丽。又《云笈七签》卷二十六"蕃"作"播"，是草木盛长，播扬秀美的意思。两说俱通。蕃，指草木茂盛。秀，指华丽。

③ 天地气交：指气地阴阳之气上下交通相感媾应的意思。张景岳："岁气阴阳盛衰，其交在夏，故曰天地气交，斯时也，阳气生长于前，阴气收成于后，故万物华实。"《脉要精微论》曰："夏至四十五日，阴气微上，阳气微下。"

④ 无厌于日：各家注释不同：一说是不要厌恶夏季日长之苦；又一说是不要被烈日所酷晒；还有一说是不要厌恶日光之照。《内经》此"无"字作"毋"，有劝阻之意。以上下文照应看来，此句实有"既要得到足够的日照（以使华英成秀），又要躲避烈日酷晒（以防中暑伤身）"的双重含义。

⑤ 使华英成秀：使人的面容气色健美。华英，同义复词，在此是指人的面容之色，并非指草木开花秀穗（结果）。秀，秀美。

⑥ 若所爱在外：杨上善曰："内者为阴，外者为阳，诸有所爱，皆欲在阳。"此句之意是说，人在夏季，要使腠理宣通，使夏气得疏泄，像"阳气主外"那样，心中没有郁怒、滞结，自然就能气色好，身心健康了。

⑦ 痎（jiē）疟：疟疾病。南方俗称"打摆子"，北方俗称"发疟（yào）子"。痎，在古书上为诸种疟病的通称。此句是说在夏季如果违背了"长养"的自然气候规律，就使人的心受伤，夏无所"长"，秋必无可"收"，供给秋收的能力差了，是要得疟疾病的。

⑧ 冬至重病：到冬天得重病。古代各注家对此句的含义看法不一：有的说这四个字是衍文；有的说是因为夏季盛长不利，损伤了心，到秋季无以为收，至冬时寒水为令，无阳热温配、调济，故形成重病。当依后说较妥。

夏气热，宜食菽①以寒之。不可一于热也，禁温饮食，饱食，湿地，濡②衣服。

秋三月，此谓"容平③"，天气以急，地气以明。早卧早起，与鸡俱兴④，使志安宁，以缓秋形⑤，收敛神气，使秋气平，无外其志⑥，使肺气清。此秋气之应，养收之道也。逆之则伤肺⑦，冬为飧泄⑧，奉藏者少。

秋气燥，宜食麻⑨以润其燥；禁寒饮食，寒衣服。

冬三月，此谓"闭藏⑩"，水冰地坼⑪无扰乎阳。早卧晚起，必待日光；使志若伏若匿，若有私意，若已有得⑫；

---

① 菽（shū）：古指大豆，后为豆类的总称。

② 濡（rú）：潮湿。

③ 容平：到了秋季，草木由华秀而结实，处于收容、平定的收成季节。容，是"收容"的意思。平，有平定，定型之义，引申有成熟的意思。

④ 与鸡俱兴：鸡叫后，人即醒来。

⑤ 以缓秋形：用适应秋季的养生法来缓解秋天的"肃杀之气"。秋刑，指秋天的气候主肃杀，使草木凋谢，人志萧索。形，通刑。

⑥ 无外其志：指人在秋季要屏绝外虑。

⑦ 逆之则伤肺：中医认为的肺脏和自然界的秋季都是属"金"的，所以，二者如不相适应，就使人的肺脏受伤。

⑧ 飧（sūn）泄：病消化不良，拉肚子，泄出的大便中杂有未能消化的食物。

⑨ 麻：指芝麻一类的油料作物。

⑩ 闭藏：是生要潜伏的意思。指冬季是万物避严寒而使生机潜伏起来的"闭藏"之季。

⑪ 水冰地坼（chè）：裂开口子。

⑫ 使志若伏若匿，若有私意，若已有得：此三句均是谈如何顺应冬气，用"闭藏"来养生的。其意思是使自己的神气内守，不妄动，不使体内的阳气受到扰动。张志聪说："若伏若匿，使志无外也。若有私意，若已有得。神气内藏也。"

去寒就温，无泄皮肤，使气亟夺①，此冬气之应，养藏之道也。逆之则伤肾②，春为痿厥③，奉生者少。

冬气寒，宜食黍④，以热性治其寒；禁热饮食，温炙衣服。

【译】农历春季的三个月，被称为是万物去旧生新的"发陈"之季。天地间生气（指阴阳二气）发动，草木靠这种春生之气才能欣欣向荣地生长。为了顺应春季的自然环境，人应当在天黑之后就睡，早早就起床，在庭院中不停地散步，披散开头发，舒缓形体，以便使自己的心志随着春天生发之气而舒畅活泼。对于一切顺应春气蓬勃发展的好事物，都要给予鼓励和助长，不要去挫伤或扼杀它们。以上所说的就是人与春季自然环境相适应的养生保健的规律。如果违背了规律，就使人的肝脏受伤，到了夏季，则因春季时生发受损，体内阳气不足，形成寒性病变，所以供给夏季时生长的力量就薄弱了。

春气性质温，人适宜吃麦类食物来凉缓春气之温，不要专守其温性，禁止吃温性饮食和穿过于温暖的衣服。

---

① 使气亟（jí）夺：使人身的阳气，迅速地被外界冬寒所夺去。气，指人身内阳气。亟与"极"通，在此是迅速的意思。另有一说以"亟"是隐藏的意思。从上下文文意看，以前一说为妥。

② 逆之则伤肾：指违背冬日养生的规律，就能使人肾脏受伤。因人之肾脏与自然界的冬季均属"水"的，故云伤肾。

③ 春为痿（wěi）厥：春天时，形成四肢枯痿、厥冷，软弱不举的病。这是因为在冬季肾脏受了损伤，肾主骨，肾伤则必使骨（肢体）生病。

④ 黍（shǔ）：一种谷类作物。详见本书卷三《米谷品·黍米》。

农历夏季的三个月，这是草木繁茂，播扬秀美的"蕃秀"之季。此时天地的阴阳二气相交汇，草木因之开花结果。人为了顺应夏季的自然环境，应在天黑后睡下，早早起床，既要得到足够的阳光，又应躲避正午烈日的酷晒；使自己的心志愉快，没有气怒，使面容气色健美，使体气新陈代谢畅达，就像其所喜爱的是在体外似的。这要做的是与夏气相适应，是保养身心健康成长的规律。违背了这个规律，就会损伤心脏，到了秋天就要得疟疾病。因为在夏季长养的基础一差，供给秋天收敛的能力也就差了，到了冬季，又因夏长和秋收都没给身体打下良好的基础，故容易得危险的重病。

夏气性质热，人适宜吃豆类食物来寒缓其热，更不可专守其热性，禁忌吃温热的饮食和吃得太饱，不要在潮湿的地方坐卧，不可穿潮湿的衣服。

农历秋季的三个月，被称为是草木收容、定型而达到成熟期的"容平"之季。此时秋风起，天空气流劲急，暑气已去，大地之气渐现清明。在秋季，人要早睡早起，和晨鸡一起醒来。要使自己的志意安定，用上述的养生之法缓解秋季的肃杀之气。怎样才能使志意安定呢？就是要求做到使自己的精神内守、不急不躁，使侵袭人身的"秋杀之气"得以缓解、平和。不要使自己的志意外驰，要屏绝外虑，这样做就能使人的肺气清净无杂，不生病了。这就是与秋气相适应，是保养身心的"养收"的规律。如果违背了这个规律，就能伤害肺脏，因而使秋无所收，到冬则必无可藏，所以到冬季时会得消化不良的病。供给冬季收藏的物质基础也就薄弱了。

秋气性质主干燥，适合吃芝麻一类的食物来滋润它的燥性；禁忌吃寒性饮食，不要穿裸露皮肤的单薄衣服。

农历冬季的三个月，被称是万物生机潜伏的"闭藏"之季。水结冰，地冻裂开口子。这时，万物和人都不可以扰动自己身中的阳气。人要早睡晚起，一定要等太阳露出晨光时再起床。要使自己的志意好像潜伏和躲藏起来似的，又好像有不肯外露的私意，好像自己已有所获得了似的。要躲避寒冷，靠近温暖，不要使皮肤外露或多泄出汗液，因为只有这样做，才能防止体内阳气很快地被冬寒之气夺走。以上所说的，就是与冬气相适应的保养身心有所收藏的规律。如果违背了这种规律，就能伤损人的肾脏，到夏季，就形成了四肢肌肉萎缩，发冷和举动不灵的病，同时也因在冬季没有顺应天时讲究"闭藏"的养生之法，所以到来年春季时，体内出现"水不能养木"的病理现象，其供给春季中生发的力量（物质基础）当然就少了。

冬气性质寒。适宜吃黍米，以黍米的热性来治冬气之寒性。但又要遵循"无扰乎阳"的养生之道，所以也不可吃过于热的饮食，不可穿用火烘烤热的衣服，以防止外热催人汗出，使元府（汗毛眼儿）洞开而宣泄体中之阳气。

五味偏走^①

酸涩以收，多食则膀胱不利，为癃闭^②。

苦燥以坚，多食则三焦^③闭塞，为呕吐。

辛味薰蒸，多食则上走于肺，营卫不时而心洞^④。

咸味涌泄，多食则外注于脉，胃竭咽燥而病渴。

甘味弱劣，多食则胃柔缓而虫过，故中满而心闷。

【译】酸味能涩、能收，所以过多地吃酸味的东西，就使人的膀胱不通利，形成小便不通的病。

苦味能燥能坚（一说能泻），所以过多地吃苦味的东西，就使人的三焦闭塞，消化不良，水谷不得正常下行，而形成上逆呕吐。

辛味能散能行，善入人窍起薰蒸作用，所以过多吃辛辣

---

① 五味偏走：五味指食物、药物的酸、辛、苦、甘、咸的五种味道。偏，似指人对五味中某一味的偏嗜而言。走，则指五味各有其所归的人体哪一脏。但是，观此章内容，不仅谈到五味偏走，还涉及到五味禁忌等内容。故译注者把本章分为三个小段，予以分别注释。加《五味所禁》《五味禁忌》《食助益充》三个标题。

② 癃（lóng）闭：小便不通的病。

③ 三焦：六腑之一。是脏腑外围最大的腑。又称外腑、弧腑。有主持诸气，疏通水道的作用。分上焦、中焦、下焦三部。《灵枢·营卫生会》："上焦出于胃口，并咽以下，贯膈而布胸中，……中焦亦并胃中，出上焦之后，……下焦者，别回肠，注于膀胱而渗入焉"。三焦手少阳经脉，一手厥阴心包经互络属。

④ 心洞：心气虚，即"心气不足"。症状为心悸、短气（活动时加剧）、胸闷不舒、自汗、脉细弱或结代。

之物，就容易使之上入肺脏，使人体内的营卫之气的作用失调，从而引起心气不足的"心洞"之症。

咸味能软坚润下，使人吐泄，所以过多吃咸味的东西，就会使气血津液流注到脉外，以至胃中液枯竭，咽喉干燥发渴，发生以消渴为主要症状的疾病（这是因为吐、泻都使人体丢失大量津液所致）。

甘味弱劣，能补能缓，所以过多地吃甜味的东西，就容易使胃的功能柔弱迟缓，有如虫蚁爬搔一样，因此，使人感到脾胃胀满而心胸发闷的病症。

五味所禁 ①

辛走气，气病勿多食辛②。

咸走血，血病勿多食咸。

苦走骨，骨病勿多食苦。

甘走肉，肉病勿食甘。

酸走筋，筋病勿多食酸。

【译】（略）

---

① 五味所禁：此段系摘自《内经·宣明五气篇·五味所禁》，只删去原文中标题性的首句。主旨以五味各归所喜之脏的规律为基础，阐述饮食与药物的禁忌。

② 辛走气，气病勿多食辛：（五脏之病对于五味各有它的禁忌）辛味走气，病在气不能食辛。下四条之意皆类此，故译文从略。

五味禁忌

肝病禁食辛，宜食粳米、牛肉、葵①、枣之类。

心病禁食咸，宜食小豆、犬肉、李、韭之类。

脾病禁食酸，宜食大豆、豕肉、栗、藿②之类。

肺病禁食苦，宜食小麦、羊肉、杏、薤③之类。

肾病禁食甘，宜食黄黍、鸡肉、桃、葱之类。

多食酸，肝气以津，脾气乃绝④，则肉胝膭而唇揭⑤。

---

① 葵：《植物名实图考》："冬葵，湖南呼葵菜，亦日冬寒菜，江西叫蕲菜；蕲、葵，一声之转。"

② 藿：能作食用的豆科作物的叶子。

③ 薤（xiè）：多年生草本植物，地下有鳞茎，叶子细长，花紫色，伞形花序。其鳞茎可以吃。也称"藠（jiào）头"。主产于我国长江流域和以南各省区，如江苏、湖南、湖北等地。甘、辛、温。

④ 此句引自《内经·生气通天论》："是故味过于酸，肝气以津，脾气乃绝。"意思是，多吃酸味的东西，会使肝气凑聚，失去条达，脾气因而受到剋（kēi）制，就可能呈现衰弱。津，有"聚"义，见《史记·天官书》。酸入肝，过则肝气凑聚，失其条达，木郁克土，故脾气不运。

⑤ 则肉胝（zhī）膭（zhù）而唇揭：此句引自《内经·五脏生成论》："多食酸，则肉胝膭而唇揭。"胝膭唇揭，本句应依《千金》作"则肉胝而唇褰"。胝，有厚义。褰（qiān），作皱缩解。"肉胝而唇褰"谓肉厚而唇缩。另一解认为"肉胝膭而唇揭"，即皮肉坚厚皱缩，口唇掀起。

多食咸，骨气劳短①，肥气折②，则脉凝泣而变色③。

多食甘，心气喘满，色黑，肾气不平④，则骨痛而发落⑤。

多食苦，脾气不濡，胃气乃厚⑥，则皮槁而毛拔⑦。

---

① 多食咸，骨气劳短：本句引自《内经·生气通天论》："味过于咸，大骨气劳，短肌，心气抑。"大骨，《太素》"大"上有"则"字。《云笈七签》引无"大"字。综合以上所引，本句似应为"则骨气劳"。因为咸味能软坚，过多食用则伤骨，所以说"则骨气劳"。劳，有"病"义。本条作"骨气劳短"，也是伤骨，不得正常屈伸之义。

② 肥气折：与下文之"变色"同指皮肉肤色不健康。

③ 则脉凝泣而变色：此句引自《内经·五脏生成论》："是故多食咸，则脉凝泣而变色。"凝泣，是凝结而不畅通的意思。句意是，多吃咸味的东西，会使血脉凝滞，而面色失去光泽。

④ 多食甘，心气喘满，色黑，肾气不平：本句引自《内经·生气通天论》："味过于甘，心气喘满，色黑，肾气不衡。"《太素》《云笈七签》引"衡"并作"卫"。句意是，过多吃甜东西，甜味弱劣，多食使人中满心闷，故喘满，面色不光泽，心肾为"君相"之关系，故心气不好，肾则无力。此句有一种解释认为"甘"应为"苦"。《太素》此处之"甘"即作"苦"。《素问绍识》说："作苦，是。味过于苦，心气过实。以为喘满，光亢血燥，水火不济，故肾气不衡。"

⑤ 则骨痛而发落：此句引自《内经·五脏生成论》："多食甘，则骨痛而发落。"

⑥ 多食苦，脾气不濡，胃气乃厚：此句引自《内经·生气通天论》："味过于苦，脾气不濡，胃气乃厚。"关于此句，有两种见解：一种见解认为"苦"应为"甘"，《太素》上就把此处之"苦"作"甘"。又《素问绍识》说："作甘为是。味过于甘，则脾气过实，胃气因而致病"。另一种见解认为此处就是"苦"字，马莳说："苦所以生心也，味过于苦，则苦反伤心，母邪乘子，火气乘土，脾气不能濡泽，胃气反加厚矣。"又任应秋说："胃气强厚，即脾约证。《伤寒论》：'趺阳脉浮而涩，浮则胃气强，涩则小便数，浮涩相搏，大便则坚，其脾为约，麻子仁丸主之，是其例'"。当以后者之说为宜。句意是，过多吃苦味，使苦味反伤心经，致使与心经有直接联系的脾气不能濡泽，从而更使胃气反加厚了。

⑦ 则皮槁而毛拔：此句引自《内经·五脏生成论》："多食苦，则皮槁而毛拔。"拔，《周礼·秋官》注："拔，除也。"引申为脱落之意。

多食辛，筋脉沮弛，精神乃央①，则筋急而爪枯②。

【译】（略）

① 筋脉沮（jǔ）弛，精神乃央：句意是，过多吃辛辣之味，会使筋脉渐渐衰败，精神也就颓靡了。此句引自《内经·生气通天论》："味过于辛，筋脉沮弛，精神乃央。"沮，渐也；败坏也。弛，弛缓，弛懈。央，通"殃"。俞樾说："央，尽也。"有颓靡的意思。味过于辛，使金气偏盛，则肝气受伤，故筋脉懈。肝藏血，心主血脉而藏神，故肝气受伤，精神不振。张隐庵说："辛甚则燥，津液不能相成，而精神乃受其殃。"

② 则筋急而爪枯：此句引自《内经·五脏生成论》："多食辛，则筋急而爪枯。"筋急，筋拘挛。爪枯，指手指甲枯槁。

食助益充

五谷为食，五果为助，五肉为益，五菜为充。

气味合和而食之，则补精益气①。

虽然五味调和，食饮口嗜，皆不可多也，多者生疾，少者为益，百味珍馔，日有慎节，是为上矣②。

【译】（略）

---

① 五谷为食，……则补精益气：此两句引自《内经·藏气法时论》："五谷为养，五果为助，五畜为益，五菜为充，气味合而服之，以补精益气。"意思为五谷是用来营养的，五果是用来作为辅助的，五肉是用来补益的，五菜是用来充养的。五谷，粳米、小豆、麦、大豆、黄黍。五果，桃、李、杏、栗、枣。五肉（畜），牛、羊、豕、犬、鸡。五菜，葵、藿、薤、葱、韭。

② 这句是给本章作小结性的结语。意思是五味调和的食物，虽然人人爱吃喜用，但是，一定不要用过量。对于多么好的饮食，也要天天有所节制，有所选择，这样做，才是最好的防病、治病、养生之道。

食疗诸病①

生地黄鸡

治腰背疼痛，骨髓虚损，不能久立，身重气乏，盗汗②少食，时复吐利。

生地黄半斤，饴糖③味甘，性温，能补中缓痛，润肺止咳。主含芽糖五两，乌鸡一枚。

右三味，先将鸡去毛、肠、肚净。细切地黄与糖相和匀，内④鸡腹中，以铜器中放之；复置甑⑤中蒸，炊饭熟成，取食之。不用盐、醋，唯食肉，尽却，饮汁。

【译】先把半斤鲜地黄洗净，切成细丝，和五两饴糖一起拌匀，备用。再把一只乌鸡宰后，去五脏，褪洗干净，将备用的饴糖拌生地黄丝装在鸡肚子里，放在铜器皿中，然后再连铜器皿一起放进甑中去蒸，大约相当于蒸一锅饭的时间，就熟了。吃时，不用盐、醋等调味品，只吃其肉，吃完肉，喝其汤汁。

---

① 食疗诸病：本章专谈以食为主，来治疗疾病，继承和发扬了我国"医食同源"的理论，至今，仍很有参考价值。

② 盗汗：又称"寝汗"。指人睡后出汗醒后即止。多属虚劳之症。

③ 饴糖：为米、大麦、小麦、粟或玉蜀黍等粮食经发酵糖化制成的糖类食品。

④ 内：同"纳"。为装入、塞进的意思。

⑤ 甑（zèng）：古代炊具，底部有许多小孔，放在鬲（lì）上蒸食用。

羊蜜膏

治虚劳、腰痛、咳嗽、肺痿①、骨蒸②。

熟羊脂五两；熟羊髓五两；白沙蜜五两，炼净；生姜汁一合；生地黄汁五合。

右五味，先以羊脂煎令沸；次下羊髓；又令沸；次下蜜、地黄、生姜汁，不住手搅，微火熬数沸成膏。每日空心③、温酒调一匙头；或作羹汤；或作粥食之，亦可。

【译】先把五两熟羊脂放入锅煎沸；下入熟羊髓五两，煎至沸；再下入炼净的蜂蜜五两、生地黄汁五合、生姜汁一合，不断地搅和，用微火慢熬数沸成膏子。

每天空腹，用温酒调一匙头服用。或以此膏作羹汤，或做粥食之，也可以。

羊脏羹

治肾虚劳损，骨髓伤败。

羊肝、肚、肾、心、肺各一具，汤洗净；牛酥一两；胡椒一两；荜拨一两；豉一合；陈皮二钱，去白；良姜二钱；草果两个；葱五茎。

右件，先将羊肝等慢火煮，令熟。将汁滤净，和羊肝等并药一同入羊肚内，缝合口，令绢袋盛之。再煮熟入五味，

---

① 肺痿：病名。此处系指肺叶枯萎，而以咳吐浊唾涎沫为主症的慢性虚弱疾患（见《金匮要略》）。一作肺萎。

② 骨蒸：蒸病的一种。其发热好像是从骨髓里透发出的，故名。

③ 空心：空着肚子。

旋旋任意食之。

【译】把羊肝、肾、心、肺各一具，洗干净，放入锅中，放入适量的水，用慢火煮熟。将汁滤净，备用。然后把煮熟的羊肝、肾、心肺切成块，加入牛酥一两、胡椒一两、荜拨一两、豆豉一合、去掉皮内白层的陈皮两钱、良姜两钱、草果两个、葱五根，一同装入羊肚子内，缝好肚子口，装入绢袋子里，用原汤加五味调料再煮至熟。然后，从绢袋内取出，切好，随便吃用。

羊骨粥

治虚劳，腰膝无力。

羊骨一付全者，捶碎；陈皮二钱，去白；良姜二钱；草果二个；生姜一两；盐少许。

右，水三斗，慢火熬成汁，滤出，澄清；如常作粥，或作羹汤亦可。

【译】把羊骨架一整副，捶碎；加入去掉皮内白层的陈皮两钱、良姜两钱、草果两个、生姜一两以及适量的盐，加水三斗。用慢火熬成汁，然后过滤干净，澄清。用澄清后的汁液像平常熬粥一样，下入适量的米煮成粥吃，或作成羹也可以。

羊脊骨羹 ①

治下元久虚②，腰肾伤败。

羊脊骨一具，全者，捶碎；肉苁蓉③一两，洗，切作片；草果三个；荜拨二钱。

右件，水熬成汁，滤去滓，入葱白，五味，作面羹食之。

【译】把羊脊骨一整具，捶碎，下锅，放水熬；同时放入草果三个、荜拨两钱、肉苁蓉一两（洗净，切成片）。熬成汁后，滤去残渣，在汤内加入适量的葱白、五味调料、白面，做成面羹食之。

白羊肾羹

治虚劳，阳道衰败④，腰膝无力。

白羊肾二具，切作片；肉苁蓉一两，酒浸，切；羊脂四两，切作片；胡椒二钱；陈皮一钱，去白；荜拨二钱，草果二钱。

右件相和，入葱白、盐、酱煮作汤；入面棋子，如常作

---

① 羹：原目作"粥"，误。

② 下元久虚：肾气久虚。下元，中医学上指肾气为下元。因五脏位置肾居最下，藏有元阴，元阳，为元气之本，故称"下元"。如"下元不足""下元虚损"，皆指肾气不足而言。

③ 肉苁蓉：别名大芸、寸芸、金笋。为列当科植物肉苁蓉带鳞的肉质茎。主要产于内蒙古。甘、咸，温。

④ 阳道衰败：相当于现代所说的"男性性功能衰退"。阳道，在此指男子的性功能。如"阳痿"一类的病。

羹食之。

【译】白羊腰子两副（四个），去其筋膜（腰臊），切成片；肉苁蓉一两，用酒浸一宿，去掉其皱皮，切细；羊脂四两，切作片；胡椒两钱；陈皮一钱，去白；荜拨两钱；草果两钱。以上七种料物掺合在一起，加入适量的葱白、酱、盐同煮成汤，然后下入小麦面做的面棋子，用像平常做羹的方法，制成羹食之。

猪肾粥

治肾虚劳损，腰膝无力、疼痛。

猪肾一对，去脂膜，切；粳米三合；草果二钱；陈皮一钱，去白；缩砂二钱。

右件，先将猪肾、陈皮等煮成汁，滤去滓，入酒少许；次下米成粥。空心食之。

【译】将猪腰子一对，去掉其脂膜、腰臊，切成薄片；可用纱布袋装入砂仁两钱，去掉皮内白膜的陈皮一钱及草果两钱，与切好的猪腰片儿一起下锅加水，煮成汤，然后捞出装药物的纱布袋子等，扔掉。在原汤内加入少许白酒，再下入粳米三合，熬成粥，空腹食之。

枸杞羊肾粥

治阳气衰败，腰脚疼痛，五劳七伤。

枸杞叶一斤；羊肾二对，细切；葱白一茎；羊肉半斤，炒。

右四味拌匀，入五味，煮成汁，下米成粥。空腹食之。

【译】枸杞叶一斤，切；羊腰两对，去脂膜，细切；葱白一根；羊肉（腰窝部）半斤，切成片炒过。上述四物拌匀，加入五味调料，一同煮成汁。在汁内下入适量的粳米，熬成粥。空腹食之。

鹿肾羹

治肾虚耳聋。

鹿肾一对，去脂膜，切。

右件于豆豉中入粳米三合①，煮粥或作羹，入五味。空心食之。

【译】把鹿腰子一对，去掉其脂膜，切细后，放在豆豉汁中拌匀，再加入粳米三合，一同下入开水锅中熬成粥或做成羹。加五味调料后，空腹食之。

羊肉羹

治肾虚衰弱，腰脚无力。

羊肉②半斤，细切；萝卜一个，切作片；草果一钱；陈皮一钱，去白；良姜一钱；荜拨一钱；胡椒一钱；葱白三茎。

右件，水熬成汁；入盐、酱熬汤；下面棋子，作羹食之。将汤澄清，作粥食之，亦可。

【译】将羊摩裆部位的肉半斤，细切；大萝卜一个，切

---

① 此句句意欠通顺，应为"右件于豆豉（汁）中相和，加入粳米三合，煮作粥或作羹"。

② 此处应用羊"摩裆"部位的肉。

作片；草果一钱；陈皮一钱，去白；良姜一钱；荜拨一钱；胡椒一钱；葱白三根。以上八种料物共同下锅熬成汁，加入适量的盐、酱熬汤。然后将小麦面做的面棋子下入汤内，作羹食之。或将汤澄清，去掉残渣，用其清汤加适量的粳米，做成粥吃，也同样有疗效。

鹿蹄汤

治诸风虚，腰脚疼痛，不能践地。

鹿蹄四只，陈皮二钱，草果二钱。

右件，煮令烂熟，取肉入五味，空心食之。

【译】鹿蹄四只，去毛，洗净、拆卸成零块，与陈皮两钱、草果两钱共同下锅，加水，煮烂熟后，取出其肉，加五味调料，空腹食之。

鹿角酒

治卒患腰痛，暂转不得①。

鹿角：新者长二三寸，烧令赤。

右件，内酒中浸二宿，空心饮之，立效。

【译】用新取下的鹿角，长两三寸，烧至红黄，放入白酒中浸两天两夜，空腹饮之。

黑牛髓煎

治肾虚弱，骨伤败，瘦弱无力。

---

① 暂转不得：突然不能转动。暂，在此为"猝然，突然"之意。如《史记·李将军列传》："广（李广）暂腾而上胡儿马。"

黑牛髓半斤；生地黄汁半斤；白沙蜜半斤，炼去蜡①。

右三味，和匀，煎成膏，空心、酒调服之。

【译】黑牛骨髓半斤，先熬炼过；生地黄汁半斤；白沙蜜半斤，炼去其中的蜡质。上述三物，掺均匀，共煎炼成膏子。每日空腹，用酒调和服之。

狐肉汤

治虚弱，五脏邪气②。

狐肉③五斤，汤洗净；草果五个；缩砂二钱；葱一握；陈皮一钱，去白；良姜二钱；哈昔泥一钱。

右件，水一斗煮限，去草果等。次下胡椒二钱，姜黄一钱，醋、五味调和匀，空心食之。

【译】狐狸肉五斤，烫洗干净；草果五个；砂仁两钱（用纱布包盛）；葱一把；去掉皮内膜的陈皮一钱；良姜两钱；阿魏一钱。上述料物共下锅加水一斗，煮熟狐肉。然后，去掉其中草果等料物的残渣，再下入胡椒两钱，姜黄一钱，及醋等五味调料，调和匀。空腹食之。

乌鸡汤

治虚弱劳伤，心腹邪气。

乌雄鸡一只，撏洗净，切作块子；陈皮一钱，去白；良

① 指把蜂蜜熬炼，去掉其中的蜡质。

② 唐孟诜说："（狐肉）补虚，又主（治）五脏邪气。"

③ 狐肉：为犬科动物狐的肉。其味甘，性温，能补暖中、解疮毒。治虚劳、健忘、惊痫、水气黄肿、疥疮。

姜一钱；胡椒二钱；草果二个。

右件，以葱、醋酱相和，入瓶内，封口，令煮熟。空腹食。

【译】雄乌鸡一只，去毛及五脏，洗净，切成小碎块；去掉皮内白膜的陈皮一钱；良姜一钱；胡椒两钱；草果两个。上述诸物再加上适量的葱花、醋、酱调和好，装入瓶内，封严瓶口，煮熟后，空腹食之。

醍醐[①] 酒

治虚弱，去风湿。

醍醐一盏。

右件，以酒一杯和匀温饮之，效验。

【译】（略）

山药饦[②]

治诸虚，五劳七伤，心腹冷痛，骨髓伤败。

羊骨[③]五、七块，带肉；萝卜一枚，切作大片；葱白一茎；草果五个；陈皮一钱，去白；良姜一钱；胡椒二钱；缩砂二钱；山药二斤。

右件，同煮取汁，澄清，滤去粗。面二斤；山药二斤，煮熟研泥，搜面作饦[④]。入五味，空腹食之。

---

① 醍醐：牛奶中提炼出的精华。

② 山药饦（tuō）：用山药泥制成的一种傅（bó）饦，古代一种饼类的面食品。

③ 此处的带肉羊骨，应为羊排骨为宜。

④ 搜面作饦：就是和面做成饼。

【译】带肉的羊排骨五至七块；大萝卜一个，切成片；葱白一根，切成小段；草果五个；去掉皮内白膜的陈皮一钱；良姜一钱；胡椒两钱；砂仁两钱。上述料物下锅、加水煮成汤，然后去掉锅中煮后的料物，把汤汁澄清、过滤，取出其清汁，备用。再把山药两斤煮熟，去掉皮，把其肉研成泥状。然后用两斤白面、山药泥、适量的五味调料掺和在一起，加入备用的清汁，和成面做饼，烙熟食之。这种食品名为"山药饦"。还有一种做法是用山药泥与白面加水相和，做成小面饼，下到上述备用的清汁内去煮熟，然后加上调味料物，连汤吃。这种食品也叫"山药饦"。以本条所述，其制法似指后者。

山药粥

治虚劳、骨蒸久冷[①]。

羊肉[②]一斤，去脂膜，烂煮熟，研泥；山药一斤，煮熟，研泥。

右件，肉汤内下米[③]三合，煮粥。空腹食之。

【译】羊肉（摩裆部位）一斤，去掉其脂膜，煮烂熟后，捞出，研成肉泥；山药一斤，煮熟后，去掉皮，研成山药泥，上两物制好，备用。在煮羊肉的原汤内，下入淘洗干净的粳米三合，煮粥；待粥将熟时，加入备用的羊肉泥和山

① 骨蒸久冷：指久患虚劳之症，出现骨发燥热而身感寒冷。

② 此处应用羊体摩裆部分的肉为宜。

③ 米：此处指用粳米。

药泥，搅和均匀，熟后，空腹食之。

酸枣粥

治虚劳心烦，不得睡卧[1]。

酸枣仁[2]一碗。

右用水绞取汁，下米三合，煮粥。空腹食之。

【译】把酸枣仁一碗，以适量的水，研滤取其汁，在其汁内下米三合，煮成粥。空腹食之。

生地黄[3]粥

治虚弱骨蒸，四肢无力，渐渐羸瘦，心烦不得睡卧。

生地黄汁一合；酸枣仁水绞、取汁二盏。

右件，水煮同熬数沸，次下米三合，煮粥。空腹食之。

【译】生地黄汁一合；酸枣仁用水绞取其汁两茶碗。上述两汁，加水同煮几沸之后，放入粳米三合，煮成粥，空腹食之。

椒面羹[4]

治脾胃虚弱，久患冷气，心腹结痛，呕吐不能下食。

---

[1] 《得配本草》云："（酸枣仁）肝旺烦躁，肝强不眠（者），禁用。"《本草拾遗》云："（用酸枣仁）睡多（者）生使，不得睡（者）炒熟（使）。"

[2] 酸枣仁：又称酸枣核。为鼠李科植物酸枣的种子。其味甘，性平。能养肝、宁心、安神、敛汗。

[3] 生地黄：未经蒸制的地黄的根。退热，止血。

[4] 椒面羹：其名曰羹，实即类似现代的"椒盐豆豉汤面"。唯以炒川椒末直接和入面中，香麻辛辣之味更浓。其做法不同于今之以料味调汤，以纯面条入汤而制成的汤面。

川椒①三钱，炒，为末；白面四两。

右件同和匀，入盐少许，于豆豉作面条，煮羹食之。

【译】把四川产的花椒三钱，炒后，研成细末，与白面四两掺和匀。再加一点食盐，用豆豉汁和好做成面条，煮成羹类的汤面食之。

荜拨粥

治脾胃虚弱，心腹冷气疠痛②，妨闷不能食。

荜拨一两，胡椒一两，桂五钱。

右三味为末，每用三钱，水三大碗，入豉半合，同煮令熟；去滓；下米三合，作粥。空腹食之。

【译】荜拨一两，胡椒一两，肉桂五钱。把上述三物都制成碎末，每次用三钱，加水三大碗及豆豉汁半合，一同煮熟，滤其中的渣滓。在滤残渣的汁中，下入粳米三合，做成粥。空腹食之。

良姜粥

治心腹冷痛，积聚停饮③。

高良姜④半两，为末；粳米三合。

① 川椒：即四川产的花椒，又称"蜀椒"，为芸科植物花椒的一种。详见本书卷三《料物性味·小椒》。

② 疠痛：疠同"疞（jiǎo）"。《局方》："大已寒丸"条载："（荜拨）治心腹疞痛。"疞，《篇海》云：同"疞（jiǎo）"。《说文》："（疞）腹中急痛也。"

③ 积聚停饮：指因水饮内停所造成的腹内结块，或胀或痛的病症。

④ 高良姜：别称良姜。为姜科植物高良姜的根茎。入中药，其味辛，性温。能温胃，祛风，散寒，行气，止痛。详见本书卷三《料物性味·良姜》。

右件，水三大碗，煎高良姜至二碗，去滓，下米煮粥食之，效验。

【译】高良姜半两，碾成细末，用水三大碗，煎高良姜（末），熬至水剩两碗的时候，捞出其中的渣滓，下入淘洗干净的粳米三合，煮成粥吃。

吴茱萸粥

治心腹冷气衝，胁①肋②痛。

吴茱萸③半两，水洗去涎④、焙干、炒为末。

右件，以米三合一同作粥，空腹食之。

【译】吴茱萸半两，用水浸泡，去掉其所含的烈汁，然后用火焙干，炒后碾成细末；把它下锅加水，同时下入粳米三合，一同煮成粥。空腹吃。

牛肉脯⑤

治脾胃久冷，不思饮食。

牛肉⑥五斤，去脂膜，切作大片；胡椒五钱；荜拨五钱；陈皮二钱，去白；草果二钱；缩砂二钱；良姜二钱。

---

① 胁（xié）：指从腋下到腰上部分。

② 肋（lèi）：指胸部的侧面。

③ 吴茱（zhū）萸（yú）：为芸香科植物吴茱萸的未成熟果实。入中药。其味苦。微辛辣，性温，香气浓烈，有毒。能温中、止痛、理气。主产于贵州、广西、湖南、云南、陕西、浙江、四川等地。

④ 水洗去涎（xián）：水泡，去掉吴茱萸所含的烈汁。水洗，应为"水泡"。

⑤ 牛肉脯（fǔ）：牛肉干。

⑥ 牛肉：此品用牛肋部精肉较为适宜。

右件为细末，生姜汁五合，葱汁一合，盐四两，同肉拌匀，淹二日取出，焙干作脯，任意食之。

【译】把牛肋部的好瘦肉五斤，去掉脂膜，切作大片，备用。另用胡椒五钱；荜拨五钱；去掉皮内白膜的陈皮两钱；草果两钱；砂仁两钱；高良姜两钱。上述六物共碾成碎末，与生姜汁五合、葱汁一合、碎食盐四两、一起同备用的牛肉片相拌匀，腌制两天后取出来，用火焙干，做成牛肉脯。

莲子粥

治心志不宁，补中强志，聪明耳目。

莲子一升，去心①。

右件煮熟，研如呢，与粳米三合作粥。空腹食之。

【译】莲子一升，去掉皮、心，煮熟后，捞出，研成泥，与粳米三合，一同煮成粥。空腹食之。

鸡头粥

治精气不足，强志，明耳目。

鸡头实②三合。

右件煮熟，研如泥，与粳米一合，煮粥食之。

---

① 去心：应为"去皮、心"。去掉莲子的皮，为的是去掉涩味。心，指莲子心，是莲子的绿色胚芽，味苦，性寒。去掉它，是为了去掉苦味和寒性，也因为莲心有使人呕吐的作用。

② 鸡头实：芡实。为睡莲科植物芡实的成熟果仁。其味甘、涩，性平，无毒。参见本书卷三《果品·芡实》。

【译】把芡实三合煮熟后，研成泥，与粳米一合，共同煮成粥吃。

鸡头粉羹

治湿痹①，腰膝痛，除暴疾，益精气，强心志，耳目聪明。

鸡头磨成粉；羊脊骨一付，带肉，熬取汁。

右件，用生姜汁一合，入五味调和。空心食之。

【译】把一副带肉的羊脊骨剁成小块，下锅熬成汤汁，然后滤去碎骨和残渣。再于汤汁内下入磨成碎粉的鸡头米，加入姜汁一合，煮沸后，加入五味调料，搅匀，空肚食用。

桃仁粥

治心腹痛，上气咳嗽②，胸膈妨满，喘急。

桃仁三两，汤煮熟，去尖、皮、研。

右件取汁，和粳米同煮粥。空腹食之。

【译】（略）

生地黄粥

治虚劳瘦弱，骨蒸，寒性往来③，咳嗽唾血。

生地黄汁二合。

---

① 湿痹：痹症的一种。指风寒湿邪侵袭肢节、经络，其中又以湿邪为甚的痹症。又称"著痹"。

② 上气咳嗽：症名。上气，肺气上逆，症见呼多吸少，气息急促。

③ 寒性往来：症名。亦称"往来寒热"。指忽寒忽热，寒与热互相往来，一天可发作数次。

右件煮白粥，临熟时入地黄汁，搅匀。空腹食之。

【译】（略）

鲫鱼羹

治脾胃虚弱，泄痢久不瘥①者，食之立效。

大鲫鱼二斤，大蒜两块，胡椒二钱，小椒二钱，陈皮二钱，缩砂二钱，荜拨二钱。

右件，葱、酱、盐、料物、蒜，入鱼肚内煎熟作羹，五味调和令匀。空心食之。

【译】将大鲫鱼两斤，去净肠肚、腮、鳞，洗净。把大蒜两块、胡椒两钱、花椒两钱、陈皮两钱、砂仁两钱、荜拨两钱共同掺混好，放入鱼腹内，煎熟作羹，用葱、酱、盐等五味调料调好味道，空腹食之。

炒黄面②

治泄痢，肠胃不固。

白面一斤，炒食焦黄。

右件，每日空心，温水调一匙头。

【译】一斤白面，炒到焦黄。

每天空腹用温水调一匙炒黄面服用。

乳饼面③

治脾胃虚弱，赤白泄痢。

① 不瘥（chài）：病愈。

② 炒黄面：本品应是现在加各种果料、牛髓等"油炒面"的原祖。

③ 乳饼面：用乳饼拌和白面而煮熟了吃的一种食品。

乳饼①一个，切作豆子样。

右件，用面拌煮熟。空腹食之。

【译】取一个乳饼，切成豆子大小的形状。

用面拌匀，煮熟。空腹吃。

炙黄鸡

治脾胃虚弱，下痢。

黄雌鸡一只，择净。

右以盐、酱、醋、茴香、小椒末同拌匀，刷鸡上，令炭火炙干焦。空腹食之。

【译】取一只黄母鸡，褪毛，洗干净。

用盐、酱、醋、茴香、小椒末放在一起拌匀，刷在鸡上，用炭火炙烤到干焦。空腹吃。

牛奶子煎荜拨法②

贞观中③，太宗苦于痢疾，众医不效，问左右能治愈者当重赏。时有术士进此方，用牛奶子煎荜拨服之，立瘥。

---

① 乳饼：乳腐。为乳类的加工制成品。《本草纲目》载其制法颇详。《臞仙神隐书》："造乳饼法，以牛乳一斗，绢滤入釜，煎五沸水解之，用醋点入，如豆腐法，渐结成澉出，以帛裹之，用石压成，入盐瓮底收之。"其味甘，性微寒，无毒。唐孟诜说："（乳饼）润五脏，利大小便，益十二经脉，微动气。"

② 牛奶子煎荜拨法：原目缺"法"字，本条记制法甚略，且无用量可参。《本草纲目》记之较详："其方用牛乳半斤、荜拨三钱，同煎减半。空腹顿服。"

③ 贞观中：指唐代贞观年间。贞观，唐太宗李世民做皇帝时的年号（公元627—650年）。此条中记唐太宗用牛奶子煎荜拨治好痢疾的事，见于《独异志》："唐太宗苦气痢，众医不效，下诏访问。金吾长张宝藏曾困此疾，即具疏以乳煎荜拨方上，服之立愈。"

【译】贞观年间，太宗皇帝受病疾折磨，请了很多医生治都不见效，下命令能治好病的重赏。当时有个术士进献了这个方子，用牛奶煎荜拨服用，病马上就好了。

獂肉[①]羹

治水肿，浮气腹胀，小便涩少。

獂肉一斤，细切；葱一握；草果三个。

右件用小椒、豆豉同煮烂熟，入粳米一合作羹，五味调匀。空腹食之。

【译】用一斤獂肉，切细；一把葱；三个草果。

把前面这些东西用小椒、豆豉一同煮到烂熟，加入一合粳米作成羹，把五味调匀。空腹吃。

黄雌鸡

治腹中水癖[②]，水肿[③]。

黄雌鸡一只，捋净；草果二钱；赤小豆一升。

右件同煮熟，空心食之。

【译】一只黄母鸡，褪毛洗干净；两钱草果；一升赤小豆。

这些物料放在一起煮熟，空腹吃。

---

① 獂（tuān）肉：猪獂肉。原目作"貛"，误。獂，应为"貒（tuān）"《本草纲目》："貒，猪獂也，貛，狗獂也，二种相似而略殊。狗獂似小狗而肥，尖喙（huì），矮足，短尾，深毛，褐色，皮可为裘领，亦食虫蚁瓜果。"

② 水癖：指饮潜匿于两胁之间形成的积块，平时摸不见，痛时摸之才觉有物的病症。

③ 水肿：病症名。又称水气、水胀、水满。指体内水湿停留，面目、四肢、胸腹甚至全身浮肿的一种病患。

青鸭羹

治十肿①水病不瘥。

青头鸭②一只，退净；草果五个。

右件用赤小豆半升，入鸭腹内煮熟，五味调。空心食。

【译】一只青头鸭，褪毛洗净；五个草果。

草果加半升赤小豆，放进鸭肚子里煮熟，调好味道。空腹吃。

萝卜粥

治消渴，舌焦口干，小便数。

大萝卜五个，煮熟，绞取汁③。

右件，用粳米三合，同水并汁煮粥食之。

【译】五个大萝卜，煮熟，用粗纱布绞出汁。

用三合粳米，和萝卜汁、水一起煮粥吃。

野鸡羹

治消渴口干，小便频数。

野鸡一只，挦净。

右入五味，如常法，作羹臛食之。

【译】一只野鸡，褪毛洗净。

放进调味料，像正常做鸡的办法一样，做成羹吃。

---

① 十肿：古代医学家说的十种水肿病（浮肿）的总称。如《金匮要略》分为"风水""皮水""正水""石水""黄汗"等类型。

② 青头鸭：鸭的一种。《本草纲目》云："治水利小便，宜用青头雄鸭。"

③ 绞取汁：把熟萝卜用粗纱布包裹，拧绞取其汁液。

鹁鸽羹

治消渴，饮水无度。

白鹁鸽①一只，切作大片。

右件用土苏②一同煮熟，空腹食之。

【译】一只白鹁鸽，切成大片。加上土苏一起煮熟，空腹吃。

鸡子黄

治小便不通。

鸡子黄一枚，生用。

右件服之，不过三服。熟亦可食。

【译】一个鸡蛋黄，生着吃。吃不过三个就能治好病。熟着吃也可以。

葵菜羹

治小便癃闭不通。

葵菜叶③不以多少，洗择净。

右煮作羹，入五味。空腹食之。

【译】随意取葵菜叶多少都可以，洗择干净。煮成羹，加入调味料。空腹吃。

---

① 白鹁（bó）鸽：毛色纯白家鸽。其味咸，性平，无毒。能滋肾益气，去风解毒。

② 土苏：一说是中药名。一说即"土酥（萝卜）"。

③ 葵菜叶：为锦葵科植物冬葵的嫩苗或叶。别称冬葵叶、芪葵巴巴叶、冬苋菜。主含黏液质。为我国古代重要蔬菜之一。入中药。其味甘，性寒，能清热、行水、滑肠。治肺热咳嗽、热毒下痢、黄疸、二便不通、丹毒、金疮。

鲤鱼汤

治消渴水肿，黄疸，脚气。

大鲤鱼一头；赤小豆一合；陈皮二钱，去白；小椒二钱，草果二钱。

右件，入五味调和匀，煮熟。空腹食之。

【译】把大鲤鱼一条，去鳞及五脏，整治干净，下开水锅内；同时放入赤小豆（破碎用）一合，去掉皮内白膜的陈皮两钱、花椒两钱、草果两钱及五味调料，一同和匀，煮熟。空腹食之。

马齿菜粥

治脚气，头面水肿，心腹胀满，小便淋涩①。

马齿菜②洗净，取汁。

右件，和粳米同煮粥。空腹食之。

【译】把马齿菜洗干净，取汁。和粳米一起煮粥。空腹吃。

小麦粥

治消渴口干。

小麦淘净，不以多少。

右以煮粥，或炊作饭。空腹食之。

---

① 小便淋涩：症名。指溲理不利的淋病（热淋、血淋），滞涩。

② 马齿菜：马齿苋。为马齿苋科植物马齿苋的全草。全草含大量去钾基肾上腺素和多量钾盐、蛋白质、脂肪等。详见本书卷三《菜品·马齿》。入中药。其味酸，性寒，无毒。能清热解毒、散血消肿。

【译】小麦淘洗干净，不论多少。煮成粥，或蒸饭也可以。空腹吃。

驴头羹

治中风头眩，手足无力，筋骨烦痛，言语蹇涩[①]。

乌驴头一枚，挦洗净；胡椒二钱；草果二钱。

右件，煮令烂熟，入豆豉汁中，五味调和。空腹食之。

【译】将黑驴头一个，去毛洗干净，下锅加水煮，同时加入胡椒两钱、草果两钱。共煮至肉熟烂后，再把肉放入豆豉汁中，加五味调料，煮开使之入味，然后空腹食之。

驴肉汤

治风狂，忧愁不乐，安心气[②]。

乌驴肉不以多少，切。

右件于豆豉中烂煮熟，入五味。空心食之。

【译】乌驴肉不管多少，切成块。放在豆豉里煮至烂熟，加入调味料。空腹吃。

狐肉羹

治惊风癫痫，神情恍惚，言语错谬，歌笑无度[③]。

狐肉不以多少，及五脏。

右件，如常法，入五味，煮令烂熟。空心食之。

【译】不管多少狐肉，配上五脏。像正常煮肉的办法一

---

① 言语蹇（jiǎn）涩：病症。指发声困难，说话不利落的病。蹇，不顺利的意思。

② 安心气：指能够安定心脏功能，使之正常化。

③ 歌笑无度：指因精神不正常，而出现的时笑时唱，不能自持的病态。

样，加入调味料，煮到软烂熟透。空腹吃。

熊肉羹

治诸风，脚气痹痛不仁，五缓筋急[①]。

熊肉一斤。

右件于豆豉中，入五味、葱、酱煮熟。空腹食之。

【译】一斤熊肉，放在豆豉里，加进调味料、葱、酱煮熟。空腹吃。

乌鸡酒

治中风，背强舌直不得语，目睛不转，烦热。

乌雌鸡一只，拷洗净，去肠肚。

右件，以酒五升，煮取酒二升，去滓，分作三服，相继服之。汁尽无时，熬葱白、生姜粥投之，盖覆取汁。

【译】把雌乌鸡一只，拷去毛，去掉肠肚，洗净，下锅，放入酒五升，同煮。酒至两升时，滤净渣滓，分作三次相继服用。把其汁饮用尽后，熬葱白、生姜粥盖覆在熟鸡肉上，同煮，再取汁饮用。

羊肚羹

治诸中风。

羊肚一枚，洗净；粳米二合；葱白数茎；豉半合；蜀椒，去目闭口者，炒出汗[②]，三十粒；生姜二钱半，细切。

---

① 五缓筋急：古病症名。指因外邪伤内脏而引起的脉缓迟，筋挛急。

② 蜀椒，去目闭口者，炒出汗：把四川产的花椒，去掉其中里皮不开口的，上火微炒，使去汗（去掉其湿水气）。

右六味拌匀，入羊肚内，烂煮熟，五味调和。空心食之。

【译】羊肚子一个，洗干净。把淘洗干净的粳米两合、葱白数茎（切成小段）、豆豉半合、花椒（四川产的，扔掉不开口者，炒出汗用）三十粒、切成细末的两钱半生姜，一同装入肚内，缝好口。下锅放水煮熟，配五味调料空腹吃用。

葛粉羹

治中风，心脾风热、言语謇涩，精神昏愦，手足不遂。

葛粉半斤，捣取粉四两；荆芥穗①一两；豉三合。

右三味，先以水煮荆芥、豉六七沸，去滓取汁；次将葛粉作索面，于汁中煮熟。空腹食之。

【译】用水煮荆芥穗一两、豆豉三合，煮至六七开之后，滤去其渣滓，取其汁备用。再把葛粉半斤、捣取细粉末四两，做成细面条儿，下到备用的汁中去煮熟。空腹食之。

荆芥粥

治中风，言语謇涩，精神昏愦，口面㖞斜②。

荆芥穗一两、薄荷叶一两、豉三合、白粟米三合。

右件以水四升，煮取三升，去滓；下米煮粥。空腹食之。

【译】一两荆芥穗、一两薄荷叶、三合豆豉、三合白

---

① 荆芥穗：中药名，别称假苏，为唇形科植物荆芥的果穗。其味辛，性温，能解表、祛风、止血、消疮毒。

② 口面㖞（wāi）斜：俗称"吊线风"，西医称"颜面神经麻痹"。

粟米。

放在一起加水四升煮熟，剩下三升，去掉滓；下米煮粥。空腹吃。

麻子粥

治中风，五脏风热，语言蹇涩，手足不遂，大肠滞涩。

冬麻子①二两，炒，去皮，研；白粟米三合，薄荷叶一两；荆芥穗一两。

右件，水三升煮薄荷、荆芥，去滓取汁，入麻子仁同②煮粥。空腹食之。

【译】用水三升煮薄荷叶一两，荆芥穗一两，然后去掉其渣滓，再把经过炒后去皮、研碎的麻子仁二两及白粟米三合共同放入汤中煮成粥。空腹食之。

恶实菜③

（即牛蒡子，又名鼠粘子）

治中风，燥热口干，手足不遂及皮肤热疮④。

恶实菜叶嫩肥者，酥油。

---

① 冬麻子：大麻仁。为桑科植物大麻的种仁，别称麻子、麻子仁、大麻子、大麻仁、冬麻子。味甘，性平。能润燥、滑肠、通淋、活血。然在一般药物处方中，冬麻子的用量为3—5钱。本方用二两之多，虽有其他配料，亦不宜常食。

② "同"下应有"白粟米"三字，为妥。

③ 恶实菜：此处括号中之原注有误，牛蒡子、鼠粘子是恶实菜种子的别称。恶实菜，指菊科植物牛蒡的全草，又称鼠粘草、夜叉头、蒡翁菜、便牵牛、饿死囊中草、象耳朵、老母猪耳朵疙瘩菜、老鼠愁、鼠见愁。

④ 皮肤热疮：取牛蒡鲜汁贴之。

右件，以汤煮恶实叶三五升，取出以新水淘过，布绞取汁，入五味、酥点食之。

【译】用开水煮鲜嫩的恶实菜叶三五升，取出后，用新鲜的水淘洗过，再用布绞取其汁液，加入五味调料，用热酥油冲食之。

乌驴皮羹[①]

治中风，手足不遂，骨节烦疼，心燥，口眼面目㖞斜。

乌驴皮一张，捋洗净。

右件，蒸熟，细切如条，于豉汁中入五味调和匀，煮过。空心食之。

【译】一张乌驴皮，拔毛洗净。

蒸熟，切成细条，放在豉汁里加上各种调料和匀，煮好。空腹吃。

羊头脍[②]

治中风，头眩，羸瘦，手足无力。

白羊头一枚，捋洗净。

右件，蒸令烂熟，细切，以五味汁调和脍。空腹食之。

【译】把白山羊或绵羊的头一个，去净毛、角，洗干净，蒸熟烂后，切得很薄细的肉片，用五味调料做的汁液，拌和肉片吃。

---

① 原文为"乌驴皮汤"，误。据目录改。

② 羊头脍：切得很细的羊头肉。脍，切得很细的肉。

野猪臛^①

治久痔，野鸡病^②，下血不止，肛门肿满。

野猪肉二斤，细切。

右件，煮令烂熟，入五味。空心食之。

【译】两斤野猪肉，切细条。煮到非常烂熟，放入调料。空腹吃。

獭肝羹

治久痔，下血不止。

獭肝一付。

右件煮熟，入五味。空腹食之。

【译】一副獭肝。煮熟，加入调味料。空腹吃。

鲫鱼羹

治久痔，肠风^③，大便常有血。

大鲫鱼一头，新鲜者，洗净，切作片；小椒二钱，为末；草果一钱，为末。

右件用葱三茎煮熟，入五味。空腹食之。

【译】一只特别新鲜的大鲫鱼，洗干净，切成片；用两钱小椒研成末；一钱草果也研成末。上述这些料加三根葱白一起煮熟，加入调味料。空腹吃。

---

① 野猪臛（huò）：野猪肉做的肉羹。

② 野鸡病：古病名。肛门红肿，下血，类似外痔一样的病。

③ 肠风：风痢，痢疾的一种。

服药食忌 ①

但服药不可多食生芫荽及蒜、杂生菜、诸滑物、肥猪肉、犬肉、油腻物、鱼脍、腥膻等物，及忌见丧尸、产妇、淹秽之事，又不可食陈臭之物。

有术②，勿食桃、李、雀肉、胡荽、蒜、青鱼等物。

有藜芦③，勿食猩肉④，有巴豆⑤。勿食芦笋及野猪肉。

有黄连勿食猪肉。

有地黄，勿食芜荑⑥。

有半夏⑦菖蒲，勿食饴糖及羊肉。

---

① 本章专谈服药时应当禁吃的食物和禁忌服药的日子。有些内容是符合物性、有道理的，例如，服药期间不可吃肥猪肉及陈臭之物等。也有封建迷信的，像本章末一段"凡服药通忌"，就是把古代"建除家"等讲究择吉凶时日的迷信说法，与治病吃药的事毫无科学道理地联系起来了。原目缺"服药食忌"，现目已据正文补。

② 术：指中药的白术、苍术。

③ 藜芦：中药名。为百合科植物黑藜芦的根及根茎。味辛苦，性寒，有毒。生在山地，全国大部地区有产。《本草经集注》："（藜芦）反细辛、芍药、五参，恶大黄。"《纲目》中说，藜芦畏葱白。服之吐不止，饮葱汤即止。又反"猩肉"。

④ 猩肉：哺乳动物猩猩的肉。《本草纲目》："（猩猩肉）味甘、咸，性温，无毒。古人视为珍品……"《吕氏春秋》："肉之美者，猩猩之唇。"

⑤ 巴豆：为大戟科植物巴豆的种子。别称巴菽、刚子、江子、老阳子、双眼龙、猛子仁、巴果、巴米、双眼虾、红子仁、豆贡、毒鱼子、銮豆、贡仔、八百力大叶双眼龙、巴仁、芒子。入中药，味辛，性热，有毒。主要产于广东、广西、福建、云南、四川、湖南、湖北等地。能泻寒积、通关窍、逐痰、行水杀虫。

⑥ 芜荑（tí）：为榆科植物大果榆果实的加工品。主要产于山西、河北等地。入中药，其味苦、辛，能杀虫、消积。

⑦ 半夏：为天南星科植物半夏的块茎。主要产于四川、湖北、安徽、江苏、河南等地。入中药，其味辛，性温，有毒。能燥湿化痰、降逆止呕、消痞散结。

有细辛①，勿食生菜。

有甘草，勿食菘菜、海藻。

有牡丹勿食生胡荽。

有商陆②，勿食犬肉。

有常山③勿食生葱、生菜。

有空青④，勿食血。凡服药，通忌食血。

有茯苓，勿食醋。

有鳖鱼，勿食苋菜。

有天门冬，勿食鲤鱼。

凡服药通忌：

未不服药，又忌满日；

正、五、九月，忌巳日；

二、六、十月，忌寅日；

三、七、十一月，忌亥日；

四、八、十二月，忌申日。

---

① 细辛：为马兜铃科植物辽细辛或华细辛的带根全草。主产于辽宁、吉林、黑龙江等地。入中药。其味辛，性温。能祛风、行水、散寒、开窍。

② 商陆：为商陆科植物商陆的根。别称当陆、根、夜呼、白昌、章柳根、见肿消、山萝卜、水萝卜、白母鸡、长不老、湿萝卜、狗头三七、抓消肿、牛萝卜、春牛头、下山虎、牛大黄、野萝卜。主产于河南、湖北、安徽等地。入中药。其味苦，性寒，有毒。能通二便、泻火、散结。

③ 常山：为虎耳草科植物黄常山的根。入中药。其味苦、辛，性寒，有毒。

④ 空青：为碳酸盐类矿蓝铜矿的矿石，成球形或中空者。入中药，其味甘、酸，性寒，有小毒。能明目、去翳、利窍。

食物利害①

盖食物有利害者，可知而避之。

面有魕②气，不可食。

生料色臭③，不可用。

浆老而饭溲④，不可食。

煮肉不变色，不可食。

诸肉非宰杀者，勿食。

诸肉臭败者，不可食。

诸脑不可食。

凡祭肉⑤自动者，不可食。

猪羊疫死者，不可食。

曝肉不干者，不可食。

马肝、牛肝皆不可食。

兔合眼不可食。

烧肉不可用桑柴火。

獐、鹿、麋，四月至七月勿食。

二月内，勿食兔肉。

---

① 食物利害：本章有许多内容是从生活实践中总结出来的，比较合乎科学道理，至今仍有参考借鉴的价值。例如："生料变臭不可用""猪羊疫死者不可食"等。但也有些内容没有什么依据和道理，例如："四月勿食胡荽，生狐臭"等。

② 魕（qiāo）：臭也。见《集韵》。

③ 生料色臭：指各种生料，其颜色不正，有败坏之色者。臭，败也。

④ 溲（sōu）：应为"馊"。饭食变色变坏。

⑤ 祭肉：指供祭祀用的牲畜之肉。

诸肉脯，忌米中贮之，有毒。

鱼馁者[1]不可食。

羊肝有孔者，不可食。

诸鸟自闭口者，勿食。

蟹，八月后可食，余月勿食。

虾不可多信无须及腹下丹，煮之白者，皆不可食。

腊月，脯腊之属[2]，或经雨漏所渍、虫鼠啮残者[3]，勿食。

海味糟藏之属[4]，或经湿热变损，日月过久者，勿食。

六月、七月勿食雁。

鲤鱼头不可食，毒在脑中。

诸肝青者不可食。

五月勿食鹿，伤神。

九月勿食犬肉，伤神。

十月勿食熊肉，伤神。

不时[5]者不可食。

诸果核未成者，不可食。

诸果落地者，不可食。

诸果虫伤者，不可食。

---

① 鱼馁（něi）者：腐烂的鱼。馁，（鱼）腐烂。

② 脯腊之属：指肉脯、腊肉一类的加工制成的肉食品。

③ 虫鼠啮（niè）残者：指被虫子、老鼠啃咬过的。啮，虫、鼠、兔用牙啃或咬。

④ 海味糟藏之属：指海产的食物及用糟腌制久藏类的食品。

⑤ 不时：不及时；不按时。如风雨不时、饮食不时等。

桃、杏双仁者，不可食。

莲子不去心，食之成霍乱。

甜瓜双蒂者，不可食。

诸瓜沉水者，不可食。

蘑菇，勿多食，发病。

榆仁不可多食，令人瞑[①]。

菜着霜者，不可食。

樱桃，勿多食，令人发风。

葱，不可多食，令人虚。

芜荑，勿多食，令人多忘。

竹笋，勿多食，发病。

木耳赤色者，不可食。

三月勿食蒜，昏人目。

二月勿食蓼，发病。

九月勿食着霜瓜。

四月勿食胡荽，生狐臭。

十月勿食椒，伤人心。

五月勿食韭，昏人五脏。

【译】（略）

---

① 令人瞑（míng）：使人眯眼费劲，或眯不开眼睛。

食物相反 [1]

盖饮食不欲杂，杂则或有所犯，知者分而避之 [2]。

马肉不可与仓米同食。

马肉不可与仓耳、姜同食。

猪肉不可与牛肉同食。

羊肝不可与椒同食，伤心。

兔肉不可与姜同食，成霍乱。

羊肝不可与猪肉同食。

牛肉不可与粟子同食。

羊肚不可与小豆、梅子同食，伤人。

羊肉不可与鱼脍、酪同食。

猪肉不可与芫荽同食，烂人肠。

马奶子不可与鱼脍同食，生症瘕。

鹿肉不可与鲍鱼 [3] 同食。

麋鹿不可与虾同食。

麋肉脂不可与梅、李同食。

牛肝不可与鲇鱼同食，生风。

① 食物相反：本章专谈食物之间，有的物性相反，人食之则受害。其中有的有道理，足资参考。但有的则毫无根据，且近于妄诞。例如：苋菜不可与鳖肉同食等，是沿袭了多年来说"苋菜能使鳖肉化成小鳖"的怪论。

② 此句中所谈的"杂"，应理解为指"不细察其性味而混杂地胡乱吃用"，与多种食物有章法的搭配、合制成的食品不同。

③ 鮠（wéi）鱼：鱼名。亦称江团、白吉。尾鳍分叉，前部平扁，后部侧扁，体无鳞。生活在淡水中。

牛肠不可与犬肉同食。

鸡肉不可与鱼汁同食，生疝瘕[①]。

鹌鹑肉不可与猪肉同食，面生黑。

鹌鹑肉不可与菌子同食，发痔。

野鸡不可与荞面同食，生虫。

野鸡不可与胡桃、蘑菇同食。

野鸡卵不可与葱同食，生虫。

雀肉不可与李同食。

鸡子不可与鳖肉同食。

鸡子不可与生葱、蒜同食，损气。

鸡肉不可与兔肉同食，令人泄泻。

野鸡不可与鲫鱼同食。

鸭肉不可与鳖肉同食。

野鸡不可与猪肝同食。

鲤鱼不可与犬肉同食。

野鸡不可与鲇鱼同食，食之令人生癞疾。

鲫鱼不可与糖同食。

鲫鱼不可与猪肉同食。

黄鱼不可与荞面同食。

虾不可与猪肉同食，损精。

虾不可与糖同食。

---

① 疝瘕：病名，又叫瘕疝、蛊。

虾不可与鸡肉同食。

大豆黄①不可与猪肉同食。

黍米不可与葵菜同食，发病。

小豆不可与鲤鱼同食。

杨梅不可与生葱同食。

柿、梨不可与蟹同食。

李子不可与鸡子同食。

枣不可与蜜同食。

李子、菱角不可与蜜同食。

葵菜不可与糖同食。

生葱不可与蜜同食。

蒿苣不可与酪同食。

竹笋不可与糖同食。

蓼不可与鱼脍同食。

苋菜不可与鳖肉同食。

韭不可与酒同食。

苦苣不可与蜜同食。

薤不可与牛肉同食，生瘕瘕。

芥末不可与兔肉同食，生疮。

【译】（略）

---

① 大豆黄：黄豆芽。用大豆水发成的一种蔬菜。非指入中药的晒干后的黄豆芽（大豆黄卷）。

食物中毒①

诸物品类，有根性本毒者，有无毒而食物成毒者，有杂合相畏、相恶、相反成毒者。人不戒慎而食之，致伤腑脏和乱肠胃之气，或轻或重，各随其毒而为害。随毒而解之。

如饮食后不知记何物毒，心烦满闷者，急煎苦参汁饮令吐出；或者犀角汁饮之；或苦酒②、好酒煮饮；皆良。

食菜物中毒。取鸡粪烧灰，水调服之；或甘草汁；或煮葛根汁饮之；胡粉③水调服，亦可。

食瓜过多，腹胀，食盐即消。

食蘑菇、菌子毒，地浆④解之。

食菱角过多，腹胀满闷，可暖酒和姜饮之，即消。

食野山芋毒。土浆解之。

食瓠中毒。煮黍穰汁饮之，即解。

食诸杂肉毒，及马肝，漏脯⑤中毒者。烧猪骨灰调服；或芜菁汁饮之；或生韭汁亦可。

---

① 食物中毒：本章专谈饮食不慎中毒后，应用何物解之。颇有参考价值，且无妄谈及迷信之论。

② 苦酒：醋。

③ 胡粉：傅面或绘画用的铅粉。《释名·释饮食》："胡粉：胡，糊也，脂合以涂面也。"为用铅加工制成的碱式碳酸铅。别称粉锡、解锡、水粉、胡粉、定粉、锡粉、流丹、鹊粉、白膏、白粉、瓦粉、铅白、铅华、官粉、宫粉。入中药。其味甘、辛，性寒，有毒。能消积、杀虫、解毒、生肌。

④ 地浆：别称土浆、地浆水。据黄土地作坎，深约二尺许，灌水，搅混，俟其沉淀，取上面清液，即为地浆水。其味甘，性寒。能清热、解毒、和中。

⑤ 漏脯：经雨水或污水浸湿过而变质的肉脯。

食牛羊肉中毒，煎甘草汁饮之。

食马肉中毒，嚼杏仁，即消；或芦根汁及好酒皆可。

食犬肉不消，或䐜胀①口干。杏仁去皮、法，水煮饮之。

食鱼脍过多，成虫瘕②。大黄汁、陈皮末同盐汤服之。

食蟹中毒。饮紫苏汁；或冬瓜汁；或生藕汁解之；干蒜汁、芦根汁亦可。

食鱼中毒。陈皮汁，芦根及大黄、大豆、朴消③汁皆可。

食鸭子中毒。煮秫米汁解之。

食鸡子中毒。可饮醇酒、醋解之。

饮酒大醉不解。大豆汁、葛花、椹子、柑子皮汁皆可。

食牛肉中毒。猪脂炼油一两，每服一匙头，温水调下，即解。

食猪肉中毒。饮犬黄汁或杏仁汁。朴消汁皆可解。

【译】（略）

禽兽变异④

禽兽形类依本体生者，犹分其性质有毒无毒者，况异像

---

① 䐜（chēn）胀：胀起。《素问·阴阳应象大论》："浊在上则生䐜胀。"

② 虫瘕：因腹内生寄生虫而起硬块的病。疑即"虫积"的一种。由饮食不洁，生蚘成积所致。症见面黄肌瘦，时吐苦风清水，腹部膨大，脘腹剧痛，痛处或在脐周，时痛时止。或有积块可以触及。

③ 朴消：为矿物芒硝经加工而得的粗制结晶。入中药。其味辛、苦、咸，性寒。能泻热、润燥、软坚。

④ 禽兽变异：禽类及兽类的体态有异常变化的。这种变化或因其遗传原因，或因其自身发育的异常，或因受外界环境影响所致。

变生，岂无毒乎？倘不慎口，致生疾病，是不察矣。

兽歧尾；马蹄夜目①；羊心有孔；肝有青黑；鹿豹文②；羊肝有孔；黑鸡白首；白马青蹄；羊独角；白羊黑头；黑羊白头；白鸟黄首；羊六角；白马黑头；鸡有四距③；曝肉不燥④；马生角；牛肝叶孤⑤；蟹有独螯；鱼有眼睫⑥；虾无须；肉入水动；肉经宿暖；鱼无肠、胆、腮；肉落地不沾土；鱼目开合及腹下丹⑦。

【译】（略）

---

① 马蹄夜目：应为"马无夜目"。《本草纲目》卷五十，引注"马肉"条："〔鼎日〕马生角，马无夜眼，白马青蹄，白马黑头者，并不可食，令人癫。"《纲目·诸肉有毒》："马无夜眼。"夜目，又称夜眼。即生长在马前肢腕骨上方和肢腑骨下方，有一部分无毛而有坚固的灰白色胼胝体，称为"附蝉"，俗称"夜眼"。为马属动物四肢的皮肤角质块。驴后肢没有附蝉。本条认为马不生附蝉是变异，其肉不可吃。

② 鹿豹文：指鹿的毛皮出现豹的花纹。

③ 鸡有四距：鸡腿上生有四距。距，指雄鸡、雉等的腿的后面突出像脚趾的部分。颜师古云："距，鸡附足骨，斗时所用刺之。"一般雄鸡每腿只生一距，共有二距。本条认为鸡生四距，是变异，其肉有毒，不可吃。

④ 曝肉不燥：肉经晒（风干）而不干燥。《纲目·诸肉有毒》作"脯曝不燥"。

⑤ 牛肝叶孤：牛的肝是一独块的。不可以食用。《纲目·诸肉有毒》："牛独肝"。

⑥ 鱼有眼睫：鱼生有眼睫毛。

⑦ 鱼目开合及腹下丹：鱼能眨眼的，以及肚腹下面有丹红色的。

第三卷

米谷品

稻米①

稻米味甘、苦，平②，无毒。主温中。令人多热、大便坚，不可多食。即糯米也。苏门③者为上，酿酒者多用。

【译】江米：味甜、微苦，性平，主要效用能温暖脾胃。但也能增加人的内热，使大便硬化，所以不可以多吃。就是糯米。印度尼西亚所产的糯稻米最好，做酒大都采用这种江米。

粳米④

粳米：味甘、苦，平，无毒。主益气，止烦，止泄，和胃气，长肌肉。即今有数种：香粳米、匾子米、雪里白、香子米香味尤胜诸粳米，捣碎，取其圆净者为"圆米"，亦作"渴米"。

【译】粳米：味甜、苦，性平，没有毒。主要效用是能补气、止烦躁、止泄痢、平和胃气、长人肌肉。现在有几个品种：香粳米、匾子米、雪里白、香子米其香味每胜过其他

---

① 稻米：这里指糯米，古书上多把稻中之一种的"糯稻"，称为"稻"，把其所碾出的米称"稻米"；又叫"元米"，即现代的江米。

② 平：性平。中医词语。

③ 苏门：指印度尼西亚，因其西部有以盛产稻米而闻名世界的苏门答腊岛。

④ 粳（jīng）米：粳稻碾出的米，也叫大米、硬米、粳稻。别称粳（jīng）、秔（jīng）。

品种的粳米，把它们加工捣碎后，筛选出其中圆而干净的米粒称为"圆米"，也叫"渴米"。

粟米 [1]

粟米：味咸，微寒，无毒。主养肾气，去脾胃中热，益气。陈者 [2] 良，治胃中热、消烦渴，利小便，止痢。《唐本注》 [3] 云："粟类多种，颗粒细如粱米。"捣细取匀净者为浙米 [4]。

【译】小米：味咸，性微寒，没有毒。主要效用是能养人的肾脏功能、去掉胃中的热邪、补气。储存达三五年之后的陈粟米最好，能治胃热、消烦渴、通利小便、止泄痢。《唐本注》说："粟的品种有多种，它的颗粒细小如粱米。"把粟米捣去皮壳，筛选出其颗粒匀净的米粒，称为"折米"。

---

① 粟米：小米。别称白粱粟、粢（zī）米、粟谷、硬粟、籼粟、谷子、寒粟、黄粟。

② 陈者：指粟米储存达三五年的，名"陈粟米"。中医认为陈粟米味苦，性寒。能止痢，解烦闷，补肾气，治胃热消渴，利小便。但《本草衍义》说："……然秔、粟二米，陈者性皆冷，频食之，令人自利，与《经》所说稍戾，煎煮亦无膏腻，入药者，今多用新粟米。"

③ 《唐本注》：指唐代药学家苏恭（敬）给当时修定的《新修本草》写的注解。此句在《唐本注》的原文应为："粟类多种，而并细于诸粱。北土常食，与粱有别。"

④ 浙米：浙，应为折。为取其中几成好米之意，故曰"折米"。

青粱米^①

青粱米：味甘，微寒，无毒。主胃痹中热消渴^②，止泄痢，益气补中，轻身延年。

【译】青谷米：味甜，性缓寒，没有毒。主治胃被邪气闭阻。引起的胃腕发热，渴而思饮的病，能止痢疾、补气、补养脾胃、使人身轻、延长寿命。

白粱米^③

白粱米：味甘，微寒，无毒。主除热^④，益气。

【译】白粱米：味甜，性微寒，没有毒。主要功效能除人胸膈中的客热、助五脏腑之气正常运化。

黄粱米^⑤

黄粱米：味甘，平，无毒。主益气，和中^⑥，止泄。

---

① 青粱米：粟类中籽实发青者，北京地区俗称青谷米。营养成分大抵与粟米同。原目无"青粱米"，只标概称"粱米"，现目已据正文补。

② 中热消渴：唐《千金方》等书均作"热中消渴"。指胃脘燥热，渴思饮之病症。

③ 白粱米：粟类中籽实色发白者，为禾本科植物粟的一种白粱的种仁。其生态等见本篇中"粟"条注。原目缺"米"字，现目已据正文补。

④ 主除热：能解胸膈中的客热。元气不足，邪气内侵，中医叫"客"。

⑤ 黄粱米：黄小米。别称竹根米、竹根黄。为禾本科植物粟一种（黄粱）的去壳种仁。其原植物形态详见本章之"粟米"条。黄小米色味俱美，是小米中的上品。北京地区常称之为"伏地小米"或"黄谷米"。其所含之营养成分大致与粟米相同。是主要粮食作物之一。可作饭煮粥磨面、酿酒，做醋、酱等。中医认为能和中、益气、利尿。原目缺"米"字，现目已据正文补。

⑥ 和中：和胃，中医指能治胃气不和，即胃脘胀闷、嗳气吞酸、厌食。甚则引起大便泄泻。

《唐本注》①："穗大毛长，谷、米俱麄于白粱"。

【译】黄小米：味甜，性平，没有毒。主要效用能补气、和胃、止泄肚。《唐本草》的注解说黄粱的穗子大，芒毛长，谷粒和谷仁都比白粱粗。

黍米②

黍米：味甘，平，无毒。主益气，补中。多热，令人烦，久食昏人五脏，令人好睡。肺病宜食③。

【译】黍子米：味甜，性平，没有毒。主要功效能补气，补入脾胃。但因其性温多热，吃多了使人烦热。长期吃，使人五脏昏沉、精神不振、好打瞌睡。患肺病的人适宜吃它。

丹黍米④

丹黍米：味苦，微温，无毒。主咳逆，霍乱，止烦渴，除热。

【译】丹黎米：味苦，性微温，没有毒。主治咳嗽喘

---

① 《唐本注》："（黄粱）穗大毛长，谷、米俱分麄于白粱而收籽少，不耐水旱，食之香美，逾于诸粱。人号为'竹根黄'。"麄，同"粗"。

② 黍米：为禾本科植物黍的种仁。其原植物见本条后之"稷（jì）米"条注。黍米可做糕、粽子、酿酒，制饴糖。

③ 肺病宜食：古代医家认为黍者，"暑"也。从其象火，为南方之谷，因为黍最黏滞，与糯米同性，其气温暖，故功能补肺，主益气，为肺之谷也。

④ 丹黍米：为黍中之一种。植株生态俱同黍，唯其穗成熟时现赤色，籽实皮赤而米黄。《尔雅》称之为"虋（mén）"。亦称赤黍、赤黍米、红连米、红虾米。是黍米中黏性最大的一种。原目缺"米"字，现目已据正文补。

息、霍乱，能止烦去渴、退热。

稷米①

稷米：味甘，无毒。主益气，补不足。关西②谓之：
"糜子米"，亦谓"邠米"。古者取其香可爱，故以供祭祀。

【译】稷米：味甜，性平，没有毒。主要功效能补气、
补人体的虚弱不足。关西地区称它为"糜子米"，也叫"邠
米"。古人因稷米有香气，令人喜爱，所以用它当祭祀时的
祭品。

河西米③

河西米：味甘，无毒。补中益气。颗粒硬于诸米，出
本地。

【译】河西米：味甜，没有毒。能补脾胃、补气。它的
颗粒比其他地区产的稷米硬，出产自河西地区。

---

① 稷米：别称粢米、邠（lǚ）米、糜子果。一般分两种类型，以秆上有毛，偏
穗，种子黏者为"黍"；秆上无毛，散穗，种子不黏者为"稷"。另一说，稷，同
"粟"，就是谷子。稷米，就是去掉壳谷的小米（见《辞海·禾部·稷》）。北方
习惯把它磨成面，掺入适量的黄豆粉等，做糕吃，香甜软美。北京地区有"糜子
面"和以糜子面同玉米粉、谷子粉、黄豆粉等混合而成的"小米面"。

② 关西：古地区名。汉、唐等时代泛指函谷关或潼关以西的地区，后代亦往往沿
用之。

③ 河西米：河西地区产的稷米。河西，古地区名。北朝以后，泛指今山西省吕梁山
以西的黄河东西两岸。

绿豆①

绿豆：味甘，寒无毒。主丹毒②、风疹③，烦热，和五脏，行经脉。

【译】绿豆：味甜，性寒，没有毒。主治丹毒、风疹，能清解心中及胃脘内的烦热、和顺五脏、使人身的十二经脉通畅。

白豆④

白豆：味甘，平，无毒。调中，暖肠胃，助经脉⑤。肾病宜食⑥。

【译】白豆：味甜，性平，没有毒。能调养脾胃、暖肠胃、有助于人体的十二经脉。有肾病的人适宜吃之。

---

① 绿豆：别称青小豆。可制糕点、面食、粉丝、煮粥、泡豆芽菜，是豆类中的上品。并可酿制著名的绿豆烧酒，煮绿豆汤，制清凉消暑的食品或饮料。

② 丹毒：病名。又称火丹、流火。因患部皮肤红如涂丹、热如火灼，故名。发无定处者名赤游丹，发于头部名抱头丹，发于小腿者名流火；发于上者多为风热化火，发于下者多为湿热化火，亦有因外伤感染所致。初起患处鲜红一片，迈缘清楚，灼热，痒痛间作，迅速蔓延扩大，发热恶寒，头痛，口渴；甚者可见壮热烦躁、神昏谵（zhān）语、恶心呕吐等毒邪内攻之症。

③ 风疹：风痧，病名。为一种较轻的出疹性传染病。多见于五岁以下的婴幼儿，流行于冬春季节。由外感风热，郁于肌表而发。疹点细小、淡红，出没较快，退后无落屑及疹痕，因其症状如痧子而名。

④ 白豆：又称饭豆、眉豆、白目豆、甘豆、白小豆，即饭豇豆。粥饭中均可加入白豆以佐味色，增加营养，故又有"饭豆"之称。可熬制"豆沙馅"作糕点馅子用。沙利可口。还可作豆腐。嫩苗可作蔬菜食用。

⑤ 助经脉：助十二经脉。

⑥ 肾病宜食：唐孙思邈称白豆为"肾之谷"，故有肾病的人适宜吃之。

大豆①

大豆：味甘，平，无毒。杀鬼气②，止痛，逐水，除胃中热，下瘀血，解诸药毒。作豆腐，即塞而动气③。

【译】大豆（黑大豆）：味甜，性平，没有毒。能杀灭致病的鬼气、止疼痛、逐下水气、消除胃中热邪、下瘀血、解药物之毒性。做成豆腐，就性塞而能动气。

赤小豆④

赤小豆：味甘、酸，平，无毒。主下水⑤，排脓血，去热肿，止泻痢，通小便，解小麦毒。

【译】赤小豆：味甜、酸，性平，没有毒。主要功效能逐下水肿、排除脓血、去热肿、止泻痢、通利小便、消解小麦的热毒。

---

① 大豆：古称之为"菽"，亦为黄豆（黄大豆）、青豆、黑豆（黑大豆）的统称。此处指黑大豆。可榨油、做酱、酱油和多种多样的豆制副食品，是人民生活中不可少的粮食作物之一。其所含之蛋白质可制塑料和药品等。豆油是烹调中常用来作炸油或菜炒用。药用能活血、利水、祛风、解毒。可治水肿胀满、风毒脚气、黄疸浮肿、风痹筋挛、产后风痉、口噤、痈肿疮毒，解药毒。

② 杀鬼气：《神农本草》："煮汁饮，杀鬼毒，止痛。"鬼气，同"鬼邪"或"邪鬼"，均为古代中医学名词，指造成病状很奇特的一类病因，多表现为痛无定处，或类似神经性的病态。鬼毒，指一些带有传染性的致病的奇特毒邪。

③ 这是根据唐代苏颂《本草图经》之说。他认为豆腐性寒，味甘，能益气和中。

④ 赤小豆：俗称红小豆，古名"蘠"，别称饭赤豆、野赤豆、红豆、小红绿豆、虱糠豆、朱小豆、金红小豆，赤小豆的营养成分不及大豆。是做糕点、蒸食豆沙馅的主料。煮粥做饭时，加入适量的红小豆，不但可增加粥饭的香味和营养，还可增其色美。是著名的北京风味小吃"小豆粥"的主料。

⑤ 主下水：主下水肿。

回回豆子

回回豆子：味甘，无毒。主消渴。勿与盐煮食之，出在回回地面①，苗似豆，今田野中处处有之。

【译】回回豆子：味甜，有香气，没有毒。主治消渴。不可与盐一同煮食之。原出产在回族人世居的地方，现在的田野中处处都有。

青小豆②

青小豆：味甘，寒，无毒。主热中消渴，止下痢，去腹胀。产妇无乳汁，烂煮三五升食之，即乳多。

【译】青小豆：味甜，性寒，没有毒。主治以口渴、思饮无度为主要症状的胃脘被热邪所侵而致的病症，能止泄肚、痢疾、去肚腹胀。产妇没有乳汁，烂煮青小豆三五升吃下去，就能使乳汁多。

---

① 回回地面：指我国回族祖先居住的中亚和西南亚地区；也指我国回民居住的地方，如新疆、甘肃、宁夏等地。

② 青小豆：豆子的皮色为青绿色的小豆，为小豆的一种。其原植物的植株形态同赤小豆。另者，青小豆也是绿豆或豌豆的别名之一。

豌豆 ①

豌豆：味甘，平，无毒。调顺荣卫②，和中益气。

【译】豌豆：味甜，性平，没有毒。能调顺人体内的营气和卫气、和胃补气。

扁豆 ③

扁豆：味甘，微温。主和中④。叶主霍乱吐下不止。

【译】扁豆：味甜，性微温，主要功效是能使胃脾二经和顺。扁豆叶主治以上吐下泄不止为主要症状的霍乱病。

小麦 ⑤

小麦：味甘，微寒，无毒。主除热，止烦燥，消渴，咽干，利小便，养肝气，止痛、唾血。

---

① 豌豆：亦称小寒豆、淮豆、麦豆。古书上又称之为寒豆、毕豆、雪豆、豍（bī）豆、豆蹓（liú）豆、戎菽、麻累、青小豆、青斑豆。李时珍认为回鹘（hú）豆、回回豆、胡豆、豌豆是"一物四名"，误。它的嫩苗、椒英可作蔬菜，子粒供珍用，作酱和制淀粉。豌豆苗汤和烩鲜豌豆等虽比不上上品山素菜馔，但清鲜可口，色香味形均可称为中上等的菜肴。盐煮烂豌豆和用豌豆粉和小枣制成的"豌豆黄"是北京传统的著名小吃。

② 调顺荣卫：调顺人体中的营气和卫气。荣，同"营"。

③ 扁豆：又名南扁豆、凉衍豆、羊眼豆、膨皮豆、茶豆、南豆、小刀豆、蛾眉豆、树豆、砣（tuó）豆、沿篱豆、鹊豆。夏季为廉常用蔬菜，可切细丝、焯熟后加油盐、蒜泥拌食，或当面码食用；亦可炒食；还可腌、酱成咸菜食用。但如生食或炒不熟透，可引起部分人中毒，发生头疼、头昏、恶心、呕吐等现象。扁，又作匾、藊（biǎn）。

④ 和中：使脾、胃二经和顺。中，指脾胃。

⑤ 小麦：古书上称其为"来"（亦作秾）。为人类主食之一。小麦面筋，是制造味精的原料之一，淀粉可作药物的基础剂。

【译】小麦：味甜，性微寒，没有毒。能祛热，止心内烦躁，治消渴、咽部发干，有通利小便、调养肝脏的功能，止疼痛、吐血。

大麦①

大麦：味咸，温、微寒，无毒。主消渴，除热，益气调中，令人多热。为五谷长②。《药性论》云："能消化宿食，破冷气。"

【译】大麦：味咸，性温，微寒，没有毒。主治消渴，能除热邪、补气、调养脾胃，增加人体的发热量，居五谷的首位。《药性论》上说大麦能消化胃中陈食，破除冷气。

荞麦③

荞麦：味甘，平、寒，无毒。实肠胃，益气力④。久食，动风气，令人头眩。和猪肉食之，患热风，脱入须眉。

【译】荞麦：味甜，性平、寒，没有毒。能充实肠胃、补气力。但是，常吃荞麦，则能动风气，使人眩晕。荞麦与

① 大麦：为禾本科植物大麦的果实。原植物大麦，别称麰（móu）、稞麦、饭麦、赤膊麦。大麦的成分与小麦的成分十分相似。只所含之纤维比小麦多。大麦可磨面作多样面食品，酿酒、制麦芽糖或作饲料。

② 为五谷长：居五谷中的首位。这是古人的看法。

③ 荞麦：别称马麦、荍（qiáo）麦、花荞、甜荞、荞子、净肠草、流注草。为优良的补种作物和蜜源作物。可作面食品。

④ 实肠胃，益气力：此是从孟诜之说："实肠胃，益气力，续精神，能炼五脏滓秽。"大部分古医家认为荞麦能开胃宽肠，下气消积。李时珍认为荞麦"气盛有湿热者宜之。若脾胃虚寒人食之，则大脱原气而麻须眉，非所宜矣"。孟诜云："'益气力'者，殆未然也。"

猪肉一同吃，使人患热风，胡须、眉毛脱落。

白芝麻 ①

白芝麻：味甘，大寒，无毒。治虚劳，滑肠胃，行风气，通血脉，去头风，润肌肤。食后生啖一合，与乳母食之，令子不生病。

【译】白芝麻：味甜，性大寒，没有毒。治虚劳病，能滑肠胃、散行风气、通利血脉、去头上浮风，能滋润人的肌肉、皮肤。饭后给奶小孩的奶母吃一合白芝麻，能使小孩不生病。

胡麻 ②

胡麻：味甘，微寒。除一切痼疾；久服长肌肉，健人油，利大便。治胞衣③不下。《修真秘旨》云："神仙服胡麻法：久服面光泽，不饥三年，水火不能害，行及奔马。"

【译】芝麻：味甜，性微寒（入肝、肾经）。能除一切顽固难好的病；常吃芝麻，使人生肌长肉，脂肪丰满，通利大便；还能治产妇胞衣不下。《修真秘旨》里"服胡麻法"说，常吃芝麻使人面容有光泽，能三年不觉饥饿，水火都不

① 白芝麻：白脂麻，别称白油麻、白胡麻、白芝麻。原植物详见下条"胡麻"。为榨制香油的主要原料。还能炒食作糕点、炒菜糖、果的辅料。原目无"白"字，只标概称"芝麻"，现目已据正文补。

② 胡麻：脂麻。又称方茎、芝麻、油麻。为主要的油料作物。可榨制香油。并可在菜馔、糕点、糖果当中当主要辅料。

③ 胞衣：中医把胎盘和胎膜称为胞衣，也叫衣胞或胎衣，入中药时称为"紫河车"。

能伤及人身，行走可追上奔跑的马。

饧①

饧：味甘，微温，无毒。补虚乏，止渴，去血②，健脾，治咳，小儿误吞钱，取一斤，渐渐尽食之，即出。

【译】饴糖：味甜，性微温（入脾、胃、肺三经）没有毒。能补人体虚乏、止口渴、治因血当行不行而腹痛、强健脾气、治咳嗽。小孩误吞铜钱，用一斤饴糖，使小孩慢慢吃下去，原吞之铜钱自随大便而下。

蜜③

蜜：味甘，平微温，无毒。主心腹邪气，诸惊痫，补五脏不足气，益中，止痛，解毒，明耳目，和百药，除众病。

【译】蜂蜜：味甜，性平、微温，没有毒。主治心腹中的邪气、各种痫症，补五脏不足之气，补脾胃，止疼痛，解毒，使耳目明爽，和解百药，消除各种疼病。

---

① 饧（xíng）：古"糖"字，又作"餹"。即饴糖。别称粘糖、胶饴、饧糖、软糖、糖稀（tí）、米糖。为米、大麦、小麦、粟或玉蜀黍等粮食经发酵糖化制成的糖类食品。饴糖，现在特指用麦牙或谷芽等熬成的糖。可制作糕点、菜馔、糖果等的辅料，也可单吃，滑软甜香。

② 去血：去留血。《本经疏证》："夫张仲景用饴糖，多在'建中汤'，建中汤（所治之）症多有腹痛，此血当行不行之验也。是故饴糖非能去瘀血也，能治血当行不行为腹痛者也。能《伤寒》《金匮》用建中处甚多，然止云治腹痛，不云下瘀血。"

③ 蜜：蜂蜜。别称石蜜、石饴、食蜜、蜜、白沙蜜、沙蜜、蜂糖。可单食，糖可在烹饪中做菜及做糕点、糖果等的辅料。我国古代早已用蜜入药。蜂蜜并有吸湿收敛性，所以也常用于外科、皮肤科，治疗创伤、烫伤、冻伤和一些皮肤病，它有消炎、止疼和保护皮肤的作用。患糖尿病的人不能吃糖，但吃蜂糖不但无害，而且有辅助医疗的作用。婴儿常吃蜂蜜，可以助长发育，使牙齿及骨骼能长得快而结实。

曲[①]

曲：味甘，大暖[②]。疗脏腑中风气，调中，益气，开胃消食，补虚冷。陈久者良。

【译】曲：味甜，性大暖，无毒。能治疗五脏六腑中的风寒气、调养脾胃、补气、开胃口、助消化、补人身的疲乏寒冷之症，经年久存的曲质量最好。

醋[③]

醋：味酸，温，无毒。消痈肿，散水气，杀邪毒，破血晕，除症块坚积。醋有数种：酒醋、桃醋、麦醋、葡萄醋、枣醋；米醋为上，入药用。

【译】醋：味酸、苦，性温，没有毒。能消痈肿、疏散水气、杀灭有毒的邪气、治产后血晕、除掉肚内症块和坚积。醋有好几种：酒醋、桃醋、麦醋、葡萄醋、枣醋。米醋最好，入药用。

---

① 曲：别称酒母、酒曲。用曲霉和它的培养基（多为麦子、豌豆、大豆、麸皮等）制成的块状物，其所含之微生物极为复杂，但主要是根霉、毛霉、曲霉和酵母，所以它一边发酵，一边糖化，为酿酒、制酱、做醋用的发酵剂。个别菜馔亦用其作调料。

② 大暖：性温。

③ 醋：别称苦酒、淳酢（cù）、醯（xī）、食醋、米醋、香醋、卤，古时炼丹家又加以其他料品，谓为"华池左味"。为以米、麦、高粱或醋、酒糟等酿成的含有乙酸的液体。为生活中常用的调味品。古人早已认识到醋能开胃、醒酒、消食、下气辟邪、解鱼蟹鳞介和一切肉和菜之毒。醋能调味助消化，还能溶解食物中的钙质，使之容易被身体利用。以醋浸渍食品，不仅增加风味，而且能防腐。

酱①

酱：味咸、酸、冷，无毒。除热止烦；杀百药热汤火毒；杀一切鱼、肉、菜蔬毒；豆酱主治胜面酱，陈久者优良。

【译】酱：味咸、酸、性冷。能解热止烦躁，杀各种药和热汤的火毒，杀一切鱼、肉、菜蔬中的毒。豆酱治病功效胜过面酱，经年久贮的陈酱质量更好。

豉②

豉：味苦，寒，无毒。主伤寒头痛，烦燥满闷。

【译】淡豆豉：味苦，性寒，没有毒。主治伤头痛、发冷发热、心中烦躁满闷。

盐③

盐：味咸，温，无毒，主杀鬼蛊④、邪疰毒⑤，伤寒，吐

---

① 酱：系用面粉或豆类，经蒸罨（yǎn，覆盖之意）发酵，加盐、水制成的糊状物。分面酱、豆酱两大类。既是调味品，又可作药用。为日常不可缺少的调味品，亦为制作酱油的基本主料。

② 豉：淡豆豉。别称豉、香豉、淡豉。有咸、淡二种，烹调多用咸豆豉，汉代刘熙《释名》："豉，嗜也。调和五味，可甘嗜也。"豆豉是很好的调味品，能增加菜肴的特殊风味。四川菜及北京菜中常用之，如"麻婆豆腐""豆豉排骨""豆豉鱼（北京菜）""回锅肉""冬菜鸭子"中都有豆豉作调料。

③ 盐：食盐。别称咸鹾（cuó）、鮹（xiāo）鲰（zòu）、鱼（chuài）、鯿（biàn）。为海水或盐池、盐井、盐泉中的盐水经煎晒而成的结晶。由于产地不同，所含的杂质不同，分为海盐、井盐、池盐、岩盐等。

④ 鬼蛊：古医书上指有寄生虫而腹胀痛且有传染性的病。

⑤ 邪疰（zhù）毒：指病毒传入体内而久住不去的传染病。

胸中痰癖①，止心腹卒痛。多食伤肺，令人咳嗽，失颜色。

【译】盐：味咸，性寒，没有毒。主要功用能杀灭有传染性的蛊病和有毒的邪气、治伤寒、使人吐出停滞在胸腔里肺中的痰液、制止心腹骤然疼痛的病。但吃多了能伤肺、使人咳嗽、失面容的健康气色。

酒②

酒：味苦、甘、辣，大热，有毒③。主行药热，杀百邪④，通血脉，厚肠胃，润皮肤，消忧愁。多饮，损寿伤神，易人本性。酒有数般，唯酝酿以随其性。

【译】酒：味苦、甜、辣，性大热，有毒。酒的主要作用是帮助药物发挥效力、杀灭各种致病的邪恶毒气、通利人的血脉、有利于肠胃、滋润皮肤、消解人的忧郁愁闷。但是饮酒过量，却能使人的身体和精神受伤害，因而减少寿命，还能使人神志昏乱、变易本性。酒有好几类，只是随各种酒的质量要求来采用不同的发酵过程和制酒方法。

---

① 胸中痰癖：胸中即胸腔。张景岳注《素问·至真要大论》："胸中，肺所居也。"痰癖指水饮久停化痰，流移胁肋之间，以致有时肋痛的病症。

② 酒：为米、麦、黍、高粱等和曲酿成的一种饮料。有蒸馏酒（如高粱酒、烧酒）与非蒸馏酒（如葡萄酒、绍兴酒）两大类。凡酒类都含乙醇（酒精）。酒也是一种调味品，烹制时加些料酒，则使菜肴香气浓，特别是烹制鱼、肉品时，加适量料酒可改变鱼、肉的化学成分的组织，能除腥臭气。用料酒、黄酒、白酒均可；但切不可加入"曲酒"，因曲酒会给菜肴添邪味或苦味。

③ 有毒：常说的"酒精中毒"。

④《名医别录》作"主行药势，杀百邪恶毒气。"

虎骨酒

虎骨酒：以酥炙虎骨捣碎酿酒。治骨节疼痛、风痓[1]、冷痹痛[2]。

【译】虎骨酒：是把烤酥的虎骨捶碎（去髓）酿制成的酒。能治骨节疼痛、风湿性关节炎或类风湿性关节炎。

枸杞酒

枸杞酒：以甘州[3]枸杞依法酿酒[4]。补虚弱，长肌肉，益精气，去冷风，壮阳道。

【译】枸杞酒：用甘州出产的枸杞子依照一定的方法酿酒。能补人身的虚弱、长肌肉、体人之精气、除掉侵入人体的冷风邪气、增强人的性功能。

---

① 风痓：中医古病名。指风邪注入（住留）在人体关节中而作痛，使动作受阻的一种病症。类于现代西医所指的"风湿性关节炎"。风，指致病的风邪。痓，在此通"注"或"住"，是"注入"或"住留"的意思。

② 冷痹痛：中医病名。指人的肢体、关节因受寒冷邪气所侵，而疼痛或肿大、动作受阻或失灵的病。类似于现代西医所指的"类风湿性关节炎"。冷，指侵入人体致病的寒凉邪气。痹，闭阻不通之意。泛指邪气闭阻躯体或内脏的经脉而引起的病症，但通常多指风、寒、湿三种邪气，侵犯肌表经络和骨节，发生关节或肌肉疼痛、肿大和重着等一类疾患。

③ 甘州：古代的行政区域名。辖境相当今甘肃高台以东的弱水上游。因改朝，其具体所辖地屡有伸缩。

④ 依法酿酒：依照一定的方法去酿酒。古代酿枸杞酒的方法和所用料物也有繁简、粗细之分。一法是把甘州枸杞子煮烂捣汁，和曲、米一同酿酒。或把枸杞子和生地黄一起装在新白布袋内，浸酒煮饮。唐代《千金翼方》则在酿成的枸杞酒中纳入以绢袋盛的干地黄末、干姜末、商陆根末、泽泻末、椒末，同装在瓮中密封口埋入地下三尺，坚覆上二十日后，开之，其酒当赤和金色，平日空腹服半升。

地黄酒 ①

地黄酒：以地黄绞汁酿酒，治虚弱，壮筋骨，通血脉，治腹内痛。

【译】地黄酒是以鲜地黄的根茎绞成的汁液为主料酿成的。能治人体虚弱、强健筋骨、通利血脉，治肚腹里疼痛。

松节酒 ②

松节酒："仙时"以五月五日采松节，锉碎，煮水酿酒。治冷风虚③、骨弱、脚不能履地。

【译】松节酒："仙方"有知家历五月五日采的松节，锉碎后，煮水，再与酒曲、米一起酿成酒。治因风寒湿气原侵而身虚体弱、骨弱无力、脚不能着地。

茯苓酒

茯苓酒："仙方"依法，茯苓酿酒。治虚劳，壮筋骨，延年益寿。

---

① 地黄酒：以生地黄汁同曲、米等制成的药酒。其用料及具体制作方法：把以鲜地黄根茎中绞取出的汁液和酒曲、米一起密封在罐中。春、夏季时，过三至七天；秋、冬时，过五至七天；开封。其中有绿汁，是其真精英，宜先饮之。把上述的汁液过滤后，再贮藏起来（在其中加入中药牛膝的汁液，效力更速）。

② 松节酒：松节（松叶亦可）煮汁，同曲、米酿成的酒。《外台秘要》载的处方为：松节四十斤（细锉）以水四石煮取一石。猪椒叶四十斤（细锉）以水四石煮取一石。右二味澄清，合渍干面五斗候发。以糯米四石五斗酿之，依家酿法四酘（dòu，酒再酿曰"酘"），勿令寒冷热。第一酘时，下后诸药：栢子人（仁）五两、磁石十二两（末）、独活十五两天雄五两（炮）、菌芋四两（炙）、防风十两、秦艽六两、芎劳五两、人参四两、义藓五两。右十味细切，内（纳）饭中炊之，下酘为池，酘足讫，封头四十日，押取清，适量服之。

③ 冷风虚：冷风虚弱。指因受寒湿风邪所侵而身虚体弱。

【译】茯苓酒："仙方"中按一定的炮制方法用茯苓（粉）同酒曲、米一起酿制成茯苓酒。能治人的虚劳病（五劳七伤）、强壮筋骨、使人健康长寿。

松根酒①

松根酒，以松树下掘坑置瓮，取松根津液酿酒。治风②，壮筋骨。

【译】松根酒：在大松树下挖坑放入大坛，割破松树根，用坛盛取树根滴出的津液，以该津液和糯米共酿成酒。饮之，可治风痹、健壮筋骨。

羊羔酒③

羊羔酒：依法作酒④，大补益人⑤。

【译】（略）

---

① 松根酒：《本草纲目》作"松液酒"。以松树下掘坑置瓮：一种盛东西的陶器，腹部较大。取松根津液酿酒一斤（松根津液）酿糯米五斗。见《本草纲目》。

② 治风：治风痹。风痹，病名。痹症的一种。指风寒湿邪侵袭肢节、经络，其中又以风邪为至的痹症。又称行痹、走注。一说风痹即痛风（见《张氏医通》卷六），症见肢节疼痛，游走不定。

③ 羊羔酒：为古代汾州（在今山西）出产的名酒。别称羊羔酒、羊羔儿酒、羊羔美酒。一说，即是以肥嫩羊羔为主料，再加入其他料物共酿成的一种酒。

④ 依法作酒：《本草纲目》记有两种酿法：一法《宣和成化殿真》方："用米一石，如常（法）浸蒸，嫩肥羊肉七斤，曲十四两，杏仁一斤，同煮烂，连汁拌米，入木香一两同酿，勿犯水，十日熟，极甘滑。一法羊肉五斤蒸烂，酒浸一宿，入消梨七个，同捣取汁，和曲、米酿成酒。

⑤ 大补益人：能大补元气、健脾胃、益腰肾。

五加皮酒

五加皮酒：五加皮浸酒①，或依法酿酒②，治骨弱不能行走。久服，壮筋骨，延年不老。

【译】五加皮酒：五加皮泡酒。或以五加皮为主料，加酒曲、米用一般蒸馏法酿制成五加皮酒。治骨骼软弱不能行走。常饮五加皮酒，能健壮筋骨、使人延年不老。

腽肭脐酒③

腽肭脐酒：治肾虚弱、壮腰膝，大补益人。

【译】海狗肾酒：治肾脏虚弱、能健壮人的腰腿，对人体大有补益。

小黄米酒④

小黄米酒：不宜多饮，昏人五脏⑤，烦热，多睡。

【译】小黄米酒：性热。不适宜过量地喝，能使人五脏昏迷不振、烦躁发热、多困好睡眠。

---

① 五加皮浸酒：把五加皮切碎，用干净的白纱布袋装好，浸酒煮之。或再加入中药当归、牛膝、地榆。

② 依法酿酒：把五加皮洗净，刮去其骨后，入水煎成汁，再与酒曲、米一起酿造成酒。

③ 腽（wà）肭（nà）脐酒：用海狗或海豹的雄性外生殖器酒浸、擂烂，同曲、米如常法酿制成的酒。

④ 小黄米酒：为米酒的一种，属白酒类。是以秫米（别称小米、糯米、黄米、粟米）为主料酿制所酒。一说小黄米酒即含乙醇量低于白酒而色黄的黄酒（料酒）。

⑤ 昏人五脏：因小米有安眠作用，可治失眠，再加上酒精（乙醇）的作用，令人好困（kùn）多睡。

葡萄酒 ①

葡萄酒：益气，调中，耐饥，强志。酒有数等：有西番②者；有哈剌火③者；有平阳④、太原⑤者；其味都不及哈剌火者田地酒最佳。

【译】葡萄酒（味甜，辣，性热，微毒）能补气，使人耐饥饿，增强人的心志。葡萄酒有几等：有产在甘肃、青海一带的，有产在吐鲁番的，有产在平阳和太原地区的；其中以产在吐鲁番田地的"哈剌火酒"质量最好。

---

① 葡萄酒：用葡萄汁（或葡萄干）同酒曲，如常酿糯米饭法酿造成的葡萄酒，含酒精（乙醇）量比较低。现代红葡萄酒是将红葡萄和他的果皮放在一起发酵，因此红色素溶于酒中而呈红色。白葡萄酒是将葡萄压出汁液后，色素还未溶出前，将汁液单独发酵，故不呈红色。

② 西番：西蕃，宋以后史籍用西蕃（番）泛指甘、青一带少数民族。

③ 哈剌火：维吾尔族语，地名，今之吐鲁番。元时是畏兀儿（维吾尔）人的地方，七百年前，此地以葡萄酒闻名。

④ 平阳：古代行政区域名，其辖境相当今山西临汾、洪洞、浮山、霍县、汾西、安泽等县地。元初改为"路"，大德时改为晋宁。

⑤ 太原：古代行政区域名，其辖境相当今山西阳曲县以南，文水县以北的汾河中游和阳泉市、平定、寿阳、昔阳、盂县等地。嘉祐时为太原府。元初改为"路"，大德时改名冀宁。

阿剌吉酒[①]

阿剌吉酒：味甘、辣，大热，有大毒[②]。主消冷坚积，去寒气。用好酒蒸熬取露，成阿剌吉。

【译】阿剌吉酒：味胡、辣，性大热，有很大的毒性。主要功用是能消散人肚腹中坚实的冷积、去寒气。阿剌吉酒是用好白酒复烧取其蒸露而制成的。

速儿麻酒[③]

速儿麻酒：又名"拨糟"。味微甘、辣。主益气，止渴。多饮，令人膨胀、生痰。

【译】速儿麻酒：又叫"拨糟"。其味微甜、辣。其主要功用是能补气、止口渴。但是，喝多了反人使胸腹胀满、生痰。

---

① 阿剌吉酒：别称火酒，即烧酒。俗称为"白干酒"。本条中清楚地记述其用料及制作方法是"用好酒蒸熬取露，成阿剌吉"。这种以好酒复烧而得之酒，其味性应更浓烈，颇似后世白干酒中的"净溜"（酒名，为白干酒中的上品）。阿剌吉，是阿拉伯语的汉字记音，其原义为"出汗"。我国古代只会用发酵法制酒，蒸馏制酒法传入我国后，元代的酿酒进入了一个新阶段。

② 有大毒：指酒的性味浓烈，所含之酒精（乙醇）多。

③ 速儿麻酒：元代维吾尔族的一种饮料，类似现代含醇量低的露酒。汉语称之为拨糟。速儿麻，维吾尔族语。

兽品

牛

牛肉①：味甘，平②，无毒。主消渴，止哕泄③，安中益气，补脾胃。

牛髓：补中，填精髓。

牛酥④：凉，益心肺，止渴嗽，润毛发，除肺痿⑤、心热吐血。

牛酪⑥：味甘、酸，寒，无毒。主热毒，止消渴，除胸中虚热，身面热疮。

牛乳腐⑦：微寒，润五脏，利大小便，益十二经脉。微动气。

---

① 牛肉：为哺乳纲、牛科动物牛的肉。牛的种属甚多，有牛属、水牛属和牦牛属等。体强大，有角，四趾，第三、中趾特别发达，趾端为蹄。上鄂无门齿，胃分四室、草食反刍。体重自数百公斤至千余公斤不等。有肉用、乳用、役用和兼用等种类。牛肉，一般指黄牛和水牛的肉。据本书此条所云之牛肉性味和药用疗效来看，当指水牛肉而言。

② 《日华子本草》云："水牛肉，冷；黄牛肉，温。"

③ 哕（yuē）泄：吐泻。《千金翼方》及《大观本草》俱作"吐泻"。

④ 牛酥：古代称酥油为酥。把牛奶煮沸，用勺搅动，冷却后，凝结在奶上面的一层油脂物就是酥油。

⑤ 肺痿：病名。此处是指人的皮肤、毛发枯萎的病。

⑥ 牛酪：古书上又称之为"湩（dòng）"。用牛奶汁做成的半凝固状的食品，叫牛奶酪。

⑦ 牛乳腐：乳饼。

【译】牛肉：味甜，性平，没有毒。主要功效是能消除不正常的口渴思饮症、止呕吐泻泄、调节和安定脾胃的机能、补脾胃之不足。

牛骨髓：能补脾胃、填补人的骨髓。

牛奶酥：性凉，补人的心、肺，止干渴咳嗽，滋润人的毛发，消除肺痿病和心经燥热而吐血的病。

牛奶酪：味甜、酸，性寒，没有毒。主治热毒病，能止属于上消的口渴病、驱除心胸中的虚热；治身上、脸上的热疮。

牛奶饼：性微寒，能滋润人的五脏、通利大小便、补人的十二经脉。但又有稍微骚动人的体气的作用。

羊

羊肉①：味甘，大热，无毒。主暖中、头风、大风汗出、虚劳寒冷；补中益气。

羊头：凉。治骨蒸、脑热、头眩、瘦病。

羊心：主治忧恚膈气②。

羊肝：性冷。疗肝气虚热③、目赤暗④。

---

① 羊肉：羊，为哺乳纲，牛科部分动物的统称。种类很多。如绵羊、山羊、黄羊、羚羊、青羊、盘羊、岩羊等。反刍家畜。肉用最佳者为绵羊，是常用的主要肉品。可炮、烤、涮、炖、做馅，炒制多样名菜。亦可加工制成腊肉、罐头等。羊肉有膻气味。可将其和白萝卜同煮一滚，捞出后，再行烹调，其膻味即除。

② 忧恚（huì）膈气：指因心有忧虑、怨恨之情而产生的胸膈气阻之逆、闷塞不通的病症。膈，在此即指人的"胸膈膜"，又同"隔"，有隔塞不通之意。

③ 肝气虚热：据上下文来看，此句指肝阴虚（肝阴不足）而引起发烧。

④ 目赤暗：白眼球发红、疼痛，看物如隔着一层云雾纱帐似的。

羊血：主治女人中风，血虚①，产后血晕，闷欲绝者，生饮一升。

羊五脏：补人五脏。

羊肾：补肾虚，益精髓。

羊骨：热。治虚劳、寒中②、羸瘦。

羊髓：味甘，温。主治男女伤中、阴气不足，利血脉，益经气。

羊脑：不可多食。

羊酪：治消渴，补虚乏。

【译】羊肉：味甜，性大热，没有毒。主要效用能暖人脾胃，治头痛经久不愈、时作时止的"头风"病、受大风邪所侵汗出后心血亏损、因虚劳而觉得身体寒冷的病。能补脾胃、补气。

羊头（肉）：性凉，治骨蒸、脑热、头眩晕、身体瘦弱的病。

羊心：性冷。治肝阴不足而引起的发热、因肝虚引起的眼睛发红、看东西不清楚的病。

羊血：主治妇女为风邪所中、血虚闷、产后血晕，闭闷

① 血虚：《唐本草》作"血虚闷"。《本草经疏》："女人以血为主，血热则生风，血虚则闷绝。羊血咸、平，能补血、凉血，故主治女人血虚中风及产后血闷欲绝也。"

② 寒中：病名。有两种：一种为类中风型之一；另一种指邪在胃脾而为里寒的病症。多因脾胃虚寒、邪从寒化或由劳倦内伤转变而成。症见脘腹疼痛、肠鸣泄泻等。此处指后者。

几至于死者，饮鲜羊血一升，可解。

羊的五脏：能补益人的五脏功能。

羊的睾丸或腰子：补人肾虚，填髓补精。

羊（脊）骨：性热，治人的虚劳症、脾胃寒冷、身体瘦弱。

羊的骨髓：味甜，性温。主治男女脾胃受伤、阴气不足；能滑利血脉，补妇女经气。

羊脑子：不可以多吃。

羊奶酪：治消渴，补人体的虚乏。

黄羊①

黄羊：味甘，温，无毒。补中益气，治劳伤，虚寒。其种类数等②，成群至于千数。白黄羊生于野草内；黑尾黄羊生于沙漠中，能走善卧，行走不成群。其脑不可食，髓、骨可食，能补益人，煮汤无味。

【译】黄羊肉：味甜，性温，没有毒。能补脾胃之气，治人久病而成的劳伤和身体虚寒之症。黄羊有数种，有的甚至达千头成群而居。白黄羊生在多野草的地带；黑尾黄羊生在沙漠里，善于快速奔跑又善于卧伏，好独居，不成群行走。黄羊的脑，不可以食用。其髓、骨可以供食用，能补养人，煮汤食用时，没有杂味。

---

① 黄羊：牛科动物。又称羳（fán）羊、茧耳羊、蒙古瞪羚、蒙古原羚。

② 其种类数等：黄羊具有几种。李时珍说有"黑尾黄羊、黄羊、洮（táo）羊、桂林羊四种"。

山羊

山羊①：味甘，平，无毒。补益人②。生山谷中。

【译】青羊肉：气味甜，性平，没有毒。能补养人体。生在山谷中。

羖䍽③

羖䍽：味甘，平，无毒。补五劳七伤。温中益气。其肉稍腥④。

【译】羖䍽羊的肉：味甜，性平，没有毒。能养补人五脏和形体、心志劳伤的病症，能温暖脾胃、补气。它的肉味稍有腥气。

马

马肉：味辛、苦，冷，有小毒。主热下气⑤、长筋骨、强腰膝、壮健轻身。

---

① 山羊：青羊。又称山羊、野羊、斑羚。形似家养山羊，但颌下无须。青羊肉营养成分大致同于家养山羊。但肉粗且膻，不如家养山羊，更不如绵羊。肉适宜炖食，或作脯食之。原目缺"山羊"，现目已据正文补。

② 补益人：青羊肉补虚助阳。

③ 羖䍽：应为"羖（gǔ）䍽（lì）"。羖，为"羖"的俗字。羖䍽，古称"羖䍽羊"，《尔雅·释兽》称之为"黑羖䍽"。即雌雄都有角的一种山羊，以毛色分，有褐色的、黑色的、白色的。其毛浓厚，可达一市尺左右。性情凶狠、体格健壮。北方牧人常以此羊为引领羊群的"羊头"，或称之为"头羊"。

④ 羖䍽羊肉粗而有腥膻味，供食用虽不如白绵羊肉，但用其治病养人则甚佳。《本草衍义》："羖䍽羊出陕西、河东、尤狠健，毛最长而厚，入药最佳，如供食，如北地无角白大羊也。"

⑤ 主热下气：据《唐本草》及《本草纲目》应为"除热下气"。

马头骨：作枕，令人少睡。

马肝：不可食。

马蹄：白者，治妇人漏下白崩；赤者，治妇人赤崩。

白马茎①：味咸、甘，无毒。主伤中脉绝、强志益气、长肌肉、令人有子，能壮盛阴气。

马心：主喜忘。

马肉内有生黑墨汁者，有毒，不可食，白马多有之。

马乳：性冷，味甘。止渴，治热。有三等：一名"升坚"，一名"晃禾儿"，一名"窗元"。以"升坚"为上。

【译】马肉：味辛、苦，性凉，有小毒。主要功效能除热下气、长人筋骨、腰膝强壮、使人壮健轻身。

马的头骨：味甜，性凉，有小毒。当枕头用，可使人少睡。

马肝：不可吃。

马的蹄甲：味甜，性平，没有毒。白马的蹄甲治妇人不在月经期大量排血而多有白黏液的漏下白崩病；红马的蹄甲治妇人不在经期而大量排血的赤崩病。

白马的阴茎：味咸、甜，性温，没有毒。主治脾胃受伤、脉搏近乎绝止的病，可以强人志意、补气，令人长肌肉，能治不育症，能壮盛人体的阴气。

马的心脏：主治人心昏多忘。

① 白马茎：白马的阴茎。为雄性白马的外生殖器。

马肉里有生黑色如墨汁样液体的，有毒，不可以吃，毛色白的马肉里多有这种轩液体物。

马乳：性冷，味甜。能止渴、治热。有三种：一种称为"升坚"，一种称为"晃禾儿"，一种称为"窗元"。以"升坚"为最好。

野马

野马肉：味甘，平，有毒。壮筋骨。与家马肉颇相似。其肉落地不沾沙，然不宜多食。

【译】野马肉：味甜，性平，有毒。能强壮人的筋骨。其肉很像家马肉。野马肉掉在地上不粘沙子。可是不宜多吃。

象

象肉：味淡，不堪食，多食令人体重。胸前小横骨令人能浮水。身有百兽肉，皆有分段①，惟鼻是本肉。象牙，无毒，主诸铁及杂物入肉；刮取屑、细研，和水敷疮②上，即出。

【译】象肉：味淡，不好吃，吃多了使人身体浊重。象胸前有小横骨，烧成灰和酒服后，能使人浮水不沉溺。象的身上有多种兽的肉，并且都分布在一定的部位上，只有鼻子是象本身之肉。象牙，没有毒。主治各种铁器或杂物刺入人

---

① 古人认为象的身上有多种兽的肉，各有其所在的部位。另有人说象的身上有十二种肉，是十二生肖（属相）的肉。这都是没有什么科学根据的说法。

② 疮：应为"创"，以象牙屑深敷之，"创口"也。古医方中虽有以象牙治"疮"之说，但为内服剂，与此处不符。

的皮肉，刮取象牙末并研细了和水敷在创口上，能使刺入物立刻出来。

驼

驼肉：治诸风，下气，壮筋骨，润皮肤，疗一切顽麻、风痹、肌肤紧急，恶疮、肿毒。驼脂在两峰内，有积聚者，酒服之良。驼乳：性温，味甘。补中益气，壮筋骨，令人不饥。

【译】骆驼肉：主治各种受风邪侵害而成的病，能降气、强壮人的筋骨、滋润皮肤。治一切顽固的麻痹症、风痹症、肌肉和表皮弯缩。还可治恶疮和肿毒。驼峰内的脂肪胶汁，能治人肚腹里的冷积。骆驼的乳汁，又叫作"爱剌"，其性温，味甜。能补中益气、强筋壮骨，食后令人不饥。

野驼

野驼：味甘，温、平，无毒。治诸风，下气，壮筋骨，润皮肤。驼峰治虚劳风，有冷积者，用葡萄酒温调峰子油[①]服之良，好酒亦可。

【译】野骆驼肉：味甜，性温、平，没有毒。能治各种风疾，降气，强壮人的筋骨，滋润皮肤。用葡萄酒或好酒调服野骆驼肉峰内的峰子油，可治人患虚劳风肚内有冷积的病。

---

① 峰子油：骆驼肉峰内的胶汁脂肪，又称"骆驼脂""驼脂""驼峰"。味甘，性温，无毒。能润燥、祛风、活血、消肿。

熊

熊肉：味甘，无毒。主风痹①，筋骨不仁。若腹中有积聚、寒热羸瘦者，不可食之，终身不除。

熊白②：凉③，无毒。治风补虚损，杀劳虫④。

熊掌：食之可御风寒。此是八珍之数，古人最重之。

十月勿食之，损神。

【译】熊肉：味甜，没有毒。主治风痹，筋骨不能运动自如的病。如果肚腹里有积聚病块、寒热病邪而瘦弱的人，不可以吃熊肉，能使伤终身去不掉。

熊脂（油）：（味甜）性凉，无毒。熊脂，能治各种风症、补人的虚弱，还有消杀人体内病菌的作用。

熊掌，因脂肪多，色白味美，吃了以后，可以助人抵御风寒，熊掌是有名的八种珍贵食品之一，列为"八珍"之数。古时候的人最珍视熊掌。

农历十月份不可以吃熊肉，能损伤人的精神。

驴

驴肉：味甘，寒，无毒。治风狂，忧愁不乐，安心气，

---

① 风痹：痹症的一种。指风寒湿邪侵袭肢节、经络，其中以风邪为甚的痹症。又名"行痹""走痹"。一说风痹就是"痛风"。症见肢节疼痛，游走不定。

② 熊白：熊脂（熊油），为熊的脂肪油。色白微黄，略似猪油，热则化为液状，寒冷时凝结成膏，气微香。

③ 凉：应为味甘，性温。

④ 劳虫：泛指人体内导致人生病的病菌。也专指结核病病菌。

解心烦。

　　头肉：治多年消渴，煮食之，良。乌驴者尤佳。

　　驴脂[①]：和乌梅作丸，治久疟。

　　【译】驴肉：味甜，性寒，没有毒。能治人的疯狂病、心情忧愁不乐、安定人的心气、解除心中烦闷。

　　驴头肉：治多年的消渴病，煮熟食之最好。乌驴肉更好。

　　驴的脂肪：同中药"乌梅"一起做成丸药，治长期不愈的疟疾病。

野驴

　　野驴：性味同[②]，比家驴鬃尾长，骨格大。食之能治风眩[③]。

　　【译】野驴肉：性味与家驴相同。体形比家驴的骨骼大，鬃毛长。吃野驴肉能治人的风眩病。

麋[④]

　　麋肉：甘，温，无毒。益气补中，治腰脚无力。不可与野鸡肉及虾、生菜、梅、李果实同食，令人病。

　　麋脂：味辛，温，无毒。主痈肿、恶疮、风痹、四肢拘

---

① 脂：此指驴的脂肪。又称驴膏。

② 野驴肉性味与家驴肉相同。

③ 风眩：病名，眩晕的一种，又称风头眩。由于体虚，风邪入脑所致。症见头晕眼花，呕逆；甚则厥逆，发作无常，伴有肢体疼痛。

④ 麋（mí）：麋鹿。古称"麈（chén）"，俗称"四不像"。它的角似鹿非鹿、头似马非马、身似驴非驴、蹄似牛非牛。是我国特产动物，现在野种已不可见，为稀有的珍贵兽类。

缓①；通血脉，润泽皮肤。

麋皮作靴，能除脚气。

【译】麋鹿的肉：味甜，性温，没有毒。能补气、脾胃。治腰脚虚弱无力。不可与野鸡肉、虾、生菜和梅、李的果实一同食用，能损人精气、令人生病。

麋鹿的脂肪：味辛，性温，没有毒。主治痈肿、恶疮、风痹、四肢拘缓不收的病；能通利人的血脉，滋润人的皮肤。

用麋鹿的皮做靴子穿，能去人的脚气病。

鹿

鹿肉：味甘，温，无毒。补中，强五脏，益气。

鹿髓：甘，温。主男女伤中，绝脉，筋急，咳逆；以酒服之。

鹿头：主消渴；夜梦见物②。

鹿蹄：主脚膝疼痛。

鹿肾：主温中，补肾，安五脏，壮阳气。

鹿茸：味甘，微温，无毒。主漏下恶血、寒惊痫、益气强志、补虚羸、壮筋骨。

鹿角：微咸，无毒。主恶疮、痈肿、逐邪气、除小腹血急痛、腰脊痛及留血在阴中。

---

① 四肢拘缓：指人的四肢拘挛，行动缓慢，不能屈伸自由的病。

② 夜梦见物：《唐本草》作"夜梦鬼物"；孙思邈的《千金·食治》作"多梦妄见者"。实即夜多恶梦、常梦见鬼怪等物。此说缺乏科学根据。

【译】梅花鹿的肉：味甜，性温，没有毒。补脾胃，增强五脏，补气。

鹿的骨髓：味甜，性温。主治男女脾胃受伤，脉象近于断绝，筋拘挛，咳嗽气喘；用酒调鹿髓服之。

鹿头肉：主治消渴，夜多梦见鬼怪等物。

鹿蹄肉：主治脚和膝关节疼痛。

鹿肾（雄鹿的外生殖器及睾丸）：主要功用是能温暖脾胃、补肾气、安定五脏、强壮阳气。

鹿茸：主治妇女不在月经期而大量排出恶血的病、因寒热病邪侵袭而引起的惊痫病，能补气、强人的心志、补人体虚乏瘦弱、强壮人的筋骨。

鹿的犄角：味微咸，没有毒。研末用。主要功用能治恶疮、痈肿、逐散邪气，除掉妇人因小肚子内有瘀血而急痛、腰和脊背疼痛，以及妇女有瘀血留滞在子宫或阴道中。

獐

獐肉：温。主补益五脏。日华子云："（獐）肉无毒。八月至腊月食之，胜羊肉；十二月以后至七月食之，动气；道家多食，言无禁忌也"[①]。

【译】獐肉：（味甜，性温，没有毒）主要功能为补

---

① 这话是唐代医学家孟诜说的，原文为："（獐肉）八月至十一月食之，胜羊；十二月至七月食之，动气。多食，令人消渴。若瘦恶者，食之发痼疾。不可合鹄肉食，成痼疾。又不可合梅、李、虾食，病人。……道家以其肉供养星辰，名为白脯，云不属十二辰，不是腥腻，无禁忌也。"

养人的五脏。日华子说："獐肉没有毒。在（农历）八月至十二月之间吃之，胜过吃羊肉；十二月以后至翌年七月间吃它，则动气。然信奉道教的人大都不信这一说，照常吃，他们说獐肉不是腥物，无可禁忌。"

犬

犬肉：味咸，温，无毒。安五脏，补绝伤，益阳道，补血脉，厚肠胃，实下焦，填精髓。黄色犬肉尤佳。不与蒜同食，必顿损人。九月不宜之，令人损神。犬四脚蹄煮饮之，下乳汁。

【译】狗肉：味咸，性温，没有毒。能安定人的五脏、补绝伤、轻身益气、壮人的阳道、补人血脉、厚利肠胃、充实人的下焦、填补精髓。黄色狗的肉更好。不可与蒜一起食用，则否，一定损伤人。农历九月份不宜吃狗肉，使人精神受损伤。狗蹄子煮成汁服用有下乳的功效。

猪

猪肉：味苦，无毒。主闭血脉、弱筋骨、虚胞人、不可久食；动风、患金疮①者尤甚。

猪肚：主补中益气、止渴。

猪肾：冷。和理肾气，通利膀胱。

猪四蹄：小寒。主伤挞②、诸败疮、下乳。

---

① 金疮：病名。又称金创、金伤、金刃伤。指由金属器刃损伤人体所致的创伤。亦有将伤后溃烂成疮称为金疮或金疡的。

② 伤挞（tà）：被鞭子、棍子打伤。

【译】猪肉：味微苦，没有毒。猪肉能闭塞人的血脉，使人筋骨软弱，发虚胖；不可久吃。猪肉能动风气致病，使患有被铁器刃伤而成金疮的人病更加重。

猪肚子：能补人脾胃、补气、止烦渴。

猪腰子：性冷，能调顺人的肾脏功能、通利膀胱。

猪蹄脚：性小寒，主治被鞭子、棍棒打伤和各种溃烂疮伤。能下奶。

野猪

野猪：肉味苦①，无毒。主补肌肤。令人虚肥。雌者肉更美。冬月食橡子②，肉色赤，补入五脏，治肠风泻血③。其肉味胜家猪。

【译】野猪肉：味苦，没有毒。主要功效是能补养人的肌肉和皮肤。使人发虚胖。雌性野猪肉更为肥美。冬季，野猪在山林间吃栎树的籽实，所以肉色发赤，能补人的五脏，烤熟食用，可治肠风拉血的病。它的肉味胜过家猪肉。

江猪④

江猪：味甘，平，无毒。然不宜多食，动风气、令人体重。

---

① 《本草纲目》应为味甘，性平。

② 橡（xiàng）子：又称"橡实""橡碗子"。栎树的果实，长圆形，含淀粉和少量鞣酸。野生山野间，可作饲料用。

③ 肠风泻血：病名。泛指因脏腑劳损，气血不调及风冷热毒搏于大肠所致的便血。

④ 江猪：江豚。体形似鱼，全身黑色。海豚和江豚不是"一物二名"。原目缺，正文"猪"后附此条，据正文应析出。

【译】江豚肉：味甜，性平，没有毒。可是不适宜多吃，能劳风气、使人体浊重。

獭

獭肉：味咸，平，无毒。治水气胀满，疗温疫病、诸热毒风、咳嗽劳损。不可与兔同食。

獭肝：甘，有毒。治肠风下血，及主疰病相染[①]。

獭皮：饰领袖，则尘垢不著，如风沙翳[②]目，以袖拭之即出。又，鱼刺鲠喉中不出者，取獭爪项下，即出。

【译】水獭肉：味咸，性平，没有毒。治人肚腹里水气胀满的病，治疗温疫病、各种热毒风、咳嗽劳虚损的病。不可以和兔肉一起食用。

獭的肝脏：味甜，有毒。治肠风拉血的病，又主治传染性很强的痨瘵。

獭的毛皮：可以装饰衣服的领子、袖口，能不沾灰尘和污垢，如果风沙入眼，用獭皮擦之即出。另外，吃鱼时，鱼骨刺在喉内，用水獭的爪子，爬抓人的项下喉部，鱼骨刺就能吐出来。

虎

虎肉：味咸、酸，平，无毒。主恶心欲呕。益气力。食

---

① 疰病相染：多指具有传染性和病程长的慢性病，主要指痨瘵。《释名·释疾病》："注病，一人死，一人复得，气相灌主也。"

② 翳（yì）：本为眼病名病。此处指因风沙入眼内而遮蔽、影响视力。

之入山，虎见则畏。辟三十六种魅①。

虎眼睛：主疟疾、辟恶、止小儿热惊。

虎骨：主除邪恶气，杀鬼疰毒②，止惊悸，主恶疮、鼠瘘③，头骨尤良。

【译】虎肉：味咸、酸，性平，没有毒。主治恶心想吐。补人的气力。人吃了老虎肉后进山，老虎见了全怕。能祛除三十六种使人致病的鬼怪精魅。

老虎眼睛：主治疟疾，能祛除使人得病的恶邪，治小儿因有内热而惊悸的病。

老虎的骨头：主要功效是能驱除使人致病的邪恶之气、杀掉鬼疰毒、止人心惊悸；主治恶疮和项腋部的淋巴结核病。用虎的骨头，效力更大。

豹

豹肉：味酸，平，无毒。安五脏，补绝伤，壮筋骨，强志气。久食令人猛，健忘性粗疏④，耐寒暑。正月勿食之，正月勿食之，伤神。《唐本注》云：车驾卤簿用豹尾，取其

---

① 辟（bì）三十六种魅（mèi）：能驱除三十六种精魅对人的侵害。这是一种迷信的说法，古人认为有三十六种或云共九十九种使人致病的鬼怪精魅。辟，驱除之意。魅，迷信传说中的鬼怪。

② 鬼疰毒：古医书上指一些病因不名而有传染性的致病因素。

③ 鼠瘘：病名，颈腋部淋巴结核病。俗名"鼠疮脖子"；又为"瘰（luǒ）疬（lì）"的别名。

④ 忘性粗疏：这是依孟诜之说，孟诜说："豹肉令人志性粗豪，食之便觉，少顷消化乃定。久食亦然。"这种说法没有什么根据和道理。

威重为可贵也①。土豹②脑子，可治腰疼。

【译】豹肉味酸，性平，没有毒。能安定人的五脏、补人的绝伤、强壮筋骨、增强人的心志。常吃豹肉，可使人勇猛雄健；能使人短时间内忘其自身的性情而变得志性粗豪，待豹肉在人体内消化之后，才渐渐恢复人原来的性情；还能使人耐严寒和暑热。在农历的正月里，不要吃豹肉，能伤人精神。唐代《新修本草》的注文说，皇帝和大官们外出时的仪仗队用豹尾的装饰，来表示威重和尊贵。土豹子（猞猁孙）的脑子能治人的腰疼。

狍

狍子：味甘，平，无毒。补益人。

【译】狍子肉：味甜，性平，没有毒。对人有补益的功效。

麂

麂肉：味甘，平，无毒。主五痔。多食能动人痼疾。

【译】麂肉：气味甜，性平，没有毒。主治五种痔疮。吃多了能使人老病复发。

---

① 唐代苏恭（敬）给《新修本草》之"豹"条写注释说："阴阳家有豹尾神，车驾卤簿有豹尾车，名可尊重耳。"车驾卤簿，古代帝王或大官出外时前导后从的仪仗队。卤，大楯也，又作"橹"或"樐"，卤，以甲为之，所以扞敌，甲楯有先后部伍之次，皆著之簿籍，故曰"卤簿"。

② 土豹：猞猁孙，又称林独（yì）、失利孙、天鼠，《盛京通志》和《黑龙江外记》记满语称之为"威呼撰孤尔孤"，意思是"轻兽"。肉可食；毛皮可做皮衣、帽，极珍贵。

麝

麝肉：无毒，性温。以獐肉而腥，食之不畏蛇毒[1]。

【译】麝肉：性温（味甜），没有毒。它的肉味很像獐肉，但是有腥气味，吃了麝肉可以不怕蛇毒。

狐

狐肉：温，有小毒。日华子云："性暖，补虚劳，治恶疮、疥。"

【译】狐狸肉：性温，有小毒。唐代药学家日华子说："（狐肉）性暖，能补养人的虚劳症、治恶疮及疥疮。"

犀牛

犀牛肉：味甘，温，无毒。主诸兽、蛇、虫蛊毒，辟瘴气[2]，食之，入山不迷其路。

犀角：味苦、咸，微寒，无毒。主百毒、蛊疰、邪鬼[3]、瘴气，杀钩吻[4]、鸩羽[5]、蛇毒。疗伤寒、瘟疫。

---

① 古人认为因麝能吃蛇，所以人吃了麝肉后，即可不怕蛇毒。这是没有科学根据的说法。

② 瘴（zhàng）气：又称山岚瘴气、瘴毒、瘴疠。指热带或亚热带山林中湿热蒸郁致人疾病的气。《医学正传》："（瘴气）盖指山岚雾露烟瘴湿热恶气而名之也。"在病上则多指恶性疟疾。

③ 邪鬼：指造成的病状很奇特的病因。

④ 钩吻：中药名。别称断肠草。产浙江、福建、湖南、广东、广西、贵州、云南等地。苦、辛，温，有大毒。能攻毒消肿，杀虫止痒。禁内服，误服则中毒。

⑤ 鸩（zhèn）羽：鸩鸟的羽毛。鸩，传说中的一种毒鸟。雄的叫"运日"，雌的叫"阴谐"，喜吃蛇，羽毛紫绿色，放在酒中，能毒杀人。

犀有数等：山犀、通天犀、辟尘犀、水犀、镇帷犀。

【译】犀牛的肉：味甜，性温，没有毒。主治各种兽、蛇、虫类之毒和蛊毒病。能驱除山岚瘴气对人的毒害。人吃了犀牛肉，进入山中能不迷路。

犀角：味苦、咸，性微寒，没有毒。主治各种毒、传染性很强的蛊疰病，能使人致病的一些奇特的病因及瘴气之毒。能消除钩吻、鸩鸟羽毛和蛇的毒性。可治疗伤寒病和瘟疫病。

犀牛有数种：山犀、通天犀、辟尘犀、水犀、镇帷犀。

狼

狼肉：味咸，性热，无毒。主补益五脏，厚肠胃，填精髓。腹有冷积者宜食之。味胜狐、犬肉。

狼啾嗉皮[①]：熟成[②]皮条，勒头，去头痛。

狼皮：熟作番皮[③]，大暖。

狼尾：马胸膛前带之，辟邪，令马不惊。

狼牙：带之，辟邪。

【译】狼肉：味咸，性热，没有毒。主要功效是能补养人的五脏、有利于人的肠胃、填补人的精髓。肚腹里有冷积病的人适宜吃。其味道比狐狸肉、狗肉好。

狼脖子下的皮：加工成熟皮子条，用它来勒脑袋，可以

---

① 啾（jiū）嗉（sù）皮：脖子下的毛皮。

② 熟成：对生兽皮加工制成柔软可用的毛皮。

③ 番皮：皮大衣、皮外衣之类。

去风气，止头痛。

狼尾巴：做成马具饰物，戴在马的胸前能驱邪，使马不受惊吓。

狼的牙齿：人佩带它，可以驱邪。

兔

兔肉：味辛，平，无毒。补中益气。不宜多食，损阳事[1]，绝血脉，令人痿黄。不可与姜、橘同食，令人患卒心痛[2]；妊娠不可食，令子缺唇[3]，二月不可食，伤神。

兔肝：主明目。

腊月兔头及皮毛烧灰，酒调服之，治产难、胞衣[4]不出、余血不下。

【译】兔肉：味辛，性平，没有毒。能补脾胃，补气。不宜多吃，会有损于男人的性机能，使血脉不通，肌肉枯黄、萎缩。不可与姜、橘子一起吃，能使人患突然心痛的病，孕妇不可吃，易使人生下的孩子成缺唇。农历二月份不可吃兔肉，损伤人的精神。

兔肝：（性冷）能补肝、明目。

农历腊月的兔头及皮毛烧成灰，用酒调服，能治难产，

---

① 阳事：男子的性机能。

② 卒心痛：病名。指突然心痛的病。卒（cù），同"猝"，急；暴；突然。

③ 妊娠不可食（兔肉），令子缺唇；这是没有科学根据的荒诞之谈。

④ 胞衣：中医把胎盘和胞膜统称为胞衣，也叫衣胞或胎衣。用作中药时叫紫河车，可治疗劳伤、虚弱等症。

或胎衣不出，产后余血不干净。

塔剌不花^①

塔剌不花：一名土拨鼠。味甘，无毒。主野鸡瘘疮^②。煮食之宜人。生山后草泽中。北人掘取以食，虽肥，煮则无油，汤无味。多食难克化，微动气。

皮：作番皮，不湿透，甚暖。

头骨：下颏肉，令齿全。治小儿无睡，悬之头边，即令得睡^③。

【译】土拨鼠肉：味甜，没有毒。主治野鸡漏疮。煮熟吃，对人有益处。生长在山后草泽中。北方人掘其洞穴捕到它食之，其肉虽肥，煮后却没有油，煮汤无味。吃多了难消化，微有引动风气的作用。

皮：作皮大衣穿，着风雪不湿不漏，甚是温暖。

头骨：去掉下巴颏的肉，使牙齿全，能治小儿夜卧不宁、不入睡，把土拨鼠头骨悬挂在小儿头旁边，就能使小儿安静地入睡。

---

① 塔剌不花：《唐书》名之为鼧（tuó）鼥（bá），《唐韵》作鼠鼣（pú）鼥（pǔ），俗讹变其音为"土拨"鼠。蒙古语称其为"塔剌不花"，即旱獭。生活在草原、旷野、田野、岩石和高原地带。穴居，群栖，以植物为食。有冬眠习性。但毛皮柔软珍贵。主要种类有四川旱獭和草原旱獭。原目中此条在"狸"后，现目已据正文次序调之。

② 野鸡瘘疮：病名。指一种漏疮。瘘，通漏。

③ 此为毫无根据的迷信说法。

獾

獾肉：味甘，平，无毒。治上气欬逆、水腹不差①。作羹食，良。

【译】狗獾肉：味甜，性平，没有毒。主治出气咳嗽兼喘的病、肚内积水不消的病。獾肉作羹，很好吃。

野狸

野狸：味甘，平，无毒。主治鼠瘘、恶疮，头骨尤良。

【译】狸子肉：味甜，性平，没有毒。主治项下淋巴结核病、恶疮，用它的头骨（烧灰）来治，更为有效。

黄鼠

黄鼠：味甘，平，无毒。多食发疮。

【译】黄鼠肉：味甜，性平，没有毒。吃多了发疮。

猴

猴肉：味酸，无毒。主治风劳疾，酿酒尤佳。

【译】猴肉：味酸（性平），没有毒。主治各种风痨病。酿酒更美。

---

① 不差（chāi）：病不减轻。在此指肚内积水不消。

禽品

天鹅

天鹅：味甘，性热①，无毒。主补中益气②主。鹅有三四等：金头鹅为上；小金头鹅为次；有花鹅者；有一等鹅不能鸣者，飞则翎响，其肉微腥。皆不及金头鹅。

【译】天鹅肉：味甜，性热，没有毒。主要效用能补人脏腑，益人气力。天鹅有三四种：金头鹅为上等；小金头鹅为次等；有一种毛色花不纯白的花鹅；还有一种不会鸣叫，而飞起来翎毛有响声的天鹅，它们的肉微有腥气味，都不及金头鹅肉好。

鹅

鹅：味甘，平，无毒。利五脏，主消渴。孟诜云："肉性冷，不可多食，亦发痼疾。"日华子云："苍鹅③：性冷，有毒，食之发疮。白鹅：无毒，解五脏热，止渴。脂④：润皮肤，主治耳聋。鹅蛋：补五脏，益气，有痼疾者不宜多食。"

---

① 李时珍说"性平"；汪颖说"性冷"；此书又云"性热"；应以李时珍说为是。

② 补中益气：李时珍云："益人气力，利脏腑。"

③ 苍鹅：鹅的一种，为毛色青苍或间有黑褐色者。

④ 脂：鹅的脂肪（白鹅膏），俗称鹅油、鹅肥肉。为主油酸、棕榈酸、硬脂酸的三脂肪酸甘油酯的混合物，但也含混合甘油酯。

【译】家鹅（肉）：味甜，性平，没有毒。有利于五脏，主治不正常的口干思饮症。孟诜说："鹅肉性冷，不可以多吃，也能引发久治难愈的病。"《日华子本草》中说："苍鹅肉，性冷，有毒，吃了能发疮。白鹅肉，没有毒，能解除五脏中的热邪、止口渴。鹅脂肪能滋润皮肤，主治耳聋。鹅蛋，能补五脏、补气，有久治难愈病的人，不适宜多吃。"

雁

雁：味甘，平，无毒。主风挛拘急，偏枯，气不通利，益气，壮筋骨，补劳瘦。雁骨灰和米泔洗头，长发。雁膏[①]：治耳聋，亦能长发。雁脂[②]：补虚赢，令人肥白。六月七月勿食雁，令人伤神[③]。

【译】雁肉：味甜，性平，没有毒。主治因受风邪所侵引起肢体拘挛和半身不遂的病，能治气血不通利，能补气、壮健筋骨、补虚劳瘦弱。雁骨烧灰与淘米水一同洗头，能使人长头发。雁的脂肪能治耳聋，也有令人发热的效能。雁的肥肉，能补人体虚瘦弱、使人肌肤肥白。农历六七月不要吃雁肉，使人损伤神气。

---

① 雁膏：雁肪，又称雁膏、鹜肪。为雁的脂肪。

② 雁脂：雁的脂肪，和上面"雁膏"为同物。一说，雁脂是指雁的肥肉。

③ 令人伤神：此为无稽之谈。许多古书上说"采（猎）无时"，李时珍说：（雁）南来时瘠瘦不可食，北向时乃肥，故宜取之。"这是有些道理的。

鸕鷔①

鸕鷔：味甘，温，无毒。补中益气，食之甚有益人，炙食之，味尤美。然有数等：白鸕鷔、黑头鸕鷔、胡鸕鷔，其肉皆不同。髓：味甘美，补精髓。

【译】秃鹙：味甜，性温，没有毒。能补脾胃、补气，吃秃鹙肉，对人体很有补益，烤熟食，其味更美。有几种：白秃鹙、黑头秃鹙、胡秃鹙，它们的肉都不相同。秃鹙髓：性温，味甜美，可补人的精髓。

水札②

水札：味甘，平③，无毒。补中益气。宜炙食之，甚美。

【译】小鸊鷉的肉或全体：味甜，性平，没有毒。能补脾胃、补气。适合烤制而食，其味道很美。

---

① 鸕（cí）鷔（lǎo）：鵚（tū）鹙（qiū）、秃鹙。别称扶老、鶖鷺。《说文》作"秃鹙"，《景焕闲谈》云："海鸟鵷（yuán）鶋（jū），即今之秃鹙。"是一种不常见的大水鸟。出在南方大湖泊处。其状如鹤而大，青苍色，张开翅膀有五六尺长，抬起头来高可达七八尺，长颈赤目，头项皆无毛。其顶皮方二寸左右，红色如鹤顶。扁直的黄色大嘴有一尺多长。嗉下有胡袋，如鵜（tí）鶘（hú）状。其足爪如鸡，黑色。其性极贪恶，能与人斗，好吃鱼、蛇及鸟雏。据李时珍说，此鸟不常见。

② 水札（zhá）：为鸊（pì）鷉（tī）动物小鸊鷉的肉或全体。别称鷈、须嬴（luó）、刁鸭、鷾（líng）顶、刀鸭、油鸭、水鷜（zhá）、水札、水伶、行、水芦茹。用香油炸水札，味如"炸铁雀"。我国古代医药学家们认为它的肉能补虚嬴，多以其入"饮食疗法"的处方，与别种药味及食品配伍使用。

③ 《医林纂要》说水札"甘咸，寒。"似依此说为是。

鸡①

丹雄鸡②：味甘，平，微温，无毒。主妇人崩中漏下赤白③；补虚，温中，止血。

白雄鸡：味酸④，无毒。主下气，疗狂邪⑤，补中，安五脏，治消渴。

乌雄鸡：味甘、酸，无毒。主补中，止痛，除心腹恶气。虚弱者宜食之。

乌雌鸡⑥：味甘⑦，温，无毒。主风寒湿痹，五缓六急⑧，中恶腹痛及伤折骨疼，安胎。血疗乳难。

黄雌鸡：味酸，平，无毒。主伤中消渴，小便数不禁⑨，肠泄痢，补五脏。先患骨热者不可食。

---

① 鸡：原目为"丹鸡"，既与正文中"丹雄鸡"之名不符，又与正文概指家鸡之义不合，故以正文图题"鸡"易之。

② 丹雄鸡：别名载丹、赤鸡、烛夜。为雉科动物家鸡的一种雄鸡，即红雄鸡。其头顶上有较大的褐红色肉冠，羽鸡较雌鸡美，有长而鲜丽的尾心，跗（fū）跖部后方有距。善啼。

③ 崩中漏下赤白：妇人在月经期不断流出血和黏液体的病症。崩中漏下，病名，亦作"崩漏"。赤，指血。白，指白带。

④ 味酸：应为"味甘、酸"。

⑤ 狂邪：病症。人神经不正常的一种病患表现。

⑥ 乌雌鸡：羽色以黑色为主的雌鸡。也指"乌鸡"中的雌者。

⑦ 味甘：《食疗本草》说乌雌鸡味酸。

⑧ 五缓六急：未详其具体为何义。一说是指五脏功能迟缓，六腑失去平衡而出现紧急、疼痛的病态。另据现代中医学家任应秋说，"五、六"本指五脏六腑，但在这里此义已虚，只是副词概念，即"时缓时徐"之义。

⑨ 小便数（shuò）不禁：指小便次数多，不能自控的病症。数，频数、次数多。

鸡子①：益气。多食令人有声②。主产后痢，与小儿食之，止痢。《日华子》云："鸡子镇心、安五脏；其白③，微寒，疗目赤热痛，除心下④伏热，禁烦满咳逆。"

【译】红雄鸡（肉）：味甜，性平，微温，没有毒。主治妇女崩中漏下赤白（沃）的病症，能补虚弱、温暖脾胃、止血。

白雄鸡（肉）：味酸，没有毒。主要效能有降气、治疗狂邪病、补脾胃、安定五脏、治消渴症。

乌雄鸡（肉）：味甜、酸，没有毒。主要功效能补脾胃、止疼痛、除去心腹中的恶气、身体虚弱的人适宜吃。

乌雌鸡（肉）：味甜，性温，没有毒。主治由风、寒、湿三种邪气所致的痹症，治脏腑五缓六急的病症、中恶邪肚子疼以及受外伤折损骨头疼，还能安胎。乌鸡血能治疗妇人不下奶。

黄雌鸡（肉）：味酸，性平，没有毒。主治脾胃受伤、消渴症、小便多而不能自控、拉稀、拉痢疾，能补养五脏。患骨热的人不可食之。

鸡蛋能补气。但是，吃得过多，使人消化不良，肚子里有类似肠鸣的声音。主治产后拉痢疾，给小孩儿吃鸡蛋，能

① 鸡子：鸡蛋。别称鸡卵。

② 多食令人有声：应为"多食令人腹中有声"。

③ 其白：为鸡蛋的蛋白，别称鸡卵白、鸡子清、鸡蛋清。

④ 心下：通常是指胃脘部位。

止痢疾。《日华子本草》说："鸡子有镇静心脏的作用，能安定五脏。鸡蛋清：性微寒，可以治疗眼发赤热疼痛，消除胃脘间潜伏的热邪，止烦闷心，咳嗽气喘。"

野鸡①

野鸡：味甘、酸，微寒，有小毒②。主补中益气、上泄痢。久食令人瘦。九月至十一月食之，稍有益；他月，即发五痔及诸疮③。亦不可与胡桃及菌子、木耳同食。

【译】野鸡（肉）：味甜、酸，性微寒，有小毒。主要功效能补脾胃、补气、止泄痢。长吃此肉，使人瘦弱。农历九月至十一月食野鸡肉，对人稍有益处，在其他月份吃此肉，就会使人发五痔和各种疮痔。也不可与核桃及菌子、木耳一起食用。

山鸡④

山鸡：味甘，温，有小毒。主五脏气喘不得息者，如食

---

① 野鸡：别称野鸡、华虫、疏趾、山鸡、雉鸡、环颈雉、项野圈鸡。雉的种类很多，野鸡肉在远古时即为较贵重的食品。《周礼》即有"庖人供六禽，雉是其一"的记载。

② 一说无毒。一说秋冬益，春夏毒。

③ 此句似引孟诜语，其原文是："九至十二月食之，稍有补；他月即发五痔及诸疮疥。"

④ 山鸡：为家鸡的远祖，形似家鸡而较小。又，《禽经》管野鸡（雉）类中的鹨（dí）雉、鷩（bì）雉部称为"山鸡"。据本书所载"山鸡"条的具体内容来看，是指鹨雉，别名鹨鸡、山鸡、山雉。山鸡，原目无"山鸡"，仅在"野鸡"条下附有"角鸡"；然正文有"山鸡"条，且明言角鸡为山鸡之一种。故据正文订补之。

法服之^①。然久食能发五痔；与荞麦面同食，生虫。今辽阳有"食鸡"，味甚肥美；有"角鸡"^②，味尤胜诸鸡肉。

【译】山鸡肉：味甜，性温，有小毒。主治气喘不停，使五脏不得安宁，可以山鸡肉作羹、臛食之。但是，常吃山鸡肉能引发痔疮。山鸡肉和荞麦面一同吃，使人腹内生虫子。现在辽阳一带产有"食鸡"，其味道甚是肥美；有"角鸡"，其味更比其他种山鸡肉更好。

鸭、野鸭

鸭肉^③：味甘，冷，有毒。补内虚，消毒热，利水道，及治小儿热惊痫。

野鸭^④：味甘，微寒，无毒。补中益气，消食，和胃气，治水肿。绿头者为上，尖尾者为次。

【译】家鸭肉：味甜，性冷，没有毒。能通利水道、治小孩热惊痫的病症。

野鸭肉：味甜，性微寒，没有毒。能补人的脾胃、补

---

① 如食法服：指作羹、臛食。

② 此句中的"食鸡""角鸡"均为山鸡中的一种，角鸡身体较肥大，尾巴较短。雄的头部有肉质的角状突起，喉部有肉垂，可供观赏。

③ 鸭肉：别称鹜（wù）肉、白鸭肉，为鸭科动物家鸭的肉。家鸭，又称鹜、舒凫（fú）、鹭（lóng）、鹈（mò）鸊（pī）、家凫。为鸟纲、鸭科家禽。尾端皆有分泌脂肪的尾脂腺，常以嘴取脂遍涂于羽上，故入水不濡。

④ 野鸭：狭义的指鸭科动物绿头鸭，又称凫、鶜（mí）、沈凫、松凫、野鹜、鸭鹜、晨凫、凫鸭、水鸭、大麻鸭、大红腿鸭。广义的包括多种鸭科动物。野鸭肉所含营养成分全，不次于家鸭，其甘美鲜嫩，更胜于家鸭。

气、助消化、和顺胃气、治浮肿病。绿头鸭是野鸭的上品，
尖尾巴的野鸭为等次的。

鸳鸯①

鸳鸯：味咸，平，有小毒。主治瘘疮。若夫妇不和者，
作羹，私与食之，即相爱。

【译】鸳鸯肉：味咸，性平，有小毒。主治瘘疮。如
果夫妻不和睦，偷着用鸳鸯肉作肉羹，给他们吃了，就能
相爱了。

鸂鶒②

鸂鶒：味甘，平，无毒。治惊邪。《嘉祐本草》谓：
"食之，去惊邪及短狐毒。"

【译】鸂鶒肉：味甜，性平，没有毒。吃此肉可治惊邪
症。《嘉祐本草》记载："吃鸂鶒肉，可治惊邪症和蜮毒。"

鹁鸽③

鹁鸽：味咸，平，无毒。调精益气，解诸药毒。

【译】鹁鸽：味咸，性平，没有毒。能调精补气，解各
种药之毒。

---

① 鸳鸯：别称邓木鸟、匹鸟、黄鸭。佛经《涅般木经》称之为"婆罗迦邻提"。鸳
鸯，原目中此条在"鸂鶒"条后，现目据正文次序调之。

② 鸂（xī）鶒（chì）：别称溪鸭、紫鸳鸯。古书上指像鸳鸯的一种水鸟。《说文解字》
又作"溪鶒"。

③ 鹁鸽：鸽子。有原鸽、岩鸽等，家鸽是由原鸽驯养而成的。

鸠①

鸠肉：味甘，平，无毒。安五脏，益气，明目，疗痈肿，排脓血。

【译】斑鸠肉：味甜，性平，没有毒。能安定人的五脏、补气、清明眼目、治疗痈肿、排除脓血。

鸨②

鸨肉：味甘，平，无毒。补益人。其肉粗。味美。

【译】鸨肉：味甜，性平，没有毒。能补益人体。它的肉粗糙，味道鲜美。

寒鸦③

寒鸦：味酸，咸，平，无毒。主瘦病，止咳嗽，骨蒸羸弱者。

【译】寒鸦肉：味酸、咸，性平，没有毒。主治瘦病，能止咳嗽、治人骨蒸而瘦弱的病。

---

① 鸠（jiū）肉：为鸠鸽科动物山斑鸠等的肉，别称斑佳、斑鶛（jiāo）、祝鸠、锦鸠、鹁鸠、斑鵻（zhuī）、佳鵻。我国自古代即以其肉为上等野味。

② 鸨（bǎo）：为鸟纲鸨科动物鸨的肉。鸨，古书上又称它为"独豹"，其种类也有好几种，以大鸨肉为最肥美宜人。可炖食。李时珍说鸨肉"肥袯多脂，肉粗味美"。

③ 寒鸦：又称乌、䳡（yù）、鸦、楚乌、元鸟、鹎（bēi）乌、慈乌、哺公、鸒鸦、小山老鸹。为鸦科动物。

鹌鹑[①]

鹌鹑：味甘，温、平，无毒。益气，补五脏，实筋骨，耐寒暑，消结热。酥煎食之，令人肥下焦[②]。四月以前未可食。

【译】鹌鹑肉：味甜，性温、平，没有毒。能补气、补五脏、补实筋骨、使人耐冷热，能消除人体内聚结的热邪之气。用奶酥煎鹌鹑肉吃，使人下焦肥健。农历四月前，不可吃鹌鹑肉。

雀[③]

雀肉：味甘，无毒，性热。壮阳道，令人有子。冬月者良。

【译】麻雀肉：味甜，性热，没有毒。能壮男子阳道、益于精液、使人得子。冬季的麻雀肉好。

---

① 鹌鹑：为雉科动物。简称鹑，又称循、鹑鸟、宛鹑、赤喉鹑、红面鹌鹑。是一种上乘野味。我国食用鹌鹑已有三千多年的历史了。《礼记·曲礼》说鹑"为上大夫之礼馔。"据唐代韦巨源《烧尾宴食单》、宋代吴自牧《梦粱录》等古籍记载，鹌鹑在当时是向贵族和皇帝进献的珍馔。

② 下焦：人体部位名。为道家术语，后中医沿用，为三焦（上焦、中焦、下焦）之一，指腹腔自胃下口至二阴部分。

③ 雀：别称嘉宾、家雀、瓦雀、宾雀、麻禾雀、家仓、只只、老家贼、流麻雀。可煮食，用香油炸食是有名的"炸铁雀儿"。

蒿雀①

蒿雀：味甘，温，无毒。食之益阳道②；美于诸雀。

【译】蒿雀肉：味甜，性温，没有毒。吃蒿雀肉能增强男子的性功能；蒿雀肉比其他种雀肉味都美。

---

① 蒿（hāo）雀：别称青头雀。可炖食，去掉毛和爪、内脏，入香油炸后，蘸花椒盐食之，其味盛于"炸铁雀儿"。

② 益阳道：指能治男性功能不强的病。

鱼品

鲤鱼[1]

鲤鱼：味甘，寒[2]，有毒[3]。主咳逆上气，黄疸，止渴，安胎，治水肿脚气[4]。天行病[5]后不可食，有宿瘕[6]者不可食。

【译】鲤鱼肉：味甜，性寒，有毒。主治咳嗽喘息、黄疸病，能止渴、安胎，治脚部浮肿病。得流行性传染病后的人不可以吃，有肚腹内结病块的老病之人不可以吃。

鲫鱼[7]

鲫鱼：味甘，温、平，无毒。调中，益五脏。和莼菜作羹食，良。患肠风[8]，痔瘘下血，宜食之。

---

① 鲤鱼：别称鲤拐子、鲤子、拐子。有赤鲤、白鲤、黄鲤等品种。多以赤鲤入药。古医家以鲤为"诸鱼之长，为食品上味"。

② 多数医学家认为性平。

③ 应为"无毒"。据说只是鲤背上两筋及黑血有毒；生长在溪涧中的鲤鱼头肉有毒，经修治洗净，去掉脊上两筋、黑血及口旁之"乙字骨"，加热后，即无毒可伤人。

④ 水肿脚气：应为"水肿脚满"，水肿病的一种，即脚部浮肿病。

⑤ 天行病：古代指带有传染性的流行病。又称天行、时令病、天行时疫。

⑥ 宿瘕（jiǎ）：旧有的肚腹内结病块的病。

⑦ 鲫鱼：别称鲋（jì）、鰿（jì）、寒鲋，俗称喜头、土鱼。为我国重要食用鱼类之一。是金鱼的原祖。

⑧ 肠风：病名。中医指因外风入客或因内风下乘所致的大便下血。

【译】鲫鱼肉：味甜，性温、平，没有毒。能调养脾胃、补五脏。与莼菜一起作羹吃，良好。患肠风拉血或痔瘘下血的人，适宜吃。

鲂鱼①

鲂鱼：甘，温、平，无毒。补益与鲫鱼同功。若作鲙②食，助脾胃，不可与疳痢人食③。

【译】鲂鱼肉：味甜，性温、平，没有毒。它对人的补益之功与鲫鱼相同。如果作鱼鲙食之，有助于脾胃，不可给有疳痢的人吃。

白鱼④

白鱼：味甘，平，无毒。开胃下食，去水气。久食发病。

【译】白鱼肉：味甜，性平，没有毒。能开胃口、增加食欲、消除水气。常吃此鱼，使人犯病。

① 鲂（fáng）鱼：别称鲏（pī）、鳊（biān）鱼、干胸鳊、法罗鱼、三角鲂、三角鳊，为淡水经济鱼类之一。可红烧、清蒸、焖、炖、炸食之。肉质细腻，鲜嫩可口。

② 鲙（kuài）：鱼鲙，又称鱼生。把活鲜鱼肉薄切，洗净血腥，沃以蒜齑、姜、醋、五味而食之。

③ 不可与疳痢人食：据《本草纲目》引孟诜之说为"患疳痢人勿食"。《食品集》亦曰："不可与疳痢人食。"疳痢，病症名。多指小儿患有因消化及营养不良而形体干瘦，津液下枯而又拉痢疾的病。

④ 白鱼：别称鲌（bó）鱼、鳏鱼、大鲌鱼、白扁鱼、翘嘴鱼、翘嘴红鲌、翘头白鱼。

黄鱼①

黄鱼：味甘，有毒。发风动气。不可与荞面同食。

【译】黄鱼肉：味甜，有毒。属发物且易肝风内动。不可与荞面同吃。

青鱼②

青鱼：味甘，平，无毒。南人作鲊。不可与芫荽、面青鱼酱同食。

【译】青鱼肉：味甜，性平，没有毒。南方人用它制作"青鱼鲊"食用。不可与香菜、面酱、生葵一起食用。

鲇鱼③

鲇鱼：味甘，寒④，有毒。勿多食。目赤、须赤者不可食。

---

① 黄鱼：古今均有"黄鱼"之名，然所指之鱼各不相同。《医学入门》称黄颡鱼为黄鱼；俗间亦把大、小黄花鱼称为黄鱼；然上述三种鱼之性味不同于此条所载之黄鱼。《尔雅》郭璞注称鳣鱼（即本章中之"阿八儿忽鱼"）为黄鱼；唐孟诜《食疗本草》亦称鳣鱼为黄鱼，并说吃这种鱼"发气动风，发疮疥。和荞麦食，令人失音。"但，该书又复列有"黄鱼"条，故显系重出。对此，李时珍在《本草纲目·鳣鱼》条之"校正"中已指出："《食疗》黄鱼重出，今并为一。"又，别名为黄鱼的鳣鱼，也称鳇鱼，或许因"鳣"、"黄"音同而形异，故误为二物而出此"重条"。本书亦缘此而误。今依李时珍之说，将此条并入"阿八儿忽鱼"条。

② 青鱼：别称鲭（qīng）、黑鲩（huàn）、螺蛳青、乌鲭、铜青。为常食之鱼，肉细味美。

③ 鲇（nián）鱼：别称鲶、鳏（yǎn）、鰋（yāo）、鮧（yí）鱼、石鲾、潭虱、粘鱼、额白鱼、鲶巴郎、胡子鲢。肉质细美，可烧食。

④ 古医书中对鲇鱼的性质或温或寒认识不同，有的认为是平；其有毒与否纷说不一。后世多数医学家认为其"性寒，有小毒"。

【译】鲇鱼肉：气味甜，性寒，有毒。不可多吃。眼红、须红的鲇鱼，不可以食用。

沙鱼

沙鱼[①]：味甘、咸，无毒。主心气鬼疰[②]、蛊毒吐血。

【译】鲨鱼肉：气味甜、咸，没有毒。主治心气鬼疰、蛊毒吐血。

鳝鱼 [③]

鳝鱼：味甘，平[④]，无毒。主湿痹[⑤]。天行病后不可食。

【译】黄鳝鱼肉：味甜，性平，没有毒。主治湿痹。人在得流行性传染病才好以后，不可吃黄鳝鱼，因容易引起病的复发。

---

① 沙鱼：别称鲛（jiāo）鱼、鳠（cuò，què）鱼、溜鱼、鲨鱼、鲛鲨、瑰雪鱼，因其力强，网不能制，故又有"河伯健儿"之称。今通称为沙鱼，亦作"鲨"。其干燥的鳍所制成的鱼翅，又称"金丝菜"。但是，其所含之蛋白质缺少很重要的色氨酸，因此，从营养价值来看，鱼翅蛋白质的营养价值并不高，属"不足价蛋白质"。所以，鱼翅一般不单独作菜，常和其他营养价值高的配菜制成名贵的菜。

② 心气鬼疰：指心脏功能活动受到无名邪恶的侵袭，而出现寒象心恬、大汗淋漓或四肢厥冷，脉微欲绝等症候（此为沙鱼皮主治症）。

③ 鳝（shàn）鱼：亦作"鳝鱼"。一般多指黄鳝，别称鯅（shàn）、黄鲴、鲴鱼、海蛇。据现代医学研究，黄鳝体内提取出的"黄鳝鱼素A"和"黄鳝鱼素B"，具有显著的降血糖作用，有恢复正常调节血糖的生理机能的作用。

④ 应为"性温"。

⑤ 湿痹：又名"着痹"，是痹症的一种。指风寒湿邪侵袭肢节、经络，其中又以湿邪为甚的病症。

鲍鱼 ①

鲍鱼：味腥臭，无毒。主坠蹷②踠折，瘀血痹③在四肢不散者，及治妇人崩血不止。

【译】鲍鱼肉：味腥臭，没有毒。主治从高处掉下摔伤四肢、靷骨折损、瘀血阻留在四肢不消散和妇人崩中血流不止的病。

河豚鱼 ④

河豚鱼：味甘，温，主补虚，去湿气，治腰、脚、痔等病。

【译】河豚鱼肉：味甜，性温。主要功效能补人之虚弱、去湿气，治疗腰、脚、痔疮等病。

---

① 鲍（bào）鱼：此处指鲍鱼，据其性味及主治之病来看，不是指单壳贝类中又称石决明鱼、腹鱼的鲍鱼，而是指经加工后的鱼干。又称鱶（kǎo）鱼、萧折鱼、干鱼。

② 蹷（jué）：摔倒。

③ 痹：在此为病理名。闭阻不通之意。

④ 河豚鱼：为鲀科动物弓斑东方鲀、虫纹东方鲀、暗色东方鲀等。别称赤鲑（guī）、鯳（pèi）鱼、鯸（hóu）鯳鱼、鯳鮐（tái）、鲑鱼、鰗（hú）夷鱼、鰗鮧（yí）、河鲀鱼、汽泡鱼、鯭（tíng）鲅（bō）、气包鱼、小玉斑、大玉斑、乌狼等。河豚鱼的毒素是一种毒性很强的生物碱，存大于河豚睾丸、卵、巢、肝、脾、卵、眼球、皮及血液内。只要修治得法，河豚肉是著名的美味食品。河豚鱼，原目缺"鱼"字，现目已据正文补。

石首鱼 ①

石首鱼：味甘，无毒。开胃益气，干而味咸者名为鲞②。

【译】大黄花鱼和小黄花鱼的肉：味甜，没有毒。能开胃下气，制成干鱼而味道咸的，名字叫"鲞鱼"。

阿八儿忽鱼 ③

阿八儿忽鱼：味甘，平，无毒。利五脏，肥美人。多食难克化。脂黄，肉粗，无鳞，骨止有脆骨。胞可作膘胶，甚粘，膘与酒化服之，消破伤风。其鱼大者有一二丈长（一名鲟鱼④；又名鳣鱼），生辽阳东北海河中。

【译】阿八儿忽鱼（鳇鱼）肉：味甜，性平，没有毒。有利于人的五脏，使人肥美。但是，多吃，难消化。本鱼的脂肪，黄色，肉粗糙，没有鳞，骨只有脆骨。它的膘可制膘

① 石首鱼：为石首科鱼的总称。但据此条之性味及其所治之病来看，系指石首鱼科动物大黄鱼或小黄鱼。别称黄花鱼、石头鱼、黄瓜鱼、海鱼、江鱼、鮸鱼（miǎn）、鰠（sāo），干者名鲞（xiǎng），亦作鯗（xiǎng）。石首鱼、大黄鱼又称大黄花鱼、桂花黄鱼、金龙黄鱼、黄纹、大鲜。石首鱼，原目缺"鱼"字，现目已据正文补。

② 此处之"鲎（hòu）"应为"鲞"。鲎系指节肢动物鲎鱼，或节肢动物鲎虫（水鳖子）。干黄花鱼（或别种干鱼）称为"鲞鱼"。

③ 阿八儿忽鱼：古代辽地人称之为"阿八儿忽鱼"，别称黄鱼、蜡鱼、鳣（zhān）鱼、頬鱼、鲟黄鱼、玉版鱼。因其脂肉夜有光，故又名之为"含光"，即鳇（huáng）鱼，阿八儿忽鱼肉主含脂肪和蛋白质，尚含钙、磷、铁等营养成分。然其甚大者肉甚腥气。其肉与脂层层相间，肉白脂黄，煮食、炙食甚美，江淮人以其肉作鲊，名"片酱""玉版鲊"。其脊骨、鼻、鬐（qí）与鳃皆肥软可食。其肚及籽盐藏亦佳美。其卵，尤为名贵。其鱼籽形似小豆，味美，是海味中的珍品。

④ 一名鲟鱼：因其属鲟鱼科，体貌又与鲟鱼相似，故又别名鲟鱼。但终不是鲟鱼。故此别名，不见于其他古书或文献资料。

胶，很粘，膘和酒一起溶化后服用，可以消除破伤风。这种鱼的大者有一两丈长。生长在辽阳东北的海河中。

乞里麻鱼①

乞里麻鱼：味甘，平，无毒。利五脏，肥美人。脂黄，乞里麻鱼肉稍粗。胞亦作膘。其鱼大者有五六尺长。生辽阳东北海河中。

【译】乞里麻鱼（中华鲟）肉：味甜、性平，没有毒，有利于人的五脏，使人体肥美。其脂黄色，其肉稍粗糙。其胞亦可熬制膘胶。这种鱼的大者，有五六尺长，产生于辽阳东北的海河之中。

鳖肉②

鳖肉：味甘，平，无毒。下气，除骨节间劳热，结实壅塞。

【译】鳖肉：味甜，性平，没有毒。能下气、除去骨间劳热（骨蒸劳热）、治体内症瘕结实或气质壅塞不通之症。

---

① 乞里麻鱼：为鲟科动物中华鲟，别称鲔（wěi）、鮥（luò）、鳣（xún）、碧鱼、尉鱼、鯭（shū）鲔、鮥（gèng）鳢（méng）、仲明鱼，俗称鲟鳇鱼、苦腊子，古代辽地人称之为乞里麻鱼。中华鲟肉所含之营养成分主要为脂肪、蛋白质和灰分等。肉比一般鱼肉粗，比"阿八儿忽鱼"肉细，在食用上二者常被混用。味道也很鲜美，白鲟的鼻肉（长吻肉）作脯，名曰"鹿头"，也叫"鹿肉"。李时珍在《本草纲目》中所说鲟，为白鲟科的白鲟。

② 鳖肉：为中华鳖的肉。也称团鱼、甲鱼、丧鳖、脚鱼、圆鱼。背面橄榄绿色，或黑棕色，边缘柔软，俗称"裙边"。鳖的肉、头、血、脂、胆、卵及鳖背甲所熬的胶块（鳖甲胶）亦供药用。

蟹①

蟹：味咸，有毒②。主胸中邪热结痛，通胃气，调经脉。

【译】螃蟹：味咸，有毒。主治胸中邪热之气聚结而产生的疼痛，能通利胃气、调养人身的经脉。

虾③

虾：味甘，有毒。多食损人，无须者不可食。

【译】虾：味甜，有毒。多吃损伤人，没有须的虾，不可以吃。

螺④

螺：味甘，大寒，无毒。治肝气热，止渴⑤，解酒毒。

【译】螺蛳：味甜，性寒，无毒。可治人肝气热，能治消渴症，能解酒精之毒性。

---

① 蟹：别称郭索、蛫（guǐ）蜅（fǔ）、螃蟹、毛蟹，《玉篇》称之为蜅蟹（zī）；《陆川本草》称之为钳。肉可食，为我国产量最大的淡水蟹类。古人以蟹的体形、习性或"拟人寓典"而给它起了许多奇特的别名，如无肠公子、横行介士、千人捏、拥剑、执火、彭越等。

② 死蟹有毒，李时珍也认为活蟹肉没有什么毒。或云其为肺吸虫的中间宿主，故云有毒。但修治干净，不至中毒。

③ 虾：因其体内含有"虾红素"，随存放时间的延长，与空气接触后，或遇高温，烹制后便分解出现如红霞般的虾红素，故古称虾为鰕（xiā）。其种类甚多，有青虾、龙虾、白虾、红虾、江虾、花虾、小虾、草虾、糠虾、斑节虾等，各有学名，从略。供食用者，以产于福建的明虾，又称闽虾，为最有名，可制"对虾"，是虾中之王，肉质透明，肥嫩鲜美，大的一对重可达250克。入药治病，以产于湖泽池沼中，壳薄肉满，色青味佳，而气不腥者为佳。

④ 螺：螺蛳（sī），别称蜗篱、师螺、蜗蠃（luǒ）。

⑤ 止渴：此处之"渴"应为饮水日夜不止，小便频数为症状的一种消渴症。

蛤蜊①

蛤蜊：味甘，大寒，无毒。润五脏，止渴②，平胃，解酒毒。

【译】蛤蜊肉：味甜，性大寒，没有毒。能滋润五脏、止渴、开胃、解酒精的毒性。

蝟③

蝟：味苦，平④，无毒。理胃气，实下焦⑤。

【译】刺猬肉：味苦，性平，没有毒。能调理胃的功能、充实人体的下焦。

蚌⑥

蚌：冷，无毒。明目，止消渴，除烦，解热毒⑦。

【译】河蚌肉：性冷，没有毒。能明人眼目、止消渴、除烦躁、清热解毒。

---

① 蛤（gé）蜊（lí）：别称马珂、吹潮、沙蛤、沙蜊。可煮食，也可制成蛤蜊肉干，久存。

② 《本草经疏》云："蛤蜊其性滋润而助津液，故能润五脏，止消渴，开胃也。"

③ 蝟（wèi）：同"猬"，即刺猬。又名猬、毛刺、白刺猬、猬鼠、偷瓜蝛、刺鼠、偷瓜獾、刺血儿、刺球子、刺鱼。

④ 刺猬肉应为味甜，性平。

⑤ 下焦：三焦的下部，指下腹腔自胃下口至盆腔的部分。

⑥ 蚌（bàng）：别称河蚌、河歪、河蛤蜊。为蚌科动物背角无齿蚌或褶纹冠蚌、三角蚌等蚌类的肉。

⑦ 解热毒：此处为"清热、解毒"之意，非指热毒病。

鲈鱼 ①

鲈鱼：平。补五脏，益筋骨，和肠胃，治水气②，食之宜人。

【译】鲈鱼肉：性平。能补五脏、有益于筋骨、调和肠胃、治水气，这种鱼适宜人吃。

---

① 鲈鱼：为鮨（yì）科动物。别称花鲈、鲈板、花寨、鲈子、鲈子鱼。入菜肴，称为佳品，可制多种名菜。古代诗人骚客多于诗文中称鲈鱼之美。

② 水气：此处之"水气"，指"水饮"或"痰饮"。《伤寒论》云："伤寒心下（胃腕）有水气，咳而不喘，发热下渴……"

果品

桃①

桃：味辛、甘②，无毒。利肺气，止咳逆上气③，消心下④坚积，除卒暴击血，破症瘕，通月水⑤，止痛。

桃仁：止心痛。

【译】桃的果肉：味辛、甜，无毒。能通利肺气、治咳嗽而喘、消除胃脘部的坚积、除掉因受突然暴击而至的瘀血、破散肚腹里生积块的病、通利妇女的月经、止疼痛。

桃仁：能止心痛。

梨⑥

梨：味甘，寒，无毒。主热嗽⑦，止渴，疏风⑧，利小

---

① 桃：别称桃子、桃实、仙果。据《诗经》《尔雅》记载，桃在中国已有三千年以上栽培史。山东肥城桃，果大肉美，号称"佛桃"；河北深川蜜桃；江南产的"水蜜桃"等都是名品种。人们历来把桃作为象征"吉祥长寿"的果品。

② 应为"味甘、辛、微酸，性温"。

③ 咳逆上气：病症名。又称"咳喘"。指咳嗽而喘的病。

④ 心下：通常指胃脘部位。

⑤ 月水：女子的月经。因每月来一次，故名。

⑥ 梨：别称快果、玉乳、蜜父、玉露、山賣。在我国早自周代已开始栽培。中国梨分秋子梨、沙梨和白梨三大系。一般以雪梨作药用。例如中成药"雪梨膏""秋梨膏"等。中医认为梨能生津、润燥、清热、化痰。

⑦ 热嗽：咳嗽的一种。因伤于热郁，积热伤肺所致。症见咽喉干痛、鼻出热气、咳嗽痰不多、色黄稠黏、屡咳难出、或带血丝，或有发热。

⑧ 疏风：能疏散风邪。

便。多食寒中①。

【译】梨：味甜带微酸，性寒，没有毒。主治咳嗽，能止人烦渴，能疏散风邪、通利小便。吃多了使脾胃受寒。

柿②

柿：味甘，寒，无毒。通耳鼻气，补虚劳，肠澼不足③。厚脾胃。

【译】柿子：味甜（涩），性寒，没有毒。能通利人的耳鼻、滋补因久病而产生的五脏虚损劳伤和拉痢疾而致的虚弱、对脾胃有补益。

木瓜④

木瓜：味酸，温，无毒。主湿痹邪气，霍乱吐下、转筋⑤不止。

【译】木瓜：味酸，性温，没有毒。主治湿痹邪气，霍

---

① 寒中：脾胃被寒邪所伤。中，指脾胃。

② 柿：柿子，具体品种上千种，其中有二十个品种比较有名，如北京的大盖柿、河北的莲花柿、安徽的铃灯柿、陕西的鸡心柿、浙江的桐盆柿、河南的红柿等。其原植物柿又称"镇头迦"。柿还可加工制成柿饼。

③ 肠澼（pì）不足：指因拉痢疾，身体虚弱。

④ 木瓜：古称"楙（míng）樝（zhā）"，又称楸（mào）、木瓜实、铁脚梨、海棠梨。木瓜含有一种酵素，能消化蛋白质，可助消化，有利于营养成分的被吸收，还有和胃化湿，舒筋活络的作用，故高寒或潮湿地区常以木瓜作调料或菜品用。可做催奶药。

⑤ 转筋：指"霍乱转筋"的病。俗称"吊脚痧"。因霍乱吐泻之后，体内津液暴失、气阴两伤、筋脉失养而成。其症轻者两腿挛缩，重则腹部拘急、囊缩舌卷。多见于"寒霍乱"。

乱吐泻和转筋不止的病。

梅

梅实①：味酸，平，无毒。主下气，除烦热，安心，止痢，住渴。

【译】乌梅：味酸，性平，无毒。其主要功用是能降气、解除烦热、安定心神、制止泻痢、遏止不正常的口渴。

李

李子②：味苦，平，无毒。主僵仆③，瘀血，骨痛，除痼热④，调中。

【译】李子：味苦，性平，没有毒。主治肢体直挺、突然摔倒、瘀血、骨头痛，能消除经久不好的热症、调理脾胃。

柰

柰子⑤：味苦、酸，寒。多食令人腹胀，病人不可食。

【译】柰子的果肉：味苦，性寒。吃多了使人腹胀，有

---

① 梅实：乌梅，又称梅实、熏梅、橘梅肉、酸梅。

② 李子：别称李实、嘉庆子、居陵迦。中医认为李子能清肝涤热，生津，利水。宜肝病患者，可治虚劳骨蒸、消渴、腹水。

③ 僵仆：肢体直挺、突然摔倒的病症。

④ 痼（gù）热：经久不愈的热症。

⑤ 柰（nài）子：指两种水果，一为苹果的一种；另为海棠果的一种，即"楸子"，又称"秋子"。此当是指"秋子"。这种也称为"柰子"的小海棠果，虽然味道苦酸，不为人所喜食，但据现代科学分析，它所含的营养成分除水分以外，还含蛋白质、脂肪、碳水化合物、粗纤维、钙、磷、铁、胡萝卜素、抗坏血酸及多种维生素。

病的人不可吃这种水果。

石榴①

石榴：味甘、酸，无毒。主咽渴。不可多食，损人肺。止漏精。

【译】石榴：味甜、酸（涩，性温），没有毒。主治咽燥口渴。不可以多吃，能伤损人的脾脏。能止住男子漏精的病。

林檎②

林檎：味甘、酸，温。不可多食，发热涩气③，令人好睡。

【译】林檎（沙果）：味甜、酸，性温，不可多吃，能发热、壅闭气道、使人好睡觉（精神困顿）。

杏④

杏：味酸。不可多食，伤筋骨。杏仁⑤：有毒，主咳逆

---

① 石榴：此条系指"甜石酸"，为石榴科植物石榴的一种味甜的果实，别称天浆、甘石榴。其原植物石榴，又称椻（ruò）榴、丹若、金罂、金庞、榭（xiè）榴、安石榴、海石榴、安息榴、钟石榴。

② 林檎（qín）：沙果，别称来禽、林檎、朱柰、花红、沙果、槟子、蜜果、五色柰、文林果、联珠果、花红果、文林郎果。日本称苹果为林檎。本条只载多食林檎之害，而没言其有利于人的方面。实际上沙果不仅是供生食的廉价水果，还有其医疗功用。

③ 涩气：多吃林檎，能壅闭气道、生痰涎而为咳嗽。

④ 杏：杏实。别称甜梅。中医认为杏实有润肺定喘、生津止渴的作用。

⑤ 杏仁：为杏实的干燥种子。别称杏子、杏核仁、苦杏仁、杏梅仁、木落子。有苦甜两种，经加工炮制后均可食用。杏仁能祛痰止咳，平喘，润肠。治外感咳嗽、喘满、喉痹、肠燥便秘。

上气。

【译】杏实：味酸，不可多食，能伤人筋骨。有毒，主治咳嗽气喘。

柑

柑子①：味甘，寒。去肠胃热，利小便，止渴。多食发痼疾。

【译】柑子：味甜，性寒。能去肠胃中的热毒、止口渴、通利小便。吃多了，使人生经久难治的病。

橘

橘子②：味甘、酸，无毒，温。止呕，下气，利水道，去胸中瘕热。

【译】橘子：味甜、酸，性温，没有毒。能止呕吐、降气、通利水道、除去胸腔中有结块而发热的病。

橙

橙子③：味甘、酸，无毒。去恶心。多食伤肝气。皮能辟臭解腥，杀鱼、蟹毒。甚香美。

【译】橙子：味甜、酸，没有毒。能去恶气。多吃伤肝

---

① 柑子：柑，别称金实、柑子、木奴、瑞金奴。

② 橘子：橘。又称黄橘。

③ 橙子：别称橙、黄橙、金橙、金球、鹄壳。其原植物香橙，又名罗汉橙、蟹橙。橙子中供食用的有香橙和甜橙。甜橙别称广柑、雪柑、广橘、黄果。在果品中其声价虽没有柑、橘高，但其所含之营养成分并不亚于它们。可生食或制橙饼。香橙常作观赏或薰香用。橙皮丝可作调料。蜜饯橙皮丝，辛、苦，香甜，可祛痰，是助消化的佳品，并能解酒毒。

气。橙皮气味很甘美，可入中药。

栗①

栗：味咸，温，无毒。主益气，厚肠胃，补肾虚。炒食，壅人气②。

【译】栗子：味咸，性温，没有毒。主要功效能补气、有益于肠胃、补肾虚。炒熟食之令人气拥塞。

枣③

枣：味甘，无毒。主心腹邪气，安中养脾，助经脉，生津液。

【译】大枣：味甜，没有毒。主治心腹里的致病邪气，能安定脾胃、养脾脏、有助于人体的十二经脉、生化津液。

樱桃④

樱桃：味甘。主调中，益脾气，令人好颜色。暗风人忌食。

---

① 栗：又称板栗、榛（zhèn）子、棆（yǎn）子、栗果、大栗。其原植物栗，又称瑰栗、毛板栗、瓦栗子树、风栗、家栗。是闻名世界的干果，为我国特产，产量居世界第一。中医认为栗子能养胃健脾、补肾强筋、活血止血。

② 壅（yōng）人气：使人的体气壅滞不畅。

③ 枣：大枣，别称干枣、美枣、良枣、红枣、大红枣。中医认为大枣是很好的补养药和清润补品。

④ 樱桃：别称含桃、莺桃、荆桃、朱樱、朱果、樱株、家樱桃。其中以产于安徽太和县一带的紫樱为好，个大肉甜，色鲜浆多，全国闻名。樱桃在水果中有两大特点：一是"先百果而熟"。农历五月初，在百果才开花或作果时，樱桃即上市，与桑葚成为醒人心、目的红白（或紫）二鲜，颇受人欢迎。另一特点是樱桃含铁量比一般水果都高，每一市两可含铁质3毫克，比同量的橘子、苹果、梨多20倍以上，在水果中居首位。

【译】樱桃：味甜，主要功效能调养脾胃，有益于脾脏的功能，使人面容气色好。有暗风病的人应忌吃樱桃。

葡萄 [①]

葡萄：味甘，无毒。主筋骨湿痹，益气强志，令人肥健。

【译】葡萄：味甜，没有毒。主治筋骨湿痹病，能补气强心志、使人肌肥体健。

胡桃 [②]

胡桃：味甘，无毒。食之令人肥健，润肌黑发。多食动风。

【译】核桃（仁）：味甜，没有毒。吃胡桃仁，可使人肌肥体健，能润肌肤、黑头发，过多吃则动风气。

松子 [③]

松子：味甘，温，无毒。治诸风头眩，散水气，润五脏，延年。

---

① 葡萄：古字为"蒲桃"。别称草龙株、山葫芦。品种甚多，其中新疆栽培的琐琐葡萄（又名瑣瑣葡萄、索索葡萄、豆粒葡萄），在《本草纲目》中即有记载，一般认为入药者以该种为佳。

② 胡桃：这里指胡桃仁，又称核桃仁、胡桃肉、虾蟆（《酉阳杂俎》）。其原植物胡桃，又名羌桃、核桃、万岁子（《花镜》）。核桃原产欧洲东南部和亚洲西部。史传汉代张骞从西域胡羌引入中原栽培，故名"胡桃""羌桃"。

③ 松子：松树球果的种仁。别称松球、松实、松元。松树的种类很多，松子都可食用。松子有大小，含油量有高低，松子较大，含油量较高，分布地区较广的约有三种：红松（子）、白皮松（子）、华山松（子）。入药多用油松、马尾松、云南松的果实。此指作干果品食用的海松子。中医认为能治风痹、肠燥、便秘和痔疮。

【译】松子：味甜，性温，没有毒。能治各种风邪引起的头痛眩晕、疏散水气、滋润五脏、使人延年长寿。

莲子

莲子[①]：味甘，平，无毒。补中，养神，益气，除百疾，轻身不老。

【译】莲子：味甜，性平，没有毒。能补脾胃、养神、补气、消除百病、使人身轻长寿。

鸡头[②]

鸡头：味甘，平，无毒。主湿痹、腰膝痛，补中除疾按《本经》应为："补中除暴疾。"益精气。

【译】鸡头：味甜，性平，没有毒。主治受湿邪所侵所成的痹症、腰脊和膝关节疼痛，能补脾胃、消除疾病、补人精气。

芰实[③]

芰实：味甘，平[④]，无毒。主安中，补五脏，轻身不饥。

---

① 莲子：为睡莲科植物莲的果实或种子。别称的、莲肉、薂（xí）、藕实、水芝丹、莲实、泽芝、莲蓬子。其原植物莲，又称荷、芙渠、芙蓉、水芝。原产印度。但用莲子须剥皮，捅出莲心。

② 鸡头：芡实，为睡莲科植物芡的成熟种仁。别称卵菱、鸡痈（yōng）、鸡头实、雁喙实、鸡头、雁头、乌头、鸡头米、鸿头、水流黄、水鸡头、肇实、鸡嘴莲、鸡头苞、刺莲蓬实、蔿（wěi）子。其原植物芡，中医学上认为鸡头种子能固肾涩精、补脾止泻。可治遗精、淋浊、带下、小便不禁、大便泄泻。

③ 芰（jì）实：菱，俗称菱角，别称龙角、芰、芰实、菱、菱角、水菱、沙角、水栗、蕨攗（méi）。按角的有无和数目可分"四菱""二角菱"和"无角菱"；按菱的色泽不同可分青菱和红菱。原产欧洲，唯改良种产我国及印度。

④ 鲜菱性凉，熟菱性平。

【译】菱角：味甜，性平，没有毒。主要功效能安定脾胃、补五脏气不足、使人轻身解饿。

荔枝[①]

荔枝：味甘，平，无毒。止渴生津，益人颜色。

【译】荔枝：味甜，性平，没有毒。能止口渴、生津液、使人的面容气色健美。

龙眼[②]

龙眼：味甘，平，无毒。主五脏邪气，安志，厌食，除虫。

【译】龙眼肉：味甜，性平，没有毒。主治五脏中的病邪之气，能安定神气、治不爱吃东西、灭除病虫、去毒性。

银杏[③]

银杏：味甘、苦，无毒[④]。炒食煮食皆可。生食发病。

【译】白果：味甜、苦，没有（有）毒。炒着吃，煮熟吃都可以。生食，能使人发病。

---

① 荔枝：别称离支、荔支、大荔、荔锦、丹荔、丽枝、勤荔、大山荔。

② 龙眼：别称益智、蜜脾、龙眼干，中医处方称龙眼肉、桂圆肉、圆肉。其原植物龙眼，又称龙目、比目、荔枝奴、绣木团、川弹子、亚荔枝、木弹、骊珠、燕卵、鲛泪、圆眼、海珠丛、桂圆。

③ 银杏：白果，别称灵眼、佛指甲、佛指柑。其原植物银杏，又称鸭脚、公孙树、鸭掌树、白果树。

④ 应为有毒。作为食用的炒白果和煮白果，多食可致中毒。非洲人榨果汁后，往往引起皮肤刺激症如蜕皮、触痛，口服产生强烈胃肠道刺激。

橄榄①

橄榄：味酸、甘，温，无毒。主消酒，开胃，下气，止渴。

【译】橄榄：味甘、酸、性温，没有毒。主要功效能解酒、开胃气、降气、止口渴。

杨梅②

杨梅：味酸、甘，温，无毒。主去痰止呕，消食，下酒。

【译】杨梅：味酸、甜，性温，没有毒。主要功效能去痰、止呕逆、助消化食物、消酒。

榛子③

榛子：味甘，平，无毒。益气力，宽肠胃，健行，令人不饥。

【译】榛子：味甜，性平，没有毒。能补人的气力、宽肠胃、健人行走、解人饥饿。

---

① 橄榄：别称甘榄、黄榄、青果、白榄、橄榄子、青橄榄、橄榇（yǎn）。

② 杨梅：别称机子、朱红、树梅、珠红。《本草纲目》："杨梅有红、白、紫三种，红胜于白，紫胜于红，颗大而核细，盐藏、蜜渍、糖收皆佳。"

③ 榛子：别称榧子、平榛、山反栗。在我国分布于南北地区、果体较大、产量较多的五种为平榛、毛榛、华榛、滇榛、川榛（后四种的学名、别名从略）。

榧子①

榧子：味甘，无毒。无五痔②，去三虫③，蛊毒④，鬼疰⑤。

【译】榧子：味甜，性平，没有毒。主治五种痔疮，能除去寸白虫、钩虫、丝虫以及蛊毒和鬼疰毒。

沙糖⑥

沙糖：味甘，寒，无毒。主心腹热胀，止渴，明目。即甘蔗汁熬成沙糖。

【译】白砂糖：味甜，性寒，没有毒。主治心胸和肚腹中发热胀满的病症，能止口中干渴、明净眼泪，就是用甘蔗汁熬制而成的砂糖。

甜瓜⑦

甜瓜：味甘，寒，有毒⑧。止渴，除烦热。多食发冷病，破腹。

【译】甜瓜：味甜，性寒，有毒。能止口渴、解除烦

---

① 榧（fěi）子：别称玉榧、榧实、黑（pí）子、赤果、披（bì）子、玉山果。其原植物榧，又名野杉、香榧、木榧、玉杉。

② 五痔：五种痔疮。一般指牡痔、牝（pìn）痔、脉痔、肠痔、血痔。

③ 去三虫：指在人体内为害的三种寄生虫，具体所指，各家说法不一。此指寸白虫、钩虫、丝虫。

④ 蛊（gǔ）毒：此处指人体腹内的寄生虫、感染后能使人发生蛊胀病。类于血吸虫的尾蚴（yòu）。

⑤ 鬼疰：亦称"鬼疰毒"。详见本书卷三《兽品·虎骨》。

⑥ 沙糖：白砂糖，别称砂糖、石蜜、白糖、糖蜜、白霜糖。

⑦ 甜瓜：俗称甘瓜、果瓜、小瓜、熟瓜。

⑧ 以有"小毒"为宜。

热。但是过多吃甜瓜，使人发冷病，拉稀。

西瓜①

西瓜：味甘，平②，无毒。主消渴，治心烦，解酒毒。

【译】西瓜：味甜，性平，没有毒。主要功效能消烦渴、治心烦闷、解散酒毒。

酸枣③

酸枣：味酸、甘，平，无毒。主心腹寒热，邪结气聚，除烦。

【译】酸枣果实：味酸、甜，性平，没有毒。主治心腹中寒热病邪、邪气侵入体内聚集成结，能消除烦躁。

海红④

海红：味酸、甘，平，无毒。治泄痢。

【译】海棠：味酸、甜，性平，没有毒。治泄肚、拉稀和拉痢疾。

香圆⑤

香圆：味酸、甘，平，无毒。下气，开胸膈。

---

① 西瓜：别称寒瓜、夏瓜、水瓜，原产非洲。

② 据各家之论及西瓜所具有的医疗作用，其性应为"寒"较为宜。

③ 酸枣：又称棘、樲（èr）野枣、山枣。

④ 海红：别称海棠、海棠果、海棠梨、棠蒸梨。其原植物西府海棠，又称小果海棠、八棱海棠、实海棠。为小乔木。

⑤ 香圆：香橼（yuán），又称枸橼子、香泡树、香橼柑。因古代药书所载的香橼多指枸橼而言，有时也包括佛手在内。因上述三者，味性及所治之病症大体相同，故在古书中常出现文图不符的现象。

【译】香圆：味酸、甜（辛、苦），性平，无毒。能降气，开爽胸膈。

株子^①

株子：味酸、甘，平，无毒。性微寒，不可多食。

【译】株子的果实：味酸、甜，性平，没有毒。但因其性微寒，不可以过多地吃。

平波^②

平波：味甘，无毒。止渴生津，置衣服箧^③笥^④中，香气可爱。

【译】苹果：味甜（而微酸有香气，性凉），没有毒。能止人口渴、生津液，放在盛衣物或盛饭菜的箱笼中，能散发出诱人的香气。

八擔仁^⑤

八擔仁：味甘，无毒。止咳，下气，消心腹迹闷。其果

---

① 株子：为金橘类果品。本书卷二即有《株子煎》。《本草品汇·果部》株子注："其实有三种：小而圆者谓之金豆，大而弹丸者谓之金橘……"

② 平波：苹果。别称柰、频婆、柰子、平波、起丸子、天然子、柰果。平波是苹果的一种。原产于欧洲、中亚细亚和我国新疆等夏季干燥地区。我国古代栽培的中国苹果，为上述植物的变种，其质绵，味甜带酸，不耐贮藏，俗称"绵苹果"，即古代所谓"柰"者。平波，原目作"平坡"，现目据正文改。

③ 箧（qiè）：小箱子。

④ 笥（sì）：盛饭或盛衣物的方形竹器。

⑤ 八擔（dàn）仁：别称八担仁、巴达杏仁、叭哒杏仁。其原植物巴旦杏，又称偏桃、婆淡树、洋杏、偏核桃、匾桃、忽鹿麻、京杏。巴旦杏有苦甜两种，故其杏仁也有苦甜二种。古代所用者多为甜巴旦杏，属巴旦杏的变种。

出回回田地^①。

【译】巴旦杏仁：（甜者）味甜，性平，没有毒。能治咳嗽、降气、消心腹中的逆闷。它的原植物果树出在亚洲西部和地中海一带回族聚居地方的田野里。

必思答 ^②

必思答：味甘，无毒。调中顺气。其果出回回田地。

【译】必思答：味甜，没有毒。主要功用是能调节人的脾胃、顺气。这种果品出产在回族聚居地方的田野里。

① 其果出回回田地：指八担杏分布于亚洲西部及地中海区域的田野里。古代这个地区是回族聚居之地。我国新疆、甘肃、陕西等地有栽培此果。

② 必思答：据说就是"阿月浑子"。阿月浑子别称胡榛子、无名子。原产于地中海和亚洲西部。我国新疆有栽培。味辛、涩，性温。与本条所载之"必思答"不同。且各家《本草》中均无言阿月浑子与必思答是一物二名者。《本草纲目拾遗》则分列为"阿月浑子"与"必思答"两条。或二者是一类植物，但不一定是同一植物。

菜品

葵菜[1]

葵菜：味甘，寒，平，无毒。为百菜主[2]。治五脏六腑寒热、羸瘦、五癃[3]，利小便，疗妇人乳难。

【译】冬菜：味甜，性寒、平，没有毒，被称为百菜之主。治五脏六腑中的寒热邪气、瘦弱、五种小便不通的病，能通利小便、治疗妇女不下乳。

蔓菁[4]

蔓菁：味苦，温、无毒。主利五脏，轻身益气。蔓菁子明目。

【译】蔓菁（叶）：味苦，性温，没有毒。主要功能为利人五脏，能轻身补气。蔓菁子有明目的作用。

---

① 葵菜：植物名，即冬菜。又称葵、肖、滑菜、葵菜、露葵、冬葵菜、卫足、马蹄菜、冬寒菜、冬苋菜、蕲（qí）菜、滑滑菜、奇菜、金钱葵、金钱紫花葵、苗菜。原产亚洲东部，我国自古即有栽种。嫩叶嫩稍作蔬菜，也可入中药。《本草纲目》："六、七月种者为秋葵；八、九月种者为冬葵；经年收采，正月复种者为春葵；然宿根至春亦生。"为我国古代主要蔬菜之一。

② 为百菜主：居各种蔬菜的首位。是强调本菜在古代蔬菜中的重要性。出元代王祯《农书》。

③ 五癃：指人的排尿系统，是一种小便不通的病。

④ 蔓菁：芜菁。古书上称葑（fēng）、蓀（sūn）芜、荛（ráo）、大芥、葑苁（cōng）、芥、九英蔓菁、诸葛菜、台菜、鸡毛菜、大头菜、狗头芥。原产我国及欧洲北部。根和叶作蔬菜，鲜食或盐腌制干后食用，也可作饲料。此条主要谈的是蔓菁叶，新疆地区称之为"恰莫古头叶"。我国之古书上多不以蔓菁叶入药。

芫荽①

芫荽：味辛，温，微毒。消谷，补五脏不足，通利小便。一名胡荽。

【译】芫荽：味辛，性温，有微毒。能消化谷物、补养五脏的不足、通利小便。别名胡荽。

芥②

芥：味辛，温，无毒。主除肾邪气，利九窍③，明目④，安中。

【译】芥菜的嫩茎叶：味辛辣，性温，没有毒。主要功效能驱除肾经里的病邪之气、通利人的九窍、明人的耳目、安定脾胃。

葱⑤

葱：味辛，温，无毒。主明目，补不足⑥，治伤寒，发

① 芫荽：即胡荽。别称香菜、香荽、胡菜、蒝（yuán）荽、园荽、胡蘹（suí）、莞（wǎn）荽、莚（yán）荽菜、莚葛草、满天星、松须菜。

② 芥：别称芥菜、大芥、雪里蕻、皱叶芥、黄芥、盖菜。种子可榨油制成调味品"芥辣粉"。

③ 九窍：指人的双眼、双耳孔、双鼻孔、口、小便、肛门共九个与外界接触的孔道口。窍，窟窿。

④ 应为"明耳、目"。

⑤ 葱：古书及药书上称之为茐（kōu）、菜柏、鹿胎、大葱、四季葱、和事草。是常用的一种调味品和蔬菜，亦可入药。为百合科，葱属。多年生草本。全体具辛臭，折断后有辛味之黏液。黏液汁中主要成分为多糖类和果胶。葱的鳞茎中含挥发油，油中主要成分为蒜素，故有开胃、消毒的异样香辛味，并能去鱼肉的腥怪之味，是烹调中不可缺少的调味蔬菜。生吃或熟食均可。

⑥ 补不足：指可补养五脏之气。

汗，去肿。

【译】葱：味辛辣，性温，没有毒。主要效能明目、补养五脏之气、治感冒伤寒、发汗、消肿。

蒜①

蒜：味辛，温，有毒。主散痈肿，除风邪，杀毒气。独颗者佳。

【译】大蒜：味辛辣，性温，有毒。主要功效能消散痈疮肿痛、驱除风邪、消毒气。独头的蒜更好。

韭②

韭：味辛，温，无毒。安五脏，除胃热，下气，补虚。可以久食。

【译】韭菜：味辛，性温，没有毒。能安定五脏、降上行的逆气、补人的虚弱。可以常吃。

---

① 蒜：通常指大蒜，古称胡蒜、葫、独蒜、独头蒜。鳞茎、花茎（蒜梗）、叶（青蒜）供食用和药用。大蒜含的营养成分和有医疗效用的物质成分很多。又因其所含的挥发油具有辣味和殊臭；内含蒜素和大蒜辣素以及多种烯丙基、丙基和甲基组成的硫醚化合物。所以大蒜是烹调中常用的调味品。可去鱼、肉的怪味，开人的口胃，促进胃酸分泌，增加食欲。

② 韭：古书和医书上称之为丰本、草钟乳、起阳草、懒人菜、长生韭、壮阳草、扁菜。有野生和家生之分。叶细长，扁平。分蘖力强。夏秋抽花茎，顶部集结小花，伞形花序。种子小，黑色。按食用部分不同分叶韭、花韭和叶花并用韭等类型。一年四季都可生产，由于栽培方法的不同，上市季节不同而分许多品种：如盖韭、冷韭、厂韭、黄韭、青韭等。叶可经软化栽培而韭黄。原产亚洲东部。我国南北各地普遍栽培。作蔬菜，根、茎、叶、子均可入中药。韭菜茎叶质软而味香辛，含有维生素A、维生素C、蛋白质、脂肪，糖类和矿物质，而且含有抗生物质，具有调味，杀菌的功效。可炒食、腌食、作馅食。是一年四季可有的普通蔬菜。

冬瓜①

冬瓜：味甘，平，微寒，无毒。主益气，悦泽驻颜②，令人不饥。

【译】冬瓜：味甜，性平、微寒，没有毒。主要功效能补气、使人皮肤润泽、保持气色健康、使人不饿。

黄瓜③

黄瓜：味甘，平、寒，有毒。动气发病，令人虚热，不可多食。

【译】黄瓜：味甜，性平、寒，有毒。能气发病、使人发虚热，不可以多吃。

---

① 冬瓜：又称枕瓜，古书上称之为白冬瓜、白瓜、水芝、地芝、蕺（jí）、蔬柜（jù）、濮瓜、蔬蒜、东瓜。冬瓜可做汤、作菜、作馅用，都是物美价廉的普通蔬菜。中医学认为冬瓜能利水，消疢，解毒。近代医学也对冬瓜的医疗性能给予了肯定，认为冬瓜中的含钠量较低，是肾脏病、浮肿病患者的理想蔬菜，因为这两种病人要尽量少吃含钠盐的食物。

② 悦泽驻颜：使人皮肤润泽，保持气色健康。

③ 黄瓜：古称"黄胍（piān）"。又称胡瓜、土瓜、王瓜。原产印度尼西亚，我国普遍栽培。黄瓜大致可分三大类（春黄瓜、架黄瓜、秋黄瓜）十几个品种，一般常食的有叶三黄瓜、八叉黄瓜、宁阳黄瓜、旱黄瓜等。其中以宁阳刺黄瓜为最好。洗净生食，清脆香甜解渴，盐拌、炒食均可制成经济味美菜馔。本书对黄瓜只谈害，未谈其功利方面。中医认为黄瓜能除热利水、解毒、治烦渴等。

萝卜①

萝卜：味甘，温，无毒。主下气，消谷，去痰癖②，治渴③，制面毒④。

【译】萝卜：味甜，性温，没有毒。主要功效能降上逆之气、消化食物、治痰癖病、治以口渴思饮无度的消渴病、制伏麦面大热的毒性。

胡萝卜⑤

胡萝卜：味甘，平，无毒。主下气，调利肠胃。

【译】胡萝卜：味甜，性平，没有毒。主要效用能下气、调养通利肠胃。

---

① 萝卜：莱菔。自古及今名称很多。如芦萉（fèi）、萝葡、雪葵（tū）、紫花菘、土酥、温菘、芦菔、荠根、薞葵、紫菘、萝葍（fú）、楚菘、葵子、萝白、罗服、萝苀（bó）。按收获期可分春萝卜、夏秋萝卜、冬萝卜、四季萝卜等类型，为我国主要蔬菜之一，脆甜多汁者可代水果。生萝卜含淀粉酶，能助消化、可入药。本植物结果植株的根（地骷髅）、叶（莱菔叶）、种子（莱菔子）亦可供药用。经肠管吸收之后，有增强消化机能的作用，还有清热解毒消炎的作用。萝卜可制成多种菜肴。

② 痰癖：古病名。指水饮久停化痰，流移胁肋之间，致有时胁痛的病症。本症与饮癖相类似。

③ 治渴：能治"消渴思饮无度"的病。

④ 面毒：能制伏麦面大热之毒性。

⑤ 胡萝卜：别称黄萝卜、红芦菔、胡芦菔、红萝卜、丁香萝卜金笋、红根儿。原产小亚细亚，我国普遍栽培。肉质根作蔬菜、饲料等。胡萝卜素的含量随生长而增多，摄入人体后转变成维生素A，可维护人眼及皮肤之健康，可疗因缺乏维生素A而引起的皮粗和夜盲症、眼干燥症、小儿软骨病。其所含胡萝卜素在高温下也能保持不变，更易被人体所吸收。胡萝卜含糖量也高于一般蔬菜。

天净菜①

天净菜：味苦，平②，无毒。除面目黄、强志、清神、利五脏。即"野苦买"。

【译】苦荁菜：味苦，性平，没有毒。能消除面目发黄的黄疸病、增强人的意志、清爽精神、通利五脏，就是"野苦荬"。

瓠③

瓠：味苦，寒，有毒。主面目、四肢浮肿，下水。多食，令人吐。

【译】苦瓠：味苦，性寒，有毒。主治面目和四肢浮肿，能逐水气消水肿。

---

① 天净菜：又称苦菜，即菊科植物苦荁菜，别称茶（tú）、苣（qǐ）、茶草、游冬、青菜、苦苣、苦荬（mǎi）、堇（jǐn）菜、野苦马、紫苦菜、天香菜、滇苦菜、苦马菜、苦荬菜、拒马菜、老鸦苦买。生长于路边及田野间，我国大部地区均有分布。嫩叶可当蔬菜食用，其根、花、种子亦供药用。

② 多数中医家认为"性寒"。

③ 瓠（hù）：有甜瓠、苦瓠二种。按此条中所附之插图，瓠果为长形，是"甜瓠"之形；但条中所言之性味及功用，则又是指瓠果亚腰葫芦形的"苦瓠"。今从其条文内容，释为"苦瓠"，别称苦匏（páo）、蒲卢、约壶、亚腰壶卢、约腹壶、苦瓠蒌瓜（lóu）、药壶卢、金葫芦、苦葫芦、小葫芦、细颈葫芦、长柄葫芦、长柄茶壶卢。我国大部分地区均有分布。本植物的茎、花、种子、陈旧的老熟果皮均供药用。果肉未长老硬时，可作蔬菜炒食，或作蔬菜炒食，或作馅子吃，但有苦味，需先用水焯一过。果肉老硬后，可一破两开，作舀水、盛面的器皿用。

菜瓜①

菜瓜：味甘，寒，有毒。利肠胃，止烦渴。不可多食，即"稍瓜"。

【译】菜瓜：味甜，性寒，有毒。能通利肠胃、止烦解渴。不可以多吃，就是"稍瓜"。

葫芦②

葫芦：味甘，平，无毒。主消水肿，益气。

【译】葫芦：味甜，性平，没有毒。主要功效能消水肿、补气。

蘑菇③

蘑菇：味甘，寒，有毒④。动气发病，不可多食。

【译】蘑菇：味甜，性寒，有的品种有毒。能动气发病，不可以多吃。

---

① 菜瓜：越瓜，又称柱杖瓜、梢瓜、生瓜、白瓜、稍瓜、西禾瓜。我国各地多有栽培。菜瓜实为甜瓜的一个变种。古人早就认识到菜瓜生食，可充果、蔬，酱、豉、糖、醋藏浸为宜，亦可菹（zū，酸菜），同米粉做成菜瓜鲊（zhǎ）。

② 葫芦：壶卢。为葫芦科植物瓢瓜的果实。别称匏、瓠瓜、葫芦、蒲芦、壶、匏瓜、腰舟、瓠匏、葵（kuí）姑、甜瓠、瓤、葫芦瓜。我国各地都有栽培。果实因品种不同而形状多样。有作药用和食用的，有作盛器用的，有作瓢用的，也有作玩具用的。中医学上以果壳入药。本植物的种子、陈旧的老熟果皮亦供药用。果肉可炒食或作馅子用。

③ 蘑菇：别称蘑菰、蘑菇蕈（xùn）、肉蕈、鸡足蘑菇。全国各地均有栽培。古代亦有栽培或野生。可鲜食，亦可晒干或烘干作干品用。蘑菇是菌类食物中的上品。可烹制成"烩鲜蘑""海参鲜蘑"等名菜。

④ 有毒：指有的品种有毒。

菌子①

菌子：味苦，寒，有毒。发五脏风，拥气动脉，痔，令人昏闷②。

【译】菌子：味苦，性寒，有的品种有毒。能引发人五脏的风气、拥气寒滞的人的经脉、引发痔疮。

木耳③

木耳：味苦，寒，有毒④。利五脏，宣肠胃，拥毒气⑤。不可多食⑥。

【译】木耳：味苦，性寒，有毒。能益养五脏、宣通肠

① 菌（jùn）子：菌类植物名。又名蕈、地蕈、菰（gū）子、地鸡、獐头、土菌。为高等菌类。生长在树林里或草地上。地下部分叫"菌丝"，能从土壤里或朽木里吸取养料。地上部分由巾毛状的菌盖和杆状的菌柄构成，菌盖能产生孢子，是繁殖器官。种类很多，各有学名（从略）。有的可以吃，如香菇；有的有毒，如毒蝇蕈。无毒的菌子可以食用。可制成"烩鲜菇""鲜菇汤"等菜肴。

② 令人昏闷：唐孟诜注："令人昏昏多餐，背膊四肢动。"此为中菌子毒的症状，用地浆及粪汁可解。

③ 木耳：为木耳科植物木耳的子实体。别称檽（ruǎn）、树鸡、黑木耳、木檽、木樅（zōng）、木蛾、云耳、耳子、桑耳、木茸。生于桑、槐、柳、榆、楮等朽树上，古称五木耳。可人工栽培。分布于四川、福建、江苏等地，有光木耳和毛木耳之分。光木耳供食用，中药中列为滋补品。可作多种食品的原料。如：木樨肉、高档素馅、素什锦等。并可为汤、粥的辅料。木耳有软润而不滑腻，色味别具一格之美。

④ 大部分古药书中说木耳味甘，性平，有小毒。古人认为木耳乃朽木所生，得一阴之气，故有衰精冷肾之害。

⑤ 此句乃引唐孟诜"桑耳"注："利五脏，宣肠胃气，排毒气。"排，大观、政和本卷十三桑根白皮条俱作"拥"，与上文连读。应依孟诜之文较妥。

⑥ 因古人认为木耳以槐、桑树木上所生者良，楮木生者次之，其于树木上所生者多动风气、发瘤疾、令人肋下急、损经络背膊、闷人；又因木耳有"衰精冷肾之害"，所以不可多食。

胃、排毒气。但因木耳有"衰精冷肾之害",故不宜多吃。

竹笋①

竹笋:味甘,无毒。主消渴,利水道,益气,多食发病②。

【译】竹笋:味甜,没有毒。主要效用能消除烦渴、通利人身之水道、补气。多吃则能致病。

蒲笋③

蒲笋:味甘,无毒。补中益气,活血脉。

【译】蒲笋:味甜,没有毒。能补脾胃、补气、疏通人的血脉。

---

① 竹笋:笋。别称竹芽、竹胎、竹子。为禾本科植物竹的嫩茎、芽。竹鞭节上生的芽,冬季在土中已肥大而可采掘者称"冬笋";春季向上生长,突出地面者称"春笋";夏秋间芽横向生长成新鞭,切取其先端的幼芽部分称"鞭笋"。组织细嫩而无恶味者,可作鲜菜、笋干、盐笋和罐头食品。竹类繁多,有其笋不可食者。常吃之竹笋近10种,以毛竹笋品质最好,产量最高。中医多以苦竹笋、淡竹笋、篁(jīn)竹笋入药。竹笋含蛋白质、脂肪、碳水化合物、粗纤维、钙、磷、铁等营养成分。但其本身又含草酸,故使其所含钙不能被人体所吸收和利用。可作鲜菜、笋干、盐笋和罐头等食品。

② 多食发病:赞宁《笋谱》:"笋虽甘美,而滑利大肠,无益于脾,俗谓之'刮肠篦'。"孟诜说:"诸竹笋多食皆动气发冷徵,惟苦竹笋主逆气,不发疾。"

③ 蒲笋:蒲蒻(ruò),又称蒲笋、蒲菜、蒲芽、蒲儿根、蒲包草根。为香蒲植物长苞香蒲。主产于我国东北或华北各地。嫩芽称"蒲菜",供食用;根茎含淀粉,可以酿酒。叶片可编织席子、蒲包等。在春季挖取,可作蔬菜,肉炒鲜蒲笋,滋味甚美,营养丰富,色味俱佳。中医认为蒲笋能清热凉血,利水消肿。

藕 ①

藕：味甘。平，无毒。主补中，养神益气，除疾，消热渴，散血。

【译】藕：味甜，性平，没有毒。主要功效能补脾胃、养神补气、去病、消散热渴、散除瘀血。

山药 ②

山药：味甘，温，无毒。补中益气，治风眩，止腰痛，壮筋骨。

【译】山药：味甜，性温，没有毒。能补脾胃、补气、治风眩病、止腰痛、强壮筋骨。

---

① 藕：为睡莲科植物莲的肥大的根茎。别称莲根、莲藕、光旁、莲菜。莲，多年生草本水生植物。根茎由莲鞭先端膨大而成，肥厚横走于水底泥土中。藕可制成炸藕合、糯米藕等多种菜肴，还可加工成果脯、罐头及藕粉等食品。是普通食材里常用的中上等佳品。藕入中药，甘，寒。能清热解毒、利水消肿。

② 山药：为薯蓣科植物薯蓣的块茎。别称藷（shǔ）蓣（yù）、署预、山芋、诸薯、署豫、玉延、修脆、儿草、藷、山藷、延草、王芋、薯药、蛇芋、白苕、怀山药、野山豆、山板术、九黄姜、野白薯、扇子薯、佛掌薯、白药子。自生于山野者称"野山药"，栽培者称"家山药"。块茎供食用，珠芽及弒均可入药。山药所含营养成分和对人体有益物质可谓很丰富。可作蜜饯、糖葫芦、拔丝，蒸煮食之。主要产地为河南、河北、山西、陕西、山东等地。甘，平。入药，能健胃、补肺、固肾、益精。

芋①

芋：味辛②，平，有毒。宽肠胃，充肌肤，滑中。野芋③不可食。

【译】芋头：味辛，性平，有毒。能宽人肠胃、充实肌肉和皮肤，能滑润脾胃。野芋毒性较大，不可以吃。

莴苣④

莴苣：味苦，冷，无毒。主利五脏，开胸膈拥气，通血脉⑤。

【译】莴苣菜：味苦，性冷，没有毒。主要功效能通利五脏、开通胸膈的拥塞之气、通利血脉。

---

① 芋：为天南星科植物芋的块茎。别称莒（jǔ）、紫芋、青芋、里芋、芋头、芋魁、白芋、芋根、芋奶、芋艿、土芝、蹲鸱（chī）。为多年生草本，原产东南亚，我国南部各省均有栽培。其地下块茎可食，并入药。种类有毛芋、紫芋、青芋、白芋、魁芋等。可煮食，加工制成淀粉，可作蔬菜食之。

② 味辛：味甘、辛、微麻。

③ 野芋：海芋。别称痕芋头。也为天南星科草本植物。主要分布于广东、广西、台湾、福建、湖南等地。因其含有皂草毒，这是一种刺激性有毒成分，但对热、氧化剂不稳定，用石灰水煮之可除去其毒。也入中药，有解毒、消肿作用，可治流感、肺结核、肠伤寒、瘴疟。

④ 莴苣：叶用莴苣，又称生菜、莴苣菜、千金菜、莴菜、藤（shèng）菜、莴笋。依主要性状不同，可分：（一）叶用莴苣，又称"生菜"。植株矮小。叶扁圆，卵圆或狭长形等。又分结球莴苣和直立莴苣等类型。我国有少量栽培。叶作蔬菜，生食或熟食。（二）茎用莴苣，又称"莴笋"。莴苣菜为常用之蔬菜，可炒、烧、加酱油生拌、制酱菜。中医认为莴苣菜治小便不利、尿血、乳汁不通最有效。

⑤ 通血脉：各家本草均云莴苣"通经脉"。

白菜①

白菜：味甘，温②，无毒。主通利肠胃，除胸中烦，解酒渴。

【译】小白菜：味甜，性温，没有毒。主要效用能通利肠胃、消除胸中的烦闷、解除饮酒后的口渴。

蓬蒿③

蓬蒿：味甘，平，无毒。主通利肠胃，安心气，消水饮④。

【译】筒蒿：味甜（辛，有香气），性平，没有毒。主要功效能通利肠胃、安定心气、清除痰饮病。

---

① 白菜：古称"菘（菜）"。别称白菜、夏菘、小白菜、江门白菜、油白菜、地菘、白菘菜。其基原应为十字花科植物青菜的幼株。据《本草纲目》所述菘菜除青菜外，似亦包括同属植物大白菜（又白结球白菜）在内。白菜的种类繁多，有普通白菜、塌菜、菜薹等。原产我国，是主要蔬菜之一。此处系指青菜（小白菜）。为一二年生草本。植株一般较短小，茎短缩。是普通常吃的蔬菜，可炒、熬、作馅子用。

② 多数药书云其"性平"。

③ 蓬蒿：茼蒿。别称同蒿菜、菊蒿菜、蓬蒿菜、菊花菜。原产我国，其嫩茎、叶可炒食、煮食，亦可生拌食之（加麻酱、糖或面酱、香油），为冬、春、夏常用的绿叶蔬菜。气味香辛爽口，柔滑宜人。中医认为蓬蒿有和脾胃、利二便、消痰饮的功效。

④ 水饮：《千金·食治》《本经逢源》中均作"痰饮"。因"痰饮"病中有一种是"四饮"（症）之一者，又称"流饮"，忽斯慧或因之称为"水饮"。指饮邪留于肠胃的疾病。又称"流饮"，症见形体素泝今瘦、饮食减少、肠鸣便溏或兼心悸短气、呕吐涎沫等。

茄子①

茄子：味甘，寒，有小毒。动风，发疮及痼疾。不可多食。

【译】茄子：味甜，性寒，有小毒。能动风气、引发疮患和经久难治的病。不可以多吃。

苋②

苋：味苦③，寒，无毒。通九窍。苋子④：益精。菜不可与鳖同食⑤。

【译】苋菜：味甘、苦，性寒，没有毒。能通利人的九窍。苋菜子（味甜，性寒），能补男子精液。苋菜不可和鳖肉一同食用。

---

① 茄子：为茄科植物茄的果实。又称东风草，别称落苏、酪酥、矮瓜、凉木瓜、长黑茄、昆仑瓜、草鳖甲、吊菜子。原产印度，果供食用，是夏季重要蔬菜之一。本植物和根及茎根、叶（茄叶）、花（茄花）、宿萼（茄蒂）亦供药用。本书此条只谈茄子的缺点。实际上，茄子不但能治许多病，还是营养丰富，物美价廉的常用蔬菜。茄子可生食、作生拌茄丝、拌茄泥、烧茄子、煮咸茄、炸茄合等菜肴，还可腌酱成咸菜。

② 苋：苋菜，别称苋菜、绵菜、米苋、荇菜、苋菜梗、青香苋。我国为苋菜的原产地之一，在甲骨文中已有"苋"字。少说已有三四千年历史了。现在全世界苋属植物的有四百种。我国通常食用的有紫苋、绿苋、刺苋、野苋等（马齿苋、冬苋菜并非一类）。其营养成分，紫苋高些，野苋比紫苋更高些。它们有个与菠菜同样的缺点：草酸含量多，烹调煎最好用开水焯一下。中医认为苋菜能清热、利窍，可治赤白痢疾及二便不通。

③ 味苦：味甘、苦。

④ 苋子：又称苋实、苋菜子。味甘，性寒。

⑤ 此为无稽之谈，详见本书卷二《食物相反》章"苋菜不可与鳖肉同食"的注释。

芸薹菜①

芸薹：味辛，温②，无毒。主风热丹肿③，乳痈④。

【译】油菜：味辛，性温，没有毒。主治风热性的丹肿、妇女乳痈。

波薐⑤菜

波薐：味甘，冷，微毒。利五脏，通肠胃热，解酒毒，即"赤根"。

【译】菠菜：味甜，性冷，微有毒。通利人的五脏、疏通肠胃间的热结，能解酒毒。即俗称为"赤根"的蔬菜。

菾薤⑥菜

菾薤：味甘，寒，无毒。调中，下气，去头风，利

① 芸薹：油菜，别称胡菜、寒菜、台菜、芸薹菜、薹芥、青菜、红油菜。全国各地均有栽培，种子是我国主要油料作物。芸薹菜是普通常食用的绿色蔬菜，可以炒、烧、熬食之。芸薹菜，原目已作"芸薹"，误。现目已据正文改。

② 大部分古中药书均作"性凉"。

③ 风热丹肿：《唐本草》作"风游丹肿"。《近效方》用芸薹叶根、蔓菁根各三两，为末，为鸡子清和贴"风热肿毒"。

④ 乳痈：病名。又称吹乳、妒乳、吹奶。即急性乳腺炎。

⑤ 波薐（léng）：菠菜，又称波薐、波薐菜、赤根、赤根菜、红根菜、波斯草、角菜、鹦鹉菜、雨花菜、鼠根菜。原产伊朗，我国各地普遍栽培。为主要绿叶蔬菜之一，含钙较多但易与草酸化合，不易被人体吸收。在做菜时，应先把菠菜放进开水中焯一下，去掉其草酸。波薐菜，原目缺"菜"字，现目据正文补。

⑥ 菾薤菜：菾薤菜，为叶用蔬菜。别称菾（tián）菜、蘈（tuí）菜、甜菜、牛皮菜、石菜、杓菜、猪鳢（nǎ）菜、光菜。菾菜是现代常用的蔬菜，可烧、可炒、可烩。柔滑香美，有营养。古代即有在夏季用其菜切碎和米做粥食的，功能解热，又止毒热痢疾。中医认为叶用菾菜能清热解毒、行瘀止血、治麻疹透发不快、热毒下痢、闭经淋浊、痈肿伤折。菾薤菜，原目缺"菜"字，现目据正文补。

五脏。

【译】莙荙菜：味甜，性寒，没有毒。能调脾胃、降上
逆之气、去头风、有利于五脏。

香菜[①]

香菜：味辛，平[②]，无毒。与诸菜同食，气味香，辟腥。

【译】香菜（罗勒）：味辛，性平，没有毒。与各种蔬
菜一起食用，气味芳香，能驱菜肴中的腥邪气味。

蓼子[③]

蓼子：味辛，温，无毒。主明目，温中，耐风寒，下
水气。

【译】水蓼的子实：味辛，性温，没有毒。主要效用
能明人眼目、温暖脾胃、使人耐风寒、驱除水气、治面目

---

① 香菜：为芫荽、罗勒两种植物的别称。此处指罗勒，又称翳子草、九层塔、省头
草、兰香、千层塔、香花子、家佩兰、苏薄荷、索苏薄荷、丁香罗勒、野金砂、鱼
香、薄荷树、罗芳（lè）、寒陵香。我国南中部、南部和东部都有栽培，用种子繁
殖。茎叶可提取芳香油。据现代科学分析：罗勒含有挥发油，主要成分为罗勒烯、
芳樟鹑、牻（máng）牛儿醇、柠檬烯、甲基胡椒酚、丁香油酚、丁香油酚甲醚、茴
香醚、桔酒酸甲酯及糖醛等物质，故其味甚为芳香、而能辟腥气。罗勒还有消食、
健胃、去暑的作用，故民间常在夏日采其鲜叶代茶泡饮，有清凉作用。中医认为罗
勒能疏风行气、化湿消气、活血、解毒。

② 平：性温。

③ 蓼（liǎo）子：蓼实，又称水蓼子。古今别名甚多：蔷、虞蓼、泽蓼、辣蓼
草、柳蓼、川蓼、水红花、药蓼子草、水辣蓼、白辣蓼、胡辣蓼、红辣蓼、假辣
蓼、小叶辣蓼、痛骨消、斑蕉草、红蓼子草。我国各地均产，生湿地、水边或水
中。本植物的根（水蓼根）、果实（蓼实）亦供药用；嫩芽可作蔬菜。水蓼初生
的嫩芽，也叫"蓼子"，可作蔬菜用，肉炒蓼芽，色形味俱美。或晒成干菜食
用，亦美。

浮肿病。

马齿菜①

马齿：味酸，寒，无毒。主青盲②、白翳③，去寒、热，杀诸虫。

【译】马齿菜：味酸，性寒，没有毒。主治眼睛的青盲、白翳，能驱寒热邪气、杀虫。

天花④

天花：味甘，平，有毒。与蘑菇稍相似。未详其性⑤。生五台山。

【译】天花蕈：味甜，性平，有毒。和蘑菇稍相似。不详细知道它的性能和效用。生长在山西省五台山。

回回葱⑥

回回葱：味辛，温，无毒。温中、消谷、下气、杀虫。

---

① 马齿菜：马齿苋科植物马齿苋的全草。别称马苋、酸苋、蛇草、马齿草、五行草、五方草、马齿菜、安乐菜、长寿菜、马齿龙菜、酱瓣豆草、马蛇子菜、九头狮子草。马齿菜是民间常吃的野菜，有抗菌作用，可防治菌痢。嫩茎、叶柔滑、香腻，可作菜粥、菜饽饽和干菜吃。马齿菜，原目缺"菜"字，现目据正文补。

② 青盲：病症名。多因肝肾亏衰，精备虚损，目窍萎闭所致。指眼外观无异常而逐渐失明的病。相当于视神经萎缩。

③ 白翳（yì）：中医指眼球角膜病变后留下的疤痕，能影响视力。翳，同"翳"。

④ 天花：又称天花蕈、天花菜。是生于山地的一种伞菌。

⑤ 吴瑞《日用本草》说天花："益气，杀虫"。

⑥ 回回葱：百合科植物胡葱，又称分葱、冬葱、蒜葱、冻葱、葫葱、科葱、回回葱。在我国中部、南部有栽培。胡葱可作蔬菜及调味佐料用。供药用，能温中，下气。治水肿、胀满、肿毒。

久食发病①。

【译】胡葱：味辛，性温，没有毒。能温暖脾胃、助消化、降气、杀虫。常吃能发病。

甘露子②

甘露子：味甘，平，无毒。利五脏、下气、清神。名"滴露"。

【译】甘露子：味甜，性平，没有毒。能通利五脏、降气、清爽精神。又名"滴露"。

榆仁③

榆仁：味辛，温，无毒。可作酱④，甚香美；能助肺气、杀诸虫⑤。

【译】榆荚仁：味辛，性温，没有毒。可以制成"榆仁酱"，滋味很香美，能有助于肺脏的机能、杀灭虫毒。

---

① 久食发病：常吃胡葱，损伤人的眼目和记忆力。

② 甘露子：为唇形花料植物草石蚕的块茎或全草，别称地香、滴露、土蛹、地纽、银条、银苗、瓜露子、宝塔菜、螺丝菜、地瓜儿、草石蚕、甘露儿、蜗儿菜、土虫草、地牯牛草。甘露子的块茎可食用，全部可入药，可蒸食，味如百合。我国古代就有用萝卜卤及盐淹水修治甘露子的，这样修治后能使它不发黑。可以酱渍、蜜藏，既可为菜，又可充果。甘露子，原目缺"子"，现目据正文补。

③ 榆仁：为榆科植物树，又称榆仁、榆荚、榆荚仁、榆实。榆仁为我国北方春夏较常食之物，可生食，可与玉米面和在一起，加盐及葱花，用油散炒食之。北京地区名为"炒疤拉"；或与玉米面混和在一起蒸窝头吃。中医认为榆荚仁能清湿热、杀虫。治妇女白带、小儿疳热羸瘦。

④ 可作酱：用榆仁和面粉等可以制成"榆仁酱"，亦可曰"榆酱"。味辛、甘，性温，无毒。

⑤ 杀诸虫：榆荚仁和榆仁酱均有灭虫毒的作用。

沙吉木儿 ①

沙吉木儿：味甘②，平，无毒。温中益气，去心腹冷痛。即蔓菁根。

【译】沙吉木儿：味甜，性平，没有毒。能温暖人的内脏、补气、去掉心腹中的冷痛。沙吉木儿就是蔓菁的块根。

出莙荙儿 ③

出莙荙儿：味甘，平，无毒。通经脉、下气、开胸膈。即芹莙荙根也。

【译】莙荙根：味甜，性平，没有毒。能通利人的经脉、降气、开爽人的胸膈。此物就是莙荙根。

山丹根 ④

山丹根：味甘，平，无毒。主邪气腹胀，除诸疮肿。一名"百合"。

---

① 沙吉木儿：原文说即蔓菁根，别名蔓菁、诸葛菜、圆菜头、圆根、盘菜，东北人称卜留克，新疆人称恰玛古。可生食，也可制干、熟食，功同萝卜，蔓菁块根有开胃气与湿下解毒的作用。

② 味甘：气味应为甜辛、微苦。

③ 出莙荙儿：根用恭菜。又称根恭菜、红菜头、紫菜头、紫萝卜头。俗称"莙荙根"，元时蒙古人称它"出莙荙儿"。原产南欧，我国有少量栽培。肉质根作蔬菜，叶作饲料。根用恭菜可生食、炒食，因其色紫红可爱，现代宴席中多用其刻制萝卜花来装点盘饰或花盘、花篮用。

④ 山丹根：指百合科植物山丹的鳞茎，又称红百合、红花菜、红花百合、山百合、川强瞿、连珠。生于山坡、丘陵草地或灌木丛中，我国大部分地区有分布。鳞茎可食，或与花俱供药用；可作蔬菜食用；可以用糖腌制"百合干"，可以蒸或煮食之，和肉更佳；还可以捣成粉面，做面食吃，最益人。

【译】山丹根：味甜，性平，没有毒。主治人体受外界邪气所侵而肚胀的病，能去掉各种疮肿。别名"百合"。

海菜①

海菜：味咸，寒，微腥，无毒。主瘿瘤②，破气核③，痈肿。勿多食。

【译】海菜：味咸、微腥，性寒，没有毒。主治甲状腺肿大或脖子上生瘤子，能破除瘿气结核和痈疮肿痛。不可多吃。

蕨菜④

蕨菜：味苦，寒，有毒⑤。动气，发病。不可多食。

---

① 海菜：广义地讲，海菜包括海带科植物海菜或翅藻科植物昆布，即裙带菜的叶状体。裙带菜与海带一样可做蔬菜用，切丝煮熟加酱油、蒜、味精等调味品，作凉拌菜，也可同炖肉、炸豆腐、粉丝等同烩成菜。其所含的海带氨酸具有降压作用。

② 瘿（yīng）瘤：中医指生长在脖子上的一种囊状的瘤子，主要指甲状腺肿大等病症。

③ 破气核：指能破除瘿气结核。

④ 蕨菜：古人因其初生苗如蒜苗，形如雀足之拳，又如人足之蹶，故谓之"蕨"；又因其形如鳖脚，故又称"虌（biē）"；还称为拳菜、乌糯、龙头菜、鹿蕨菜、鳖脚、蕨其、山凤尾、如意草、荒地蕨、松耕蕨、三叉蕨、蕨儿菜、猫不子、高沙利。广布于全球。幼叶可食，俗称蕨菜；根基含淀粉，俗称"蕨粉""山粉"等，可供食用或酿造；也供药用。蕨菜的嫩茎叶可作蔬菜吃或腌制咸菜。根可制成淀粉，为山区人常吃用的一种野菜。古人于农历二三月间采其嫩茎，以灰汤煮去其涎滑，晒干后作干菜吃，味甜而滑腻，亦可醋食。蕨菜，原目缺"菜"字，现目据正文补。

⑤ 有毒：据现代药理分析，本品含致癌物蕨内酰胺。本品之原植物，牛、马及羊食之中毒，猪食之无碍。毒性物质可能系所含之硫胺酶。有人认为，毒性物质不仅是硫胺酶，还有其化合成分，对全骨髓造血系统都有伤害。

【译】蕨菜：味苦，性寒，有毒。能动气、使人发病。不可多吃。

薇菜①

薇菜：味甘，平，无毒②。益气、润肌、清神强志。

【译】大巢菜：味甜，性平，没毒。能补气、滋润肌肉、清爽精神、强化心志。

苦荬菜

苦买菜③：味苦，冷，无毒。治面目黄，强力止困，可敷诸疮④。

【译】苦荬菜：味苦，性寒，无毒。治面目黄，可有效止困，可敷各种疮（解毒、消肿）。

---

① 薇菜：大巢菜，古称薇、垂水，又称薇菜、巢菜、野豌豆、野麻豌、箭筈（kuò）豌豆、救荒野豌豆、春巢菜、普通苕（tiáo）子、野菜豆、黄藤子、苕子、肥田草。日本称之为"草藤"。古人说巢菜有大小两种，大者即"薇"，及野豌豆之不实者。小者即苏东坡称之为"元修菜"的。巢菜的茎、叶气味皆似豌豆。其叶作藿作蔬、入羹皆宜。其幼苗称"巢芽"，可作蔬芽吃。中医认为大巢菜能清热利湿、和血祛痰。可作蔬菜，原目缺"菜"字，现目据正文补。

② 种子含毒性成分，能麻痹动物的中枢神经系统，与草香豌豆相似。

③ 苦买菜：应为"苦荬菜"，别称"盘儿草"，多年生草本。苦荬菜为春夏之间，农村人常食用的野菜。其嫩芽可暴腌食用。以所含的营养成分和野苦荬相似。苦荬菜能清热、解毒、消肿。

④ 《嘉祐本草》作治面目黄，强力止困，敷蛇虫咬，又汁敷疔（dīng）肿，即根除。

水芹①

水芹：味甘，平，无毒。主养神益气，令人肥健，杀药毒②，疗女人赤沃③。

【译】水芹菜：味甜，性平，没有毒。主要效用能养神补气、使人身体肥壮健康、杀去石性药物的毒性、治妇女的赤沃病。

---

① 水芹：称楚葵、水蕲（qín，同"芹"）、水英、水芹菜、芹菜、野芹菜。喜生于低湿洼地或水沟中，有野生或栽培。水芹含有蛋白质、脂肪、碳水化合物、粗纤维、钙、磷、铁等营养成分。还含挥发油，故有芳香气。经检查，水芹含有多种游离氨基酸。其嫩茎、叶可作蔬菜食用。入药，能清热、利水。

② 杀药毒：孟诜，"杀石药毒"。

③ 赤沃：妇人产后及血崩而产生恶露带下常有白、赤色黏沫液体物，白多者曰"白沃"，赤下多者曰"赤沃"。下赤痢者，也称赤沃。

料物性味①

胡椒②

胡椒：味辛，温，无毒。主下气③，除脏腑风冷，去痰，杀肉毒。

【译】胡椒：味辛辣，性质温热，没有毒性。能降上逆之气、除去脏腑中的风冷、去痰、杀死肉食中的毒。

小椒④

小椒：味辛，热，有毒⑤。主邪小椒气咳逆⑥温中，下冷

---

① 料物性味：烹调用物辅料（佐料）、调料的性质和气味。原目作"料物"。现目已据正文改。

② 胡椒：别称昧履支、浮椒、玉椒。胡椒的果实味辛辣而芳香，为较好的调味佐料，并且入中药。辛，热。主产于广东、广西、云南。胡椒本身虽没有多大的营养价值，但它含之胡椒碱和挥发油，具有独特的辛香味，可促进消化液分泌和胃肠蠕动，增进食欲，并能驱除肠内积气。在烹调中是重要的调料。胡椒磨碎而成的胡椒面，可入汤内；也可做辣酱油。胡椒含的胡椒脂碱、胡椒新碱、胡椒明碱。据现代医学试验，咀嚼胡椒可使血压暂时升高。胡椒碱其衍化物有广泛的搞癫痫作用。

③ 下气：降气，使人脏腑中不按正常规律运行的上逆之气，趋于正常。

④ 小椒：花椒。花椒约有五十种，各有学名（从略）。从果实的大小来分有大椒和小椒两种，果大者名樻（huì），产秦地（山西一带），故亦称秦椒；果小者名蔏（táng）薮（yì），产蜀地（四川），故亦称蜀椒。因其果皮带红色，密生粗大突出的腺点，故统称为花椒。别称南椒、巴椒、汗椒、陆拔、汉椒、川椒。为芸香科植物花椒的果皮。花椒因含芳香性的挥发油，具独特的麻、辣、香气味，为制作荤素菜肴常用调料，能去鱼、肉的腥邪气味。花椒含挥发油中含牛儿醇、柠檬、枯酸、固醇、不饱和有机酸等。其所含的稀醇液有局部麻醉作用。

⑤ 味辛，热，有毒：应为"性温，有小毒"。

⑥ 咳逆：咳逆，又称呃（è）逆、吃逆，俗称"打嗝儿"。是由胃气冲逆而上，使膈肌痉挛，急促吸气后，声门突然关闭，而发出"呃呃"之声，故称呃逆。因脾胃虚寒所致者较多。

气，除湿痹①。

【译】花椒：味辛，性温，有小毒。能治邪气咳逆、温暖脾胃、消散冷气、除掉肢体的湿痹病。

良姜②

良姜：味辛，温，无毒。主胃中冷逆③，霍乱腹痛，解酒毒。

【译】高良姜：味辛酸，性温，没有毒。主治胃寒气逆、霍乱吐泻、肚子痛，能解酒毒。

茴香④

茴香：味甘，温，无毒。主膀胱、肾经冷气，调中，止痛，住呕。

【译】茴香（子）：味甜，性温，没有毒。主治膀胱和

① 湿痹：痹症的一种。指风寒湿邪侵袭肢节、经络，其中又以湿邪为甚的痹症。症见肢体重着、皮肉麻木、肢节疼痛、痛无定处，阴天下雨则发病。

② 良姜：高良姜。别称膏凉姜、良姜、蛮姜、佛手根、小良姜、海良姜，为姜科植物。野生或栽培。我国广东的海南及雷州半岛、广西、云南、台湾等地均有分布。中医学以根茎入药。根茎尚含酮类高良姜素、山柰酚、槲皮素等和一种辛辣成分，称高良姜酚。故有类似姜的辛香气味，可作调料用。

③ 胃中冷逆：指胃寒气逆。

④ 茴香：别称蘹（huái）香、谷香、小香、香子、土茴香、野茴香、谷茴香、大茴香、小茴香。本植物的根可入中药；茎叶亦供药用，嫩叶可当蔬菜食用；种子，可作香调料，亦入药。茴香的嫩叶和茎是人们喜爱的普通蔬菜。茴香所含的主要成分为"茴香油"，油中成分为茴香脑、茴香酮、甲基胡椒粉、茴香醛等。这种油有刺激胃肠神经血管，增强血液循环的作用。它还有某些抗菌作用，茴香醚可能是抗菌的有效成分。入中药，能温肾散寒、和胃理气。茴香，原目"茴香"条至"莳萝"条之间为"甘草、芫荽子、干姜、生姜"，现目据正文中各条之次序调之。

胃经过的冷气，调顺脾胃，止疼痛，止呕吐。

莳萝^①

莳萝：味辛，温，无毒。健脾开胃，温中，补水脏^②，杀鱼、肉毒。

【译】莳萝（子实）：味辛辣，性温，没有毒。能健脾、增进脾脏功能和食欲、温暖脾胃、补肾脏、杀灭鱼及肉类中的毒。

陈皮^③

陈皮：味甘，平^④，无毒。止消渴^⑤，开胃气，下痰，破冷积^⑥。

【译】橘皮：味甜、辛、苦，性温，没有毒。能止消渴病、开通胃气、降痰、破除肚腹内的冷积病。

---

① 莳（shí）萝（子）：别称时美中、莳萝椒、小茴香、土茴香、瘪谷茴香，为伞形科植物莳萝的种子。莳萝又名慈谋勒。莳萝的子实含有挥发油，故可制作香精，又因其所含的"非菇类油"有抗真菌的作用，故用它作调料可杀鱼、肉品的毒性，增加菜肴的香味。子实含葛缕酮、柠檬烯、莳萝油脑、佛手柑内酯等。

② 水脏：肾脏。

③ 陈皮：即橘皮。别称贵老、黄橘皮、红皮。为芸香科植物福橘或朱橘等多种橘类的果皮。柑类及甜橙的果皮，有时也作橘皮使用，商品名前者习称为"广陈皮"，后者习称为"土陈皮"。可作为制作糕点、烹调的料物。入中药，能理气、调中、燥湿、化痰。

④ 味甘，平应为"味甘、辛、苦，性温"。

⑤ 消渴：指犯口渴、喝水多、尿多、尿甜的一类病。

⑥ 冷积：病名。"因寒邪侵入腹内"有明显的积块固定不移，所以是一种痛胀较甚的病症。

草果①

草果：味辛，温，无毒。治心腹痛，止哕，补胃，下气，消酒毒。

【译】草果：味辛，性温，没有毒。能治心腹疼痛、止呕吐、补胃、顺气、消酒的毒性。

桂②

桂：味甘、辛，大热③，有毒④。治心腹寒热，冷痰⑤，利肝、肺气。

【译】肉桂：味甜、辛辣，性热，有毒。治心腹中的寒热，冷痰（病），有利于肝、肺两脏的功能。

---

① 草果：中药名。别称草果仁、草果子。为姜科植物草果的果实，产主于云南、广西、贵州。草果（仁）：以其种子——草果仁入药或当调味料，主要含挥发油，油中主含桉叶素，具有较强的芳香气味，且略有防腐、消炎、去痰等作用。故制肉食品中常用草果作调料。中医以其干燥果实的种仁入药。能燥湿除寒，祛痰截疟，消食化积。

② 桂：樟科植物肉桂的干皮及桂皮。别称玉桂、官桂、桂心、牡桂、紫桂、大桂、辣桂、桂皮。其原植物肉桂，又称桂木、梫（qǐn）、木桂、桂树、糠桂。肉桂因其具体品咱和产地以及加工入药的方法不同，故而又有菌桂、筒桂、桂尔通等名称。桂皮是重要的饮食调味料，煮肉、制作冷荤肉食常用桂皮素去腥膻胃提香味。入药，能补元阳，暖脾胃，除积冷，通血脉。

③ 大热：指性热。

④ 有毒：肉桂为辛热药，《本草》有"小毒"之记载，用量不宜过大。

⑤ 冷痰：病名。痰症中寒痰病的一种。

姜黄①

姜黄：味辛、苦，寒，无毒。主心腹结积，下气，破血②，除风热。

【译】姜黄：味辛辣、苦，性寒，没有毒。主治心腹中的结积、降气、破除瘀血，消除侵入人身的风、热邪气。

荜拨③

荜拨：辛，温，无毒。主温中，下气，补腰脚痛，消食，除胃冷。

【译】荜拨：味辛辣，性温，没有毒。主要功效能温暖脾胃、降气、补因虚弱引起的腰痛脚痛，能助消化、消除胃冷。

缩砂

缩砂：味辛，温，无毒。主虚劳，冷泻，宿食不消，下气。

【译】缩砂仁：味辛，性温，没有毒。主治虚痨症、寒

① 姜黄：别称黄姜、宝鼎香，为姜科植物姜黄或郁金香的根茎。姜黄根茎有香气，为调味剂，熬煮可得黄色染料。根茎入中药。姜黄含芳香性挥发油，有辛辣的香气。是制造重要调味品"咖喱粉"的原料。它色味俱佳，并有健胃，增进食欲的作用，所以，也作烹饪料用。性寒：《本草经疏》："姜黄，其味苦胜辛劣，辛香燥热，性不应寒"《本草拾遗》谓其性温；《东医宝鉴》谓其性热。以性热为宜。

② 破血：破除（消散）血瘀。

③ 荜拨：荜（bì）菝（bá）。别称荜茇、毕勃、荜拨草、阿梨诃咃（tuō）、椹对、哈蒌、鼠尾。半成熟的果穗入中药，古代也用为调味品。古代的"饮食疗法"的处方中，有用荜茇作辅料或调料的，近代烹饪中已不用之。《本草纲目》："（荜茇）多用令人目昏，食料尤不宜之。"荜茇入中药，能温中、散寒、下气、止痛。

泄冷痢、胃有宿食不能化。能下气。

荜澄茄①

荜澄茄：味辛，温，无毒。消食，下气，去心腹胀，令人能食。

【译】荜澄茄：味辛辣，性温，没有毒。能消化食物、下气、去掉心腹中的胀满、增进人的食欲。

甘草②

甘草：味甘，平，无毒③。和百药④，解诸毒。

【译】甘草：味甜，性平，没有毒。能调和各种药味、解各种毒性。

① 荜澄茄：别称澄茄、毗陵茄子、毕澄茄。荜澄茄果实充分成长而未成熟仍呈青色时采收，连果枝摘下，晒干。干燥后，摘下果实（每粒须连小柄）。具有较烈的辛香气，故在我国古代亦作调料用。入药，能温暖脾胃、健胃消食。

② 甘草：别称美草、蜜甘、蜜草、蕗（lù）草、国老、灵通、粉草、甜草、甜根草、棒草。甘草含甘草甜素，气味甜辛，并对某些毒物有一定的解毒作用。故广泛地用于糖果、卷烟和医药工业，也用作调味品。甘草入药，有补脾和胃、缓急止痛、泻火解毒、解和诸药等作用。

③ 味甘，平，无毒：据现代医学化验和动物试验以及临床应用证明，甘草无毒是不符合实际的，但甘草毒性甚低，如果长期服用，能引起水肿和血压升高。

④ 和百药：甘草能调和诸药。但是，甘草和中药大戟、芫花、甘遂、海藻的性味相反，不能并用。

芫荽子①

芫荽子：辛，温②无毒。消食，治五脏不足③，杀鱼、肉毒。

【译】香菜的果实：味辛，性温，没有毒。能助消化食物、治五脏不足之症、杀灭鱼和肉中的毒性。

干姜④

干姜：味辛，温、热，无毒。主胸膈咳逆⑤，止腹痛，霍乱胀满。

【译】干姜：味辛辣，性质温、热，没有毒。主治胸膈里气逆不顺、咳嗽，能止肚腹疼痛、治上吐下泻、肚子胀满的病症。

---

① 芫荽子：香菜籽儿，原名胡荽籽。其干燥成熟的果实为芳香剂，一般可与其他药合用作矫味剂。也能增进胃肠腺体分泌，还能促进胆汁分泌。所含挥发油具有某些抗真菌作用，故用作调料时可矫正邪味。入中药，有透疹、健胃的作用。

② 《本草纲目》作"辛，酸，平。"应以此说为是。

③ 五脏不足：神、气、血、形、志五者的不足。据脏象学说有关"心藏神、肺藏气、肝藏血、脾藏肉、肾藏志"的理论，"不足"为精气不足，属虚症。临床表现：（心）神不足则悲；（肺）气不足则呼吸不利而气短；（肝）血不足则恐；（脾）形不足则四肢不能随意运用；（肾）志不足则四肢厥冷。

④ 干姜：为姜科植物姜的干燥根茎。别称白姜、均姜、干生姜。因其含姜辣素等成分，故有辛香气，故也可以作调味料用。入药，能温中逐寒、回阳通脉。

⑤ 胸膈咳逆：胸中气逆不顺，咳嗽。胸，指胸腔。膈，横膈膜，由此分胸腹腔，为心肺与胃肠的分界。咳逆，咳嗽气逆。

生姜①

生姜：味辛，微温，主伤寒头痛，咳逆上气②，止呕，清神。

【译】生姜：味辛，性微温。主治感冒伤寒头痛、咳嗽、喘，能止呕吐、清爽精神。

五味子③

五味子：味酸，温，无毒。益气，补精，温中，润肺，养脏，强阴④。

【译】五味子：味酸，性温，没有毒。能补气、补精、温暖脾胃、调理肺气、调养五脏、补阴虚。

---

① 生姜：为姜科植物姜的鲜根茎。俗称姜、鲜姜。生姜含有姜辣素，有浓烈的辣性，挥发油有芳香气，所以生姜有独具的辛香气味，是日常生活中常用的调味料物。它所含的姜辣素对心脏和血管都有刺激作用，能使心脏加快跳动、血管扩张、血液流动加快，从而使全身出汗产生温热的感觉。

② 咳逆上气：咳嗽、喘。

③ 五味子：为木兰科植物五味子的果实。别称菋（wèi）茎（chí）蕏（chú）、玄及、会及、五梅子。其原植物五味子，又称面藤、山花椒。主产于辽宁、吉林、黑龙江等地，酸、温。种仁的醇提取物则有镇静、抗惊厥的作用。五味子酯甲在临床上也有较好的降低血清转氨酶作用，对神经衰弱及肝炎有疗效。

④ 强阴：指能补人阴分不足、津血亏损的症候。

苦豆①

苦豆：味苦，温，无毒。主元脏②虚冷。腹胁③胀满，治膀胱疾。

【译】葫芦巴（种子）：味苦，性温，没有毒。主治肾气虚冷、肚子和两胁胀满，能治膀胱病。

红曲④

红曲：味甘，平⑤，无毒。健脾，益气，温中。淹鱼、肉内用。

【译】红曲：味甜，性平，没有毒。能补脾、补气、温暖脾和胃；腌制鱼、肉等食物内用红曲当作料。

① 苦豆：即胡芦巴，中药名。别称苦豆、芦巴、胡巴、季豆、葫芦巴、小木夏、香豆子。为豆科植物葫巴的种子。其原植物葫芦巴，又称芸香草、苦朵菜、香苜蓿、香草、苦草。为一年生草本植物。主产于河南、安徽、四川等地。有习惯把胡芦巴全草磨碎，当蒸花卷、做汤或炒菜用的调料。胡芦巴可入药，有补肾阳、祛寒湿功效。胡芦巴与豆科另一种苦豆子维吾尔族称之为"布亚"的不是一物。

② 元脏：指肾气。

③ 胁（xié）：人体部位，指从腋下至腰上部分，左右两胁。

④ 红曲：别称赤曲、红米、福曲。为曲霉科真菌紫色曲霉，寄生在粳米上而成的红曲米。为不规则形的颗粒，状如碎米，外表棕红色，质脆，断面粉红色，微有酸气，味淡。以红透质酥，陈久为佳。入中药，亦作烹饪调料用。我国大部分地区有产，主产福建、广东。我国早在宋朝就了解红曲霉的特性。把它培养在稻米上，制成红曲，供制造红糟、红酒及红腐乳（酱豆腐）。有营养，且能解生冷物毒。故还可作其他食品的红色素用。

⑤ 平：《本草纲目》等作"性温"。

黑子儿 ①

黑子儿：味甘，平，无毒。开胃下气。烧饼内用②，极香美。

【译】黑子儿：味甜，性平，没有毒。有开胃口、降上逆之气的功效。在制烧饼时，用它来作调料，味道极其香美。

马思答吉 ③

马思答吉：味苦，香，无毒。去邪恶气、温中、利膈、顺气、止痛、生津、解渴，令人口香（生回回地面，云是极香种类）。

【译】马思答吉：味苦，有很浓的香气，没有毒。能驱除邪恶之气、温暖人的肠胃、通利胸膈、降气止痛、生津液、解口渴，使人口内生香（生长在回民居住地，据说是一种气味极香的东西）。

---

① 黑子儿：古代烹饪中常用作调味品的马蕲（qí）子儿。其原植物马蕲，又称牛蕲、荄、胡芹、野茴香、叶婆你，是一种气味辛香的草本植物。马蕲子实俗称"黑子儿"，能治心腹胀满，反胃；有温中暖脾、开胃下气、消食的功效。"黑子儿"当是元时大都（今北京地区）对马蕲子儿的汉语俗称。早在唐代，此物即已被当为辛香调料用了。唐代大药学家苏敬（恭）曾云："（马蕲）子黄黑色，似防风子，调食味用之，香似橘皮而无苦味。"亦有认为"黑子儿"是"黑芝麻"或"小茴香子儿"的。

② 马蕲的黑色种子经炒熟碾碎后，可作烧饼的调料。后世制烧饼改用小茴香子儿或炒花椒的碎末了。

③ 马思答吉：一种味苦而有农烈香气的植物。生在古代回民的居住地。可入药，可作调味品。《五杂俎》："（马思答吉）出西域，似椒而香酷烈，彼去以当椒用。主开胃消食，破积除邪。"一说马克答吉为阿拉伯名，即"乳香"。

咱夫兰 ①

咱夫兰：味甘，平，无毒。主心忧郁积，气闷不散。久食令人心喜。即是回回地面红花，未详是否②。

【译】藏红花：味甜，性平，没有毒。主治心中有忧郁之结积、气闷不能消散。常吃藏红花，可使人心情喜悦。此物就是产在回民居住地的红花，不知是否。

哈昔泥 ③

哈昔泥：味辛④，温，无毒。主杀诸虫，去臭气，破症瘕，下恶除邪，解蛊毒⑤。即"阿魏"。

【译】阿魏：味苦而辛，性温，没有毒。主要功效是能杀各种虫（菌）、消除臭气味、破除肚子里结块的病、泄下妇女产后恶露不尽、除去邪气、解除被毒气所中或毒虫所咬而成的蛊毒病。

---

① 咱夫兰：外国输入之草药名，亦有称之为"咱夫兰"者，即"藏红花"。别称"撒法即"（《医林集要》）。其原植物番红花，为多年生草本植物，又称洎（jì）夫兰、撒夫兰。藏红花在我国有栽培，中医认为它能活血化瘀、散郁开结。

② 此句表明，忽斯慧对"咱夫兰"的产地和性味仍未敢肯定。

③ 哈昔泥：蒙古语的汉字记音，即中药"阿魏"。别称熏渠、阿虞、形虞、魏去疾、五彩魏、臭阿魏。为伞形科植物阿魏、新疆阿魏、宽叶阿魏的树脂。其原植物阿魏，为多年生多汁草本植物，具强烈蒜臭，含挥发油、树脂及树胶等。阿魏煎剂在体外对人型结核杆菌有抑制作用。国外有用其胶质作抗惊厥用或治疗某些精神病，亦用作驱虫者。

④ 味应为苦而辛。

⑤ 蛊毒：病名。多因感染变感之气，或中毒虫之毒所致。症状复杂，变化不一，病情一般较重。蛊毒可见于一些危急病，有恙虫病、急慢性血吸虫病、重症肝炎、肝硬化、重症菌痢、阿米巴痢等病。

稳展^①

（即阿魏）

稳展：味辛，苦，温^②，无毒。主杀虫，去臭。其味与阿魏同，又云即阿魏树根。腌羊肉，香味甚美。

【译】稳展：味辛、苦，性温，没有毒。有杀虫、去臭功效。稳展的味道与阿魏相同，又叫阿魏树根。可腌羊肉，味道特别好。

胭脂^③

胭脂：味辛，温^④，无毒。主产后血晕^⑤，心腹绞痛，可敷游肿。

【译】胭脂：味辛，性温，没有毒。主治妇女产后忽然晕倒、不省人事；又可治心绞痛、肚子绞痛；还可外用，敷皮肤出现游肿的病。

---

① 稳展：没有被切开，取去橡胶树脂的阿魏根或根茎。古代处方中用其腌制羊肉，后世也有用它作为酱羊肉和烧、烤羊肉的佐料的，亦为取其能去羊肉膻邪味，能杀肉毒的作用。参见上条"哈昔泥（阿魏）"。

② 温：原文为"味辛，温，苦"，按述性味之文字次序应为"味辛，苦，温"。

③ 胭脂：亦作燕脂、燕支、䏶（yān）肢（zhī）。俗作臙（yān）肢、胭支，是一种红色颜料。古代制胭脂的原料、方法各有不同。大多以红兰花汁，或山燕脂花汁，或山榴花汁等染粉、或浸入丝棉制成；亦有用"苏木"制成的；还有以"紫矿（紫梗）"制成的。后以广东、江苏制者为佳。广东制法有二种：一以红兰花汁浸于纸上、或置小皿中，贩卖；一以苏木制之，浸入丝棉。古以胭脂入药或作国画颜料。胭脂作为一种烹饪调料，多用于食品、菜料的装饰食色。例如作面点制品上的花戳儿的印色、食雕或冷菜品的染色。

④ 《本草纲目》云"胭脂"味甘，性平。

⑤ 产后血晕：病症名。是妇人产后急症之一。主要症状为分娩后忽然头晕，或恶心呕吐，甚则不省人事。

栀子 ①

栀子：味苦，寒，无毒。主五内②邪气，疗目赤热，利小便。

【译】栀子：味苦，性寒，没有毒。主治五脏中的邪气，能疗眼红而发热的病、通利小便。

蒲黄 ③

蒲黄：味甘，平，无毒。治心腹寒热，利小便，止血疾。

【译】蒲黄：味甜，性平，没有毒。治心腹中的寒热病邪、通利小便，能止出血的病症。

中华烹饪古籍经典藏书

310

---

① 栀（zhī）子：为茜草科植物山栀的果实。别称木丹、鲜支、越桃、小厄子、黄栀子、山栀子、黄鸡子、黄荑子、山枝子、水横枝。其原植物山栀之，又名林兰（《谢康乐集》）。果实卵形或长椭圆形，用水淬取可得黄色染料。果实入中药或作调味品。

② 五内：五脏。

③ 蒲黄：为香蒲科植物长苞香蒲、狭叶香蒲、宽叶香蒲或其同属多种植物的花粉。别称蒲花、蒲草黄、蒲棒花粉、蒲厘花粉。我国大部分地区均产。在夏季香蒲花将开放时采收蒲棒上部的黄色雄性花穗，晒干后碾轧，筛取细粉。入药或作调料。有关其原植物植株生态详见本书卷三《菜品·蒲笋》。蒲黄煎剂时对离体及在位子宫均有兴奋作用，故它可以催生。因其具有清香气味，故饮食疗法的处方中往往也用其作调味料。

回回青①

回回青：味甘，寒，无毒②。解诸药毒，可敷热毒疮肿。

【译】回回青：味甜，性平，没有毒。可以解多种药毒，也可以敷于创口治毒疮脓肿。

---

① 回回青：扁青，为碳酸盐类矿物蓝铜矿的矿石。别称回青、白青、碧青、石青、大青、回回青。单斜晶系，晶体短柱状板状。通常呈粒状、肾状，散射状、土状等块体或被覆在其他铜矿之表面，呈深蓝色。性脆。回回青先捣碎，过罗，更以水飞极细，候干，再研用。本书将回回青列入"料物"，乃取其可食，能治病和当作"食品着色"用。大部用于面点、糕点、冷荤等染色用。

② 无毒：其味性与有毒或无毒，各家本草，众说不一。

附

录

景泰本《御制饮膳正要序①》

　　朕惟②人物皆禀天地之气以生者也。然物又天地之所以养乎人者，苟③用之失其所以养，则至于戕害④者有矣。如布、帛、菽、粟、鸡、豚之类，日用所不能无，其为养甚大也。然"过"则失中，"不及"则未至，其为戕害一也。其为甚养大者尚然，而况不为养而为害之物，焉可以不致其慎哉！此物其养口体者耳。若夫⑤君子动息、威仪、起居、出入皆当有其养焉，又所以养德也。尝观前元《饮膳正要》一书，其所以养口体、养德之要，无所不载，盖当时尚医⑥所论者。其执艺事以致忠爱，虽深于圣贤之道者不外是也。夫善莫大于取诸人⑦，取诸人以为善，大舜所先肆⑧。朕嘉是

---

① 御制饮膳正要序：明朝代宗皇帝朱祁钰给《饮膳正要》写的序文。御制，就是皇帝所作的。御，表示皇帝所作为。序，一种文体，放在书前来介绍、评论该书的。

② 朕惟：我想。朕，我。自秦始皇开始把这个字定为皇帝专用的自我代称。惟，想。

③ 苟：如果，假如。

④ 戕（qiāng）害：损害。

⑤ 若夫：至于。

⑥ 尚医：太医、皇家医生。

⑦ 夫善莫大于取诸人：有益的事没有哪件能比善于从别人汲取（好经验，好意见）更大的了。

⑧ 大舜所先肆：舜早已尽力这样做了。肆，尽力。按《书经·大禹谟》记载，禹曾向舜建言说：善政在于养民，养民在于治理好水利、火、木材、冶金、土壤和粮食，以及在上者端正自身的品德，丰富民用的物资，使百姓丰衣足食九件事上。舜就按照这个话把这九件事治理好了。

书而用之，以资摄养之助①；且锓诸梓②以广惠利于人，亦庶几乎好生之仁③。虽然生禀于天，非人之所以能为；若或戕之，与立岩墙④之下者同，有不由于人乎？故此非但摄养之助，而抑⑤顺受其正之大也。

景泰七年⑥四月初一日

【译】我想人和万物都是承受天地之"气"而生的。然而万物又是天地间供养人生活的，人如果对万物使用不当，因而失掉了万物的养人作用，弄得反而伤害了人身的事情也会有的。例如布匹、粮食、鸡、猪等，是人们日常需用品中所不能没有的，它们对人的养生作用非常大。可是，吃、用得过度，反会使人身失去"正常所需"与"适量供给"的恰当配合与平衡；少了，又达不到人体所需的标准。这两种情况对人的损害是一样的。这些对人养生有很大好处的东西尚且如此，何况那些对人养生没有好处反而有害的东西，人怎么能不慎重而认真地去对待它呢？这只是专讲人在口、体方

① 摄养之助：对摄生养身的帮助。

② 锓（qǐn）诸梓（zǐ）：指刻成木板印书。锓，刻。梓，一种木名。

③ 亦庶几乎好（hào）生之仁：也许可算作喜爱众生的仁德。庶几乎，也许。好生，喜欢众生（百姓）。仁，仁爱之德。

④ 岩墙：高墙。《孟子·尽心上》说，知道天命的人不站在高墙之下，以免墙倒压死。尽其修身之道而死，才是顺受天命的正命。这里引用的是孟子的语意，是比喻人若不善养生而自损身体，就和不知天命而站在高墙之下一样有丧生的危险。

⑤ 抑：或。

⑥ 景泰七年：相当于公元1456年。景泰，明朝代宗皇帝朱祁钰的年号。

面的养生。至于有知识和地位的有德者，对自己的举止、礼节、生活、出外或在家里，都应有所修养，这又是用来涵养自己的品德的。

我曾看到从前元朝时的《饮膳正要》一书，这部书从保养身心到涵养品德的要领，没有不记载的，这乃是当时太医所著作的。他用自己的医术和知识来表达对皇帝的忠心和敬爱，就是那些深通圣贤之道的人也不过如此。有益的事没有哪件能比善于从别人汲取来好经验、好意见更大了，用从别人汲取来的好经验、好意见去做好事，大舜早已经尽力这样做了。

我很赞许《饮膳正要》这部书，用它来帮助我养生；并且将它再刻板印行，以推广它对人的益处。这也许可算作是对众生喜爱的仁德吧。虽然人的寿命是承受于天的，不是人所能决定的；如果人为地去损伤它，那就如同人自动地站到高墙之下有被墙压死的危险一样，能说这不是出于人为吗？所以，这部书不仅对人的养生有帮助，而且或许是对人顺受天命得以正命而终的大帮助。

景泰七年四月初一日

景泰本虞集《奉敕序》

臣闻古之君子善修其身者，动息节宣①以养生，饮食、衣服以养体，威仪行义以养德②。是故周公之制礼也③，天子之起居、衣服、饮食各有其官，皆统于冢宰④，盖慎之至也。

今上皇帝天纵圣明⑤，文思⑥深远，御延阁阅图书，旦暮有恒，则尊养德性，以酬酢万机⑦，得内圣外王之道焉⑧。于是，赵国公臣常普兰奚以所领膳医⑨臣忽思慧所撰《饮膳正

① 节宣：意为"节宣其气"，以"时节"宣散人体血气，劳逸有节，是为养生之道。《左传·昭公元年》："君子有四时：朝以听政，昼以访问，夕以修令，夜以安身。于是乎节宣其气，勿使有所壅闭湫底，以露其体。"另说"节宣"应为"节军"或"节宜"。

② 威仪行义以养德：在礼节、礼仪方面都要合乎标准和准则，以此来修养自己的品德。义，指行动做事的正确标准和准则。

③ 是故周公之制礼也：因此，周公制定礼仪。周公，姓姬，名旦，武王弟，西周（约公元前11世纪—前771年）初年政治家。相传《周礼》即周公所作。

④ 冢（zhǒng）宰：古代官名。类似后世之宰相。

⑤ 天纵圣明：天生的贤德聪明过人。天纵，上天纵任无限量。

⑥ 文思（sī）：指对国家大事的谋虑。

⑦ 以酬（chóu）酢（zuò）万机：来应对纷繁的政务。酢酬，应付。《易·系辞上》："是故可与酬酢，可与祐神矣。"韩康伯注："可以应对万物之求。"万机：亦作"万几"。古指皇帝日常处理的纷繁的政务。《书·皋陶谟》："兢兢业业，一日二日万几。"

⑧ 得内圣外王之道焉：从这里得到内有圣贤的才德，外对百姓施行王道的仁爱之政。

⑨ 膳医：管理皇帝饮食卫生的医生。

要》以进。其言曰："昔世祖皇帝食饮必稽于《本草》①，动静必准乎法度，是以身跻上寿②，贻③子孙无疆之福焉。是书也，当时尚医之论著者云④。噫⑤！进书者可讲能执其艺事以致其忠爱者矣。是书进上，中宫⑥览焉。念祖宗卫生之戒，知臣下陈义之勤，思有以助圣上之诚身⑦，而推其仁民之至意。命中政院使臣拜住刻梓而广传之。兹举也，盖欲推一人之安而使天下之人举安，推一人之寿而使天下之人皆寿。恩泽⑧之厚，岂有加于此者哉！"

---

① 昔世祖皇帝食饮必稽（jī）于《本草》：从前世祖皇帝对他所吃喝的食饮，一定用药书来查考这些饮食对人体的利弊。世祖皇帝，元朝开国第一个皇帝忽必烈。世祖，是忽必烈的庙号。稽，查考。《本草》，相传为炎帝神农氏所作的《神农本草经》。后亦泛指讲中药的书为《本草》。

② 是以身跻（jī）上寿：因此活到很高的年龄。跻，升上；登上或达到。上寿，一百二十岁。一说百岁以上即为上寿。此是用"上寿"一词来吹捧忽必烈，其实他只活了七十九岁。

③ 贻：留给。

④ 当时尚医之论著者云：当时太医所著作的。云，在此是语尾助词。

⑤ 噫（yī）：感叹词。如同现代汉语中的"唉"。

⑥ 中宫：皇后居住的地方，遂以"中宫"为皇后的代称。

⑦ 思有以助圣上之诚身：想有办法来帮助皇上使自身做好事。有以，即有所以，有办法来……。诚身，使自身做好事。语出《礼记·中庸》。

⑧ 恩泽：比喻恩德及人，像雨露滋润草木。封建时代常用以称皇帝或官吏给予臣民的恩惠。

书之既成，大都留守臣金界奴传敕命臣集序其端云①。臣集再拜稽首②而言曰："臣闻《易》③之《传》④有之：'大哉乾元，万物资始；至哉坤元，万物资生。⑤'天地之大德不过生生⑥而已耳！今圣皇正统于上，乾道⑦也；圣后顺承于中，坤道⑧也；乾坤道备于斯斯：此。为盛。斯民斯物之生于斯时也；何其幸欤⑨！愿飏⑩言之，使天下后世有以知

① 大都留守臣金界奴传敕（chì）命臣集序其端云：大都留守金界奴传皇帝的诏命叫我写一篇序文放在《饮膳正要》开头的部分。大都留守，官名。金界奴，人名。敕命，皇帝的诏令。集，元代仁寿人，字伯生，号道园，官至奎章阁学士。端，此处指卷首。

② 稽（qǐ）首：古时的一种礼节，跪下，拱手至地，头也至地。

③ 《易》：《易经》，古代的卜筮（shì）书。

④ 《传》：是儒家学者对《易经》所作的各种解释。包括《彖》上下、《象》上下、《系辞》上下、《文言》《序封》《说封》《杂封》共十篇。此处指《易·象》。

⑤ 大哉乾元，万物资始；至哉坤元，万物资生：语出《易·象》。意思是上天之德真大呀！万物采取它开始孕育。大地之德至极了，万物采取它以生成。乾元，天德之首。坤元，地德之首。资，采取。

⑥ 生生：生育万物。前一个生，动词，生育。后一个生，名词，万物。

⑦ 乾道：天道。

⑧ 坤道：地道。

⑨ 欤（yú）：助词，表感叹。

⑩ 愿（yuàn）飏（yáng）：愿意宣扬。愿，同"愿"。飏，同"扬"。

夫高明博厚之可见如此①。於戏②！休③哉！"

天历三年④五月朔日⑤谨序

奎章阁待书学士翰林直学士中奉大夫

知制诰同修国史臣虞集譔⑥

【译】臣下听说古代君子善于修身的，在行动作息方面都要顺应天地自然界的时令和节气来宣散己身的气血，以保养生命；用饮食、衣服来保养身体；在礼节、礼仪上按照规矩和准则行事，以此来修养品德。因此，周公制定了一套礼仪，规定天子的作息、穿衣、吃喝各有专职的官员来管理，都受大冢宰的统辖。这是慎重至极的了。

当今皇上天生的极其圣明，对于国家大事谋虑得更深远；到延阁去阅览图书，从早到晚都坚持这样做，修养德性，应付纷繁的政务；从此得到内有过人的圣贤之德，外对百姓实施仁爱的王道。于是，赵国公、臣常普兰奚把他所管辖的膳医、臣忽思慧写的《饮膳正要》进献给皇上，说道："从前世

---

① 使天下后世有以知夫高明博厚之可见如此：使天下后世的人有凭借地知道皇上这种天高地厚的恩德是如此的显著。有以，有凭借，即有所以。高明博厚，高远明亮，广大深厚。语出《礼记·中庸》。意思是坚持做好事的人，其功业就会高远明亮，其品德就会广大深厚。其高远明亮和天一样，广大深厚如地一般，坚持做好事的人和天地一起养育着人民和万物。

② 於（wū）戏（hū）：通"呜呼"，叹词，表感叹。

③ 休：美善。

④ 天历三年：公元1330年。天历，元文宗（图帖睦尔）的年号。

⑤ 朔（shuò）日：农历初一。

⑥ 譔（zhuàn）：同"撰"，写作。

祖皇帝对饮食一定要用《本草》去查考它们对人的利弊；行动一定必以合乎法度为准则；因此活到了很高的年龄，给子孙们留下了无限的幸福。这部书，是当时太医著作的。唉！进献此书的人，可称是能用他的技艺来向皇上表达忠心和敬爱的了。这部书进献给皇后看了。想到祖宗对卫生方面的禁戒；了解到臣下陈述道理的勤恳，想办法来辅佐皇上亲身去做好事，并且推广仁爱人民的至诚之意。命令中政院使、臣拜住把这部书刻印后广泛传播。这一举动是要把一个人的安乐推广，以使天下的人都能得到安乐；把一个人的长寿推广，以使天下的人都能长寿。这种恩德的深厚，哪里还有比它更大的呢！"

　　书刻成了，大都留守金界奴传皇上的命令叫我作一篇序文放在书的前面。臣下虞集我拜了两拜叩头说："我听说《易·象》上有这样的话：'大哉乾元，万物资始；至哉坤元，万物资生。'天地的大德不过是生长万物罢了。现在皇上您统治于上，正合于上天乾道；皇后顺承在中，正合于大地坤道。天地之道完备，在此时是最兴盛的了。百姓和万物生在此时，是我们幸运呀！愿宣扬此事，以使天下后世之人有凭借地知道皇上、皇后高远明亮的恩德和广大深厚的仁爱是如此地显著可见。啊，真是美善呀！"

天历三年五月朔日（初一）谨序

奎章阁待书学士翰林直学士中奉大夫知制诰同修国

史臣虞集撰

跋①

（民国十九年张元济）

《饮膳正要》三卷，元忽思慧撰。前有天历三年②常普兰奚《进书表》，虞集奉敕《序》，盖元代饮膳太医官书也。明景泰间重刻于内府③。此本，《皕宋楼④藏书志》作元刊、元印。余嚮⑤见常熟瞿氏琴铜剑楼⑥藏本，同出一刻，而楮印较逊⑦，有景泰年序，知此为明本而非元本，特佚去⑧景泰一序耳！其书详于育婴、妊娠、饮膳卫生、食性宜忌诸端⑨。虽未合于医学真理，然可考见元人之俗尚。旧时民间传本极稀，近世藏目以钞⑩本为多，究不若此刻本之可信。余求之有年。

---

① 跋（bá）：一种文体，写在著作的后面，用作介绍和评论。

② 天历三年：公元 1330 年。天历，元文宗图帖睦尔的年号。

③ 内府：皇家，宫里。

④ 皕（bì）宋楼：清代归陆氏的藏书楼。其中收宋版书二百部，故名曰"皕宋"。其书后归日本静嘉堂文库。

⑤ 嚮（xiàng）：从前。

⑥ 瞿氏琴铜剑楼：清代常熟瞿氏藏书楼。其书今藏北京图书馆。

⑦ 楮（chǔ）印较逊：纸的质量和印刷技术比较差。楮，一种乔木，其皮可做纸，故做纸的代称。印，指印刷技术。逊，不如；差。

⑧ 佚（yì）去：逸失。

⑨ 诸端：各种事项。

⑩ 钞：通"抄"。

十七年^①冬，始觏^②之于东京"静嘉堂文库"^③，因得借印流传，偿余夙昔之原焉。民国纪元^④十有九年十月，海盐^⑤张元济^⑥。

景泰一序，原书已佚，初版未获印人，殊为缺憾。嗣后^⑦从瞿氏借得，今当重印，因以冠诸卷端，读者鉴之。元济再识。

【译】《饮膳正要》一共三卷，是元朝忽思慧写的。书的前面有天历三年常普兰奚的《进书表》，和虞集奉皇帝命令写的序。这本书是元朝掌管皇帝饮膳的太医的官书。

明朝景泰年间宫里重新刻印这个本子。《皕宋楼藏书志》认为是元朝刻板并印行的。我从前看见过常熟瞿家铁琴铜剑楼的藏本和这个本子同是一个版本，只是纸的质量和印刷的技术比较差，书中有明景泰年间的序，因此知道这个本子是明本，并不是元本，只是丢失了景泰序罢了。

这部书详细地记述了抚养幼儿、怀孕、饮食卫生、食物的性质及其作用和避忌什么等事项。这些虽然不符合医学上

---

① 十七年：此指民国十七年，1928 年。

② 觏（gòu）：碰见，遇到。

③ 静嘉堂文库：日本东京的一家藏书者的堂号。

④ 纪元：纪录年度之始，引申为纪年之意。

⑤ 海盐：地名。在浙江省东北部。

⑥ 张元济：现代出版家、目录学家，海盐人，曾主持商务印书馆。

⑦ 嗣（sì）后：后来。

的科学道理，然而可以从中考证元朝人的习俗和风尚。

这部书过去流传在民间的非常少，近代藏书目录上著录的大部分是手抄本，到底不如这个刻印版本可信。我寻求这本书好多年了。民国十七年冬，才在日本东京"静嘉堂文库"遇到它，因此才能借来印刷、流传，满足了我过去的心愿。中华民国十九年十月。海盐张元济。

景泰序，原书已经佚失，初版印刷时没得到印进去，很为缺憾。后来，从瞿家借到，现在正当重印，因此把这篇景泰序放在书的前头。请读者鉴察。张元济再记。